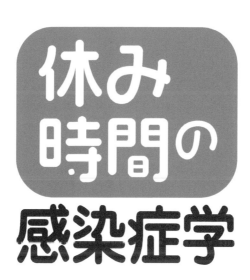

感染症学

弘前大学大学院医学研究科　臨床検査医学講座
弘前大学医学部附属病院　感染制御センター

齋藤紀先
Norihiro Saito

講談社

本文中の色の使い分け

〔重要語句の色〕
重要：黒字ゴシック
最重要：青字
最最重要：赤字

〔染色により実際に染まる色を表す色づけ〕
紫：グラム陽性菌（Stage14, 22, 64 など）
ピンク：グラム陰性菌（Stage14, 22, 64 など），またはその色になる
　　　状態（Stage71）
緑色（Stage22, 24）：緑膿菌（実際はグラム陰性桿菌です）
水色（Stage24）：青字と同系列，またはその色に染まる（Stage35）.

※本文中で，
　（S ○）→ その Stage を参照してください.
　〔免疫学〕→『休み時間の免疫学 第3版』に詳しく解説しています.

感染症診療をさらに学びたい方への推薦書（本書の参考文献）

●感染症診療のロジック 大曲 貴夫（著） 南山堂 2010
　　私が感染症について最初に強く影響を受けた本です. 基本的な考え方
　が学べます.

●抗菌薬の考え方, 使い方 ver. 5 岩田 健太郎（著） 中外医学社 2022
　　抗菌薬を学ぶのに最高です. 文体が講義形式で非常に面白く, 内容も
　最新です.

●レジデントのための感染症診療マニュアル 第4版 青木 眞（著） 医
　学書院 2020
　　感染症診療のバイブルです. なんでも載っています.

●感染症プラチナマニュアル Ver. 7 2021-2022 岡 秀昭（著） メディカ
　ル・サイエンス・インターナショナル 2021
　　質, 量ともに十分なのにコンパクト. 臨床医向け.

●国立感染症研究所ホームページ：https://www.niid.go.jp/niid/ja/
　　HP 上に膨大な感染症の情報が載っています. 医療者向け.

まえがき

　私は普段，医学生に検査診断学，感染症学，免疫学を教えている者です．『休み時間の免疫学』を出版して以来，驚くほど多くの方々に利用して頂き大変ありがたく思っています．一方，大学病院においては感染対策や抗菌薬についてのコンサルトが私の仕事です．ところが，新型コロナの流行によって，患者さん・職員の陽性者，接触者の対応等の仕事が一気に増えました．そして現在はやや落ち着いてきたところです．

　正直いうと私はもとから感染症専門の医師ではなく，もともとアレルギーや呼吸器内科の患者を地域病院で診てきました．立派な研究や最新医療を行ったこともない田舎の一臨床医です．しかし新型コロナの流行の中，一般の方々やメディア，あるいは医療関係者が発信する情報ですら「さすがにそれは違うんじゃないか」という感染症の情報が氾濫していることを感じてきました．また，学生の感染症学に対する弱さも実感しました．そこで今回，新型コロナも落ち着いた（？）ところで，感染症の本当に基本的な知識をまとめて，入門書として情報発信することにしました．本書の対象は医学生など医療系の学生で，このくらいは最低限知っておいてほしいというレベルの内容です．本書で勉強した方は，必ずちゃんとした先生（本物の感染症の専門家）の本で勉強してください（前頁に紹介）．本書では，わかりやすさ，覚えやすさを重視するため，小さなごまかしや矛盾もあります．また，感染症学と免疫学は同時に理解する必要がある所が多い学問ですが，本書では免疫学の内容についてはほぼ割愛しています．大変恐縮ですが，免疫にかかわる内容で疑問を感じた場合は『休み時間の免疫学』をご利用いただければ幸いです．

　最後に，私が本書を執筆できる環境にして頂いている職場の皆様（弘前大学病院・感染制御センターの仲間，写真を提供してくれた井上文緒技師，ほか検査部の皆様等々），また私の家族には，心より謝辞を申し上げたいと思います．最後に，本書の校正・編集に大変ご尽力して頂いた講談社サイエンティフィクの三浦洋一郎様，本当にありがとうございました．

2023 年 9 月　齋藤紀先

Chapter 4　細菌の分類と抗菌薬 51

Chapter 5　真菌と抗真菌薬 81

Chapter 9　感染症各論Ⅱ：性感染症，食中毒　161

Chapter 10　感染症各論Ⅲ：ウイルス感染症とワクチン　187

Chapter 11	感染症各論Ⅳ ：その他の重要な感染症 209

Chapter 12	感染対策と法律 223

付録1	アンチバイオグラム 231

付録2	腎機能別抗菌薬投与量一覧 232

付録3	国家試験問題集：200問にチャレンジ！ 233 解答：参照Stageと正解へのヒント

Chapter 1
感染症を理解するための
正しい検査結果の考え方

ここ数年（2020〜2023年）の間，新型コロナウ
イルス（以下，コロナ）の世界的な流行をきっかけに
感染症への意識がだいぶ変わりました．ところが，感
染症（あるいはその対策について）の情報は玉石混合
で，ときには明らかに非常識なレベルのものまであり
ます．まずは新型コロナを題材に，いい加減な情報に
振り回されないよう，正しい医学的な考え方，特に検
査と診断評価について理解していきましょう．医療関
係者でなければこの章は飛ばしてもかまいませんが，
メディアに氾濫しているインチキ情報を見抜く力は
アップすることでしょう．

　医療系の学生さんは，国試によく出る内容なので頑
張って勉強してください！

Stage 01 正しい情報とは？

何を信じればよいのか？

　2019年の年末頃から流行し始めた新型コロナウイルス感染（以下，新型コロナ）の流行は，私たちの生活様式や人生までも変えてしまうほどの大きな影響を与えました．それに伴い，メディアではさまざまな情報や意見が飛び交い，何が正しいのかわからなくなってしまったほどです．私は感染症（とくに感染対策について）の医師ですが，公衆衛生学や微生物学の専門家ではありません．ですが，あまりにもおかしな情報も氾濫している印象は否めません．まずはそのあたりからお話を始めたいと思います．

科学に 100%はない

　言葉の定義なら100%ということもあるでしょうが，科学的な現象において100%ということはありません．ですから，「○○は絶対△△」といった表現はあやしいと疑うことが大切です．例えば，「新型コロナはただのかぜ」，「ワクチンは意味がない，打たない方が安全」といった極端な表現を，私はウソと考えます．私が何を信じて「ウソ」と判断するのかというと，世界中の専門家の目にさらされる医学論文を「現時点で最も真実に近い情報」と考えているからです．医学論文は少なくとも2名の専門家である査読者（著者と査読者は互いに誰かわからない）がその審査を行い，査読者らと著者が何回もやりとりをし，より証拠として強くなるデータや説明が加えられたり，大げさな表現は適切と思われる表現に修正され，「医学論文として掲載する価値がある」とされたものだけが論文として医学（科学）雑誌に公表されます．一方，それ以外のメディア（本書も含む）の情報などは，はっきりいって面白ければ（売れれば）何をどんな表現で書いてもいいのです．私は科学的な情報は（とくにコロナについては慎重に）その内容がどういう研究論文から発信された情報なのかを確認します．そのため，英語の研究論文を理解できない方，情報の発信源を確認できない方が科学的に正しい情報を手っ取り早く得るためには，やはりそれができ

る人（いわゆる専門家）からその発信源とともに情報をかいつまんで教えてもらうしかないのです.

　ところがその専門家というのもピンキリで，肩書が立派でも，本当の専門家（質の高い研究論文をもとに情報発信している）とも限りません．医学（科学）雑誌も同様で，英文の医学雑誌だからといって必ずしも正しい情報とは限りません．査読がゆるゆるなインチキ臭い医学雑誌もたくさんあります．それどころか，世界に名だたる有名科学雑誌ですら結果的に間違いであったことを載せてしまうこともあります．しかし科学というものは，そのようなある程度信頼されている科学雑誌で多数の見解が一致したものが「現時点での正しさ（真実に最も近いもの）」ということになります．すなわち，科学的な正しさは，常に「現時点で」という条件付きです．そして当然100％ではなく，「この程度の研究結果なら○○であろう」といった証拠（エビデンス）としての強さ・レベルがあります．それをエビデンスレベルといいます．私はエビデンスレベルができるだけ高いものを信じて情報発信すべきと考えます．また，国にもよりますが，その国の厚生労働省的な機関が発信する情報もある程度は信頼します．「医学（科学）研究や国からの情報はすべて誰かに都合よく操作されている」と信じている方とは申し訳ありませんが議論しないことにしています．不毛な水掛け論となってしまうでしょう.

 memo　　エビデンスレベル

エビデンスレベルの分類にもいろいろありますが，以下が代表的なものです.
上に行くほどレベルの高いエビデンスとなります.

高		
	Ⅰa	システマティック・レビュー，メタアナリシス
	Ⅰb	ランダム化比較試験
エビデンスレベル	Ⅱa	非ランダム化比較試験
	Ⅱb	その他の準実験的研究
	Ⅲ	非実験的記述的研究（比較研究・相関研究・症例対照研究）
低	Ⅳ	専門科委員会や権威者の意見

POINT 01

- ◆ 科学に100％はなく，「正しさ」は「現時点で」という条件付き
- ◆ 発信源（研究論文等）が明確でない情報は疑うことが大切
- ◆ エビデンスレベルができるだけ高いものを信じて情報発信を

Stage 02 感度と特異度

検査が陰性なら何をしてもいいのか？

新型コロナの PCR 検査はだれでも知っている言葉となりました．ですが，その検査の意義を正しく理解している人はあまり多くありません．

PCR 検査

PCR 法は「ポリメラーゼ連鎖反応（Polymerase Chain Reaction）」のことで，特定の遺伝子を複製・増幅して検出する方法です．PCR によって，微量な検体に含まれるわずかな遺伝子からでも，目的の微生物や遺伝子配列が存在しているかを知ることができます．微生物の検査だけでなく，DNA 鑑定など幅広い分野で利用されています．

感度・特異度

検査には必ず「感度」と「特異度」というものがあり，「その検査の正確さ」を表す指標です．コロナの PCR 検査でいうと，感度とは，「100 人の本物の感染者のうち何人が正しく検査陽性となるか（%）」を表します．コロナ PCR 検査の感度は（無症状で）大まかに 70％くらいです．

その反対に，特異度は「100 人の非感染者のうち何人が正しく検査陰性となるか（%）」です．コロナ PCR 検査の特異度は 99.9％程度です．

感度と特異度を理解すると…

例えば，あなたが PCR 検査を受けて「陰性」だったとしましょう．でもそれは本当に「かかってない」といえる結果でしょうか．この検査の感度は 70％です．すなわち，感染者 10 人のうち 3 人は陰性と間違える（偽陰性となる）検査です．ですから，検査が陰性であっても全然安心はできないのです．そのため，PCR 検査を受けるほど感染が疑われた人（症状があるとか接触者など）は，一定期間他人との接触を避け，可能なら数日後に再検査することが正しい方針となります．ですから，症状があったり，

感染者と接触した可能性が高いときに，街のPCRセンターなどで陰性だったからといって，職場や飲み会に行くことは不適切な行為なのです．

陽性の場合

では，あなたが陽性であった場合はどうでしょう．特異度99.9％とは，非感染者が間違って検査陽性となる（偽陽性となる）確率は0.1％（1000人に1人）ということです．この0.1％の人達には申し訳ありませんが，陽性の場合はもう感染者として扱われることになります．ただ，最近ではもっと性能のいいPCR検査で再検査することもあります．

検査の目的

以上から，感染が疑われた場合，「陰性でもまだわからないから自宅待機，陽性ならもちろん隔離・自宅待機」ということになります．「それなら検査する意味がないじゃないか」と思われた方は，やはりこの検査の本質（目的）を理解していません．この検査は「陰性を証明して安心させる」ための検査ではないですし，その役にも立ちません．この検査は「感染者をみつける」ために行っているのです．この2つの意味は大違いなのです．感染症の検査はこのパターンが多いのですが，インフルエンザやノロウイルスの検査でも同様です．感染対策の原則は，「疑わしければ予防する」です．たった1回の検査の「陰性」は，その時点での感染の可能性が減っただけで，「感染していないという証明にはならない」のです．ただ，社会的にそれ以外方法がないので，やらないよりはだいぶましという意味で「検査の陰性をもって何かを許可する」ことが多いのですが，医学的に感染が否定されたわけではありません．実際，数日前の検査で陰性だった人が今日陽性と判明することは日常茶飯事です．

POINT 02

◆ 新型コロナPCR検査は，感度：約70%，特異度：約99.9%
「陽性」ならほぼ確定
「陰性」はその時点の感染の可能性が減っただけ．まだ何ともいえない
→ しばらく他人にうつさないような対策や，再検査が必要
◆ 感染症検査は「感染者を見つける」ためにある
1回の検査の「陰性」は，安心にも，非感染の証明にもならない

Stage 03 検査を有意義なものにするためには？
やみくもに検査を行うとどうなるか？

新型コロナ流行の初期，たしかに検査機器や試薬，マンパワーが不足し，検査をもっと早くすべき人に検査してあげられなかった時期がありました．しかし，現在では検査体制はひっ迫していません．メディアでは「なんでもっと多くの人にどんどん検査していかないの？」とか「一斉に全員検査すればいいじゃないか，それが一番安心」などと医療体制を批判する人もいました．ですがそれは，検査の特性を理解していない素人の発想です．

やみくもに検査を行うことの愚かさ

筆者の住む弘前市は人口約18万人で，2023年1月には，弘前保健所管内では毎日200～400人以上の陽性者が出ていました．そこでもし仮に，市民10万人にPCR検査を一斉にやったらどういう結果が得られるのかシュミレーションしてみましょう．計算しやすいよう，人口10万人に対し，ある日の感染者を100人（有病率0.1％）と仮定し，感度70％，特異度99.9％で計算し，表の空欄を埋めてみてください．

	感染者	非感染者
検査陽性		
検査陰性		
計	100人	99,900人

まず，感染者100人で感度70％ですから，左上（真陽性）の欄は70人，左下（偽陰性）は30人となりますね．次に，非感染者は99,900人で特異度99.9％とすると，正しく陰性となる人（右下の欄：真陰性）は

99,900 × 0.999 ≒ 99,800人

です．すると右上（偽陽性）は100人となります．

結果的に，検査陽性者（上段）は計170人となりますね．ですがその内訳はどうでしょう．真の感染者70人，非感染者なのに陽性となってしまった（偽陽性）100人という，悲惨な結果となります．しかも，30人の偽陰性（本当は感染してるのに検査陰性）は見逃しです．10万人を一斉に検

査するという膨大な経費と労力を使って，受け取れる情報はあくまでも「10万人検査して170人陽性でした」という結果のみです．陽性者170人は全員（実は感染していない100人を含め），隔離や自宅待機せよという判断となります．やみくもに検査を行うと，このように「安心」どころか悲惨な大間違いの判断をすることになるのです．例えば東京都民1,000万人に一斉検査をしたらどうなるか，想像してみてください（偽陽性者が約1万人となります）．

検査を有意義なものにするには？

　上記のような馬鹿げた結果や判断とならないよう，検査結果をできるだけ真実に近づけるためにはどうすればよいのでしょうか？　そこで頑張っていたのが，保健所の方達です．彼らが検査の対象を絞っていたのは，決してケチっているからでも面倒だからでもなく，「症状，行動歴，陽性者との接触歴，基礎疾患の有無等」を調査し，検査を受けるべき人，受けなくてもよい人を選別することで検査の精度（信頼性）を上げていたのです．適切に対象を絞ることによって，検査対象群の有病率が上がり，それによって検査の陽性的中率（→ S04）が上がります．陽性的中率の上昇は，無駄な検査と偽陽性者（感染してないのに陽性となってしまう人）の数を減らすことにつながります．ただし，対象を絞りすぎると見逃しが多くなります．適切に検査対象を絞るバランスはすごく難しいのです．

　保健所の判断が常に正解であったわけではありませんが，メディアで安易に保健所や医療の対応を批難する人達は，そういう検査の特性や判断の難しさを理解していなかったのです．

PCR 検査にもいろいろある

memo　偽陽性の出やすさは，PCR の機械によっても異なります．弘前大学病院のある期間において，「約5,000検査中，3件が偽陽性であった」ことが，より精度の高い PCR 検査の機械で判明しました．

POINT 03

◆ やみくもに一斉 PCR 検査を行っても，安心は得られず，偽陽性者が多数出るだけ．
　→ 検査対象を適切に絞って行うことは当然かつ重要

Stage 04 検査診断学の基本

医療者と素人の違い. 医師なら知っていて当然！

　しつこいようですが検査の感度，特異度をしっかり理解し，そこからさらに検査によってどう医学的判断をするのか勉強しましょう.

感度＝検査陽性/疾患あり

・**感度**が高ければ見逃し（偽陰性）が減る
　→ もし感度が99.9％なら，**陰性**の際にはほぼ疾患を否定できる.
　　コロナPCR検査は70％しかないのでそれができない.

特異度＝検査陰性/疾患なし

・**特異度**が高ければ濡れ衣（偽陽性）が減る
　→ 特異度99.9％の検査では，**陽性**ならほぼその疾患あり.
　　コロナPCRは99.9％なのでそれがいえる.

真陽性は「真の疾患者数」ではない！

　ここまで「偽陰性」や「偽陽性」等の言葉が出てきましたが，まとめると下の表になります. ついでに，陽性的中率, 陰性的中率も覚えましょう.

POINT 04-1

	疾患あり	疾患なし	
検査陽性	真陽性	偽陽性	陽性的中率＝真陽性/陽性
検査陰性	偽陰性	真陰性	陰性的中率＝真陰性/陰性

　注意点は，「真陽性」とは「真に疾患のある人」の数ではなく，「真に疾患のある人のうち検査でも陽性と出た人」であることです.

　次に，Stage 03 の例で，陽性・陰性的中率を計算してみましょう.

　陽性的中率＝70/(70＋100)≒41.2％

　陰性的中率＝99800/(30＋99800)≒100％

この数字だけ見ると、「陽性的中率は低いから陽性の時はあてにならないけど陰性の時はほぼ100％真陰性なのでは？」と感じるかもしれませんが、現実は逆で、Stage 02で説明したようにコロナ検査は「陽性なら信頼していいが、陰性なら信用できない」方が真実です。このような紛らわしい値が出る理由は、陽性・陰性的中率は、その疾患の「有病率」に強く影響を受けるためです。この例では、10万人中100人が感染（有病率0.1％）と仮定しました。すると、ほとんどの人は病気でないので、真陰性（病気がなく検査陰性）の数が偽陰性より圧倒的に多くなります。そのため、有病率の低い疾患の陰性的中率はほぼ100％です。陽性的中率は高くなるほど偽陽性が少ない検査を行っているということになります。陽性的中率41％ということは、陽性者のうち59％が偽陽性というかなり迷惑な検査（過剰な検査）を行ったことになります。

尤度比

私たちが最初から信じられる数字は、検査の感度と特異度だけです。ではそれらと検査結果だけでもっとその検査の意義、すなわち「その病気らしさ（尤度）」を数値化できないかというものが「陽性・陰性尤度比」です。
・陽性尤度比＝感度/（1－特異度）
・陰性尤度比＝（1－感度）/特異度
　陽性尤度比≧10なら陽性の際、診断確率が有意に上がり、
　陰性尤度比≦0.1なら陰性の際、否定確率が有意に上がります。
コロナPCRの例で計算してみると、
　陽性尤度比＝0.7/（1－0.999）＝700，陰性尤度比＝（1－0.7）/0.999≒0.30
となり、陽性であれば極めて診断意義が高く、陰性の場合は否定材料としてあてにならないことが数値化されます。面倒な計算式ですが、近年の国試でよく出ています。少なくとも陽性尤度比の式は絶対覚えましょう。

POINT 04-2

◆ 感度＝検査陽性/疾患あり，　特異度＝検査陰性/疾患なし
◆ 感度が高ければ，陰性の際，疾患を否定しやすくなる
◆ 特異度が高ければ，陽性の際，疾患を確定しやすくなる
◆ 陽性的中率が高い＝無駄な検査と偽陽性が少ない
◆ 陽性尤度比＝感度/（1－特異度）

Stage 05 検査前・後確率

大変だけど試験に出ます！

検査前確率

　まずは, 検査前にその疾患にかかっている確率, すなわち検査前確率（%）を予測（仮定）します. これはケースバイケースで, 患者の情報から医師が自分なりに想定するか, 何も情報がなければ, その疾患の「有病率」を検査前確率とするしかありません. 先ほどの例であれば, その時期の地域の有病率として, 10万人に100人, すなわち0.1%です.

検査後確率

　検査前確率を想定したら, 下記の計算で芋づる式に検査前オッズ, 検査後オッズ, 検査後確率まで求められます. オッズとは一般に「そうなる率/そうならない率」のことです. 尤度比（それらしさの指標）はStage 04でやったように感度・特異度だけで値が出ますね. そして, 検査前確率, 検査後確率を比較すれば検査結果によってどれだけ確率が変わったかがわかります. これも国試で計算問題が出るので観念して覚えてください！

POINT 05-1

◆ 検査前確率　＝有病率や, エピソードからの想定した確率
検査前オッズ＝検査前確率/（1－検査前確率）
検査後オッズ＝検査前オッズ×陽性尤度比※
（※検査が陰性の場合は陰性尤度比）
検査後確率　＝検査後オッズ/（1＋検査後オッズ）

例えばPCR陽性で, 検査前確率＝有病率として計算すると,

　　検査前確率＝有病率（0.1%と仮定）＝0.001
　　検査前オッズ＝0.001/（1－0.001）≒0.001
　　検査後オッズ＝0.001×**陽性**尤度比700＝0.7
　　検査後確率＝0.7/（1＋0.7）≒0.412（41.2%）

となり，すなわち，PCR が陽性の場合は，感染の確率は検査前 0.1％ →
検査後 41.2％に上がったということになります．41.2％はどこかで見た数
字ですね…前 Stage で出てきた陽性的中率と同じです．これは，検査前確
率（有病率）が 0.1％以下の時に使える裏技ですが，検査後確率はほぼ陽
性的中率となります．こちらの方が表を自分で作って求めやすいですね．

POINT 05-2

◆ 検査前確率（有病率）が 0.1％以下なら，検査後確率≒陽性的中率
　→ 表を自分で作って陽性的中率から求められる！

【参考】Stage 02 で「コロナ PCR 検査の『陰性』はその時点の感染の可能
性が減っただけ」と述べましたが，具体的にどのくらい確率として減った
かは述べませんでした．それには，以下の計算が必要となります．

検査が陰性の場合の検査後確率

POINT 05-1 の中の陽性尤度比を陰性尤度比にするだけです．今度は，「感
染かどうかまったくわからない（濃厚接触者など）」という例で，感染の
検査前確率を 50％，陰性尤度比を 0.30 として計算してみましょう．

　　検査前確率＝0.5（50％）
　　検査前オッズ＝0.5 /（1 − 0.5）＝ 1
　　検査後オッズ＝検査前オッズ 1 ×**陰性**尤度比 0.30 ＝ 0.3
　　検査後確率＝0.3 /（1 + 0.3）≒0.23（23％）

となり，**PCR 検査が陰性の場合は，感染の検査前確率 50％ → 検査後確
率 23％に下がった**ということになります．まだ 2 割以上感染の可能性が
ありますね．そこで，さらに数日後にもう 1 回検査してまた陰性だったら
検査後確率がどうなるか計算してみましょう．2 回目の検査前確率は，前
回の結果から，23％とします．

　上記と同様に計算すると，検査後確率は 8％となり，感染の可能性がか
なり下がったと評価できます．このように，検査の感度がイマイチでも，
何回もやれば意義が出てきます．

POINT 05-3

◆ 感度がいまいちな検査で陰性であっても，何回もくり返して陰性で
　あれば意義（信用性）が出てくる

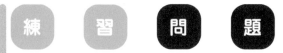

問1 感度，特異度の定義を（分数の形で）答えよ．

問2 ある疾患を疑い，感度99.9％の検査で陰性であった．何がいえるか．

問3 ある疾患を疑い，特異度99.9％の検査で陽性であった．何がいえるか．

問4 表の空欄ア〜エに入る適切な単語を答えよ．
また，ア/（ア＋ウ）（％）を何と呼ぶか．

	疾患あり	疾患なし
検査陽性	ア	ウ
検査陰性	イ	エ

問5 ある疾患を疑い，感度の低い検査で陰性であった．前問の解答イの単語を用いて，この患者の疾患の有無の判定について説明せよ．

問6 新型コロナPCR検査の感度，特異度はおおよそどのくらいか．

問7 陽性的中率が高い検査は，どのような検査といえるか．

問8 陽性尤度比の計算式を，感度，特異度の単語を用いて答えよ．

問9 有病率が0.1％の疾患に対し，感度90％，特異度90％の検査で陽性であった場合，検査後確率は何％か．少数第2桁まで答えよ．

解 答

問1：感度＝検査陽性/疾患あり，特異度＝検査陰性/疾患なし
問2：その疾患はほぼ否定的
問3：その疾患はほぼ確定的
問4：ア 真陽性，イ 偽陰性，ウ 偽陽性，エ 真陰性，陽性的中率
問5：感度の低い検査は偽陰性が多いので疾患の有無について判定は困難
問6：感度70％，特異度99.9％
問7：無駄な検査と偽陽性が少ない検査である
問8：陽性尤度比＝感度/（1−特異度）
問9：0.89％

Chapter 2
ウイルスの特徴と検査診断

ヒトに感染する微生物は，細菌，ウイルス，真菌（かび），寄生虫等があります．普通の教科書は細菌から学びますが，本書では新型コロナウイルスの話の流れで，ウイルス感染から先に勉強しましょう．ただし，まだここではウイルス全般に対する基本的なお話で，各ウイルスの特徴や疾患については後でやります．

Stage 06 ウイルスとは

死んだウイルスとは？

　ヒトが感染する機会が最も多いのがウイルスです．例えば，かぜのウイルスには，ライノ，普通のコロナ，アデノ，RS ウイルス等があります．かぜ以外はインフルエンザ，ノロウイルス，新型コロナが浮かびますね．

ウイルスは生物？

　ウイルスは微生物に含まれていますが，本当に「生物」なのかといわれると微妙です．一般に，生物の増殖には自分の DNA（デオキシリボ核酸）を複製・増殖させる必要があります．細菌は周りに「えさ」があれば自分の力で DNA を複製・増殖させ，繁殖することができる生物といえます．一方，ウイルスは「中に DNA（または RNA：リボ核酸）が 1，2 本入ったカプセル」というシンプルな粒子で，ウイルス単体で増殖することはできません．ウイルスは他の生物の細胞内に入り込み，その細胞がもっている増殖機構を借りて，自分の DNA（RNA）を増殖させるという方法で増殖します．すなわち，他の生物の細胞内に侵入し，「寄生」しないと増えることができません．ウイルスは生死というより，増殖（活性化）する能力があるか，あるいはもう細胞侵入や複製ができなくて増殖できない（不活化）状態であるかどうかが問題です．「死んだウイルスが残っているだけでも PCR は陽性となる」という表現がありますが，それは不活化したウイルスの残骸がいるだけで，もう増殖，感染する能力はないことを意味します．

ウイルスの構造

　ウイルスは大まかに**図 6** のような構造です．
　スパイク蛋白は，ウイルスが細胞内侵入する際にキモとなる蛋白です．そして，エンベロープという脂質膜をもつものともたないもの，DNA ウイルス，RNA ウイルスがあります．エンベロープは脂質からできている

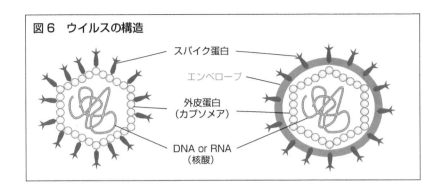

図6　ウイルスの構造

- スパイク蛋白
- エンベロープ
- 外皮蛋白（カプソメア）
- DNA or RNA（核酸）

のでアルコールで溶けます．すなわち「エンベロープありはアルコール消毒が有効」です．エンベロープなしのウイルスに対しては，石鹸や流水でよく洗い流すか，次亜塩素酸での消毒が必要です．次亜塩素酸は，ハイター®やブリーチのような漂白剤に入っている消毒剤です．よく「塩素系：混ぜるな危険！」と記載してあるものです．プールの消毒薬としても使われています．国試では，ノロウイルスやロタウイルス（疑い）患者の下痢や嘔吐物に対する消毒に次亜塩素酸を用いることがよく問われます．

POINT 06　ウイルスの分類

核酸（遺伝子）		エンベロープなし	エンベロープあり
	DNA	アデノウイルス …	ヘルペスウイルス科 B 型肝炎ウイルス
	RNA	A 型肝炎ウイルス ライノウイルス エンテロウイルス属（コクサッキーウイルス等） ノロウイルス ロタウイルス ポリオウイルス	C 型肝炎ウイルス インフルエンザウイルス コロナウイルス RS ウイルス 麻疹，風疹，ムンプス HIV（AIDS ウイルス）

◆ スパイク蛋白はウイルスが細胞内侵入（感染）する際にキモとなる
◆ エンベロープありはアルコール消毒が有効
◆ エンベロープなしは，よく洗い流して，次亜塩素酸で消毒

Stage 07 ウイルスの抗原検査とPCR検査

抗原検査の正しい利用とは？

　細菌は環境を整えれば簡単に培養できますが，ウイルスは自分自身単独での増殖能をもたないので培養するのは大変です．そのため，ウイルスが体内に入った（感染した）ことを確認するためには，ウイルスのDNAまたはRNAをPCR法で増幅して検出するか，ウイルスの抗原（ウイルスがもつ蛋白）を検出するか，感染したことによって作られた免疫グロブリン，すなわち「そのウイルスに対する抗体」を調べることが必要となります．

抗原（定性）検査

　ウイルスの抗原（蛋白）については，メジャーなウイルスに対してしか抗原検査キットが普及されていません．新型コロナ，インフルエンザ，ノロウイルス等は診療所あるいは市販の検査でもできます．ただし，PCR検査と違って目的のものを増幅する検査ではないので，抗原物質が検体に微量しか入ってないと陽性になりにくい検査です．すなわち，**抗原（定性）検査はPCRより感度が低い**検査です．最近の抗原検査はかなり精度も良くなりつつあるのですが，それでもPCRより感度が低いということは，**やはり「非感染の証明」には使えない**検査です（→ S02, 04）．もちろん，何日間もくり返しやってずっと陰性ならば，それはある程度信用できるものとなります（S05）．抗原検査は安くて簡単なので，そのように使用して感染対策に利用することは可能です．ただし，検査キットの性能，定性検査（陽性か否か）か定量検査（数値が出る検査）か，その測定機の性能によってだいぶ違ってきます．さらに，検査を行う人によっても結果は結構変わります．例えばコロナの検査は一般に綿棒を鼻から深く入れて鼻咽頭ぬぐい液を採るのですが，自分で検体を採るのと医療者に正しく検体を採ってもらうのではだいぶ結果が変わると考えられます．唾液検体でも可能になりつつありますが，その唾液の取り方でも違いが出ます．

　一方，抗原検査の特異度はPCRと同様にかなり高く，陽性なら感染は

ほぼ確定的です.

PCR 検査

PCR はすでに出てきましたが，やはり重要なことは「検体を正しく，良いタイミングで採れているか」によって結果が変わってしまうことです. これはすべての検査に共通していえることです. 例えば，ある人がコロナ感染者と接触した場合，接触したその日に PCR 検査してもほとんど意味がありません. ウイルスが体に入り，細胞内に入って増殖し，鼻咽頭からの検体で検査が陽性になるまでには数日以上の期間，偽陰性となる（ウィンドウ期）があります. ですから，接触した人が感染したかどうかを本気で調べるなら，数日後から 7 日くらいまで何回も PCR 検査を行う必要があるのです. でも現実的には難しいので「最低 7 日間は自宅待機」ということになったのです.

また，PCR は遺伝子を強引に増幅しているので，もう失活している（感染力がない）ウイルスの残骸（遺伝子の切れっ端）が存在するだけでも陽性となります. そのため，一度かかったら，療養期間が過ぎても PCR が陰性化しないことはよくあります. よくあった問題としては，コロナ感染してもワクチンのおかげで自分でも気づかないくらい超軽症（無症状）のまま感染が終わった人が多数いて，そういう人がその後たまたま検査して PCR 陽性となるという問題です. すなわち，「検査としては真陽性だが，現在の感染者としてはもう人にうつさない」ということになります.「感染力のある人か否か」の区別はとても難しく，判断が難しいのです.

POINT 07

◆ ウイルスの抗原検査は，PCR より感度が低い. 特異度は PCR に近い
　→ 「陽性」ならほぼ感染だが，一応 PCR で再確認
　→ 「陰性」は PCR と同様「非感染の証明」にはならないが，くり返し行えば感染対策に利用することも可能
◆ 検査は「検体を正しく，適切なタイミングで採れているか」が超重要
◆ 感染には検査が陽性化するまでの「ウィンドウ期」がある
◆ PCR は微生物の遺伝子が残っているだけでも陽性化する
◆ ウィンドウ期：感染していても検査が陽性化するまで偽陰性となる期間

column① PCR検査のCt値と抗原定量検査

PCR検査にも，陽性か陰性かだけがわかるものと，ある程度測定値が出る半定量的なPCR検査があります．PCRは遺伝子をコピーして増幅させるのですが，その量は2倍，4倍，8倍，16倍…と増幅させていきます．それを何回くり返したら陽性としての一定量（カットオフ値）を超えたかというのがCt値です．陽性になるまでの遺伝子のコピー回数と考えてよいでしょう．Ct値はより少ないコピー回数で一定量を超えた方がもとの遺伝子が多かったということになるので，Ct値が少ない方が検体中のウイルスがたくさんいたということになります．そのカットオフ値は測定機器や国によって違うのですが，日本では一般に40回以内で一定量を超えたら（Ct値40以下で）陽性と判断されます．海外はもっと基準が甘く，35回コピーしてダメなら陰性とする国も多いです．同じ「PCR陽性」でも，Ct値が10台ですぐ陽性が出たのと，Ct値40未満のギリギリで陽性となったのでは，検体中のウイルス量は相当違います．また，最近は「抗原定量検査」が普及してきました．しかもその感度がPCRに引けをとらないレベルにまでなっています．手軽に精度のいい検査ができるようになったのは良いことですが，新たな問題が生じました．新型コロナ患者を入院させて治療期間（療養期間）が終了しても，退院や転院させるときに一応抗原定量検査を行うと，まだ陽性の人がいました．10日経っても陰性化しない人は時々いて，本人は無症状でも陰性化するまで退院させられないという事態が生じました．それでコロナ病床が埋まってしまうのです．数値的にギリギリ陽性だったのか，余裕で陽性だったのかはわかるのですが，「人にうつすか否か」のライン（カットオフ値）は明らかになっていないので，転院や退院の判断が難しいのです．結局ケースバイケースで対応するしかありません．やはり，感染症は「陽性」の判断は簡単ですが，「陰性（人にうつさない）」ことの証明は難しいものだと痛感しました．

Stage 08 ウイルスの抗体検査

抗体を測る目的は？

　ウイルスの抗体検査の評価は実はとても難しいです．抗体は抗原に対する免疫反応として自分の体が作るものです．それが感染によって作られたものなら「感染した証拠」となるでしょうし，ワクチンによって作られたものなら「免疫ができた証拠」ということになります．抗体は体液性免疫と呼ばれ，病原体から体を守るためにできるものです〔免疫学〕．新型コロナでは，感染を知る目的で抗体を測定することはなく，ワクチンによって免疫ができたかを（主に研究目的で）知るために抗体が測定されています．

ウイルス感染を知るための抗体検査

　いろいろありますが，例えばB型肝炎ウイルス（以下HBV）感染では，発症の指標としてHBc抗体（IgM）が測定されます（S75）．体液性免疫（抗体）は一般に，感染初期はIgM，次第にIgGが上昇してきます〔免疫学〕．

ウイルスに対する免疫ができた（ある）ことを知るための抗体検査

　新型コロナのほか，麻疹（S81），風疹（S82），水痘（S83），ムンプス（S84）ウイルス感染等で測定します．これらの抗体の量（抗体価）については，いくらあれば免疫防御反応として十分であるかの指標があります．

POINT 08

- ◆ ウイルス抗体検査は，「感染を知るための抗体検査」と「免疫ができた（免疫がある）ことを知るための抗体検査」がある
- ◆ 感染したか調べる検査
  - ・B型肝炎（HBc抗体），C型肝炎（HCV抗体），AIDS（HIV抗体）等
- ◆ 免疫ができた（ある）ことを知るための抗体検査
  - ・新型コロナ，麻疹，風疹，水痘，ムンプスウイルス等

Chapter 2 ウイルスの特徴と検査診断

問1 ウイルスはどのように増殖するか答えよ.

問2 ウイルスの表面にあり，細胞内侵入（感染）する際に重要となる蛋白を何というか.

問3 アルコール消毒が有効なウイルスはどんなウイルスか.

問4 アルコール消毒があまり有効でないウイルスに対して用いる消毒剤をいえ.

問5 ヘルペス，インフルエンザ，コロナウイルスについて，それぞれDNAウイルスかRNAウイルスか答えよ.

問6 新型コロナウイルスの抗原（定性）検査の感度はPCR検査と比べてどうか. 抗原検査を感染対策に利用するためにはどうすればよいか.

問7 すべての検体検査において，重要なことは何か.

問8 ウイルスのPCR陽性なら，すなわち人にうつす感染者といえるか. またその理由を述べよ.

解 答

問1：他の生物の細胞内に侵入し，その細胞がもっている増殖機構を借りて，自分のDNA（またはRNA）を増殖させる

問2：スパイク蛋白

問3：エンベロープをもつウイルス

問4：次亜塩素酸

問5：ヘルペス：DNA，インフルエンザ：RNA，コロナ：RNA

問6：感度はPCRより低い. 何回も陰性確認を行うことで利用可能

問7：検体を正しく，適切なタイミングで採れているか

問8：いえない. PCRはその遺伝子（の残骸）が残っているだけでも陽性化するから

Chapter 3
感染症の診断

ここから感染症の診断について，基本的なことをお話
ししていきます．とはいえ結構な量を「診断」に費や
しました．当然ですが，診断が正確じゃないと，抗菌
薬も適切なものを選べないのです．

Stage 09 感染症診療の基本

検査の前に確認すべきこと

ここから，感染症の診療をどのように行っていくべきか勉強しましょう．

バイタル（生命兆候），とくに「呼吸数」！

まずはバイタルの確認です．具体的には，「意識レベル」「呼吸」「血圧」「脈拍」，重症なら＋「尿量」です．「体温」もバイタルに入れてもいいですが，重症度とはそれほど関係しません．実際には看護師さんが診察前にバイタルを確認していることでしょう．ところで，呼吸については指で測る酸素飽和度（SpO_2 または Saturation と呼ぶ）を記載していることが多いのですが，バイタルとして測るなら「呼吸数/分」です．例えば同じ SpO_2 97％でも，普通に息をしているのと「ハーハー」呼吸が促迫しているのでは大違いですよね．ですから SpO_2 よりも呼吸数をバイタルとして評価してください．呼吸数は後に勉強する敗血症の診断（S38）でも必須の情報になります．大まかに1分間に20回以上かどうか（促迫しているか）だけでも把握しておきましょう．「バイタルがおかしい」＝「命に係わる状態」なので医師は緊急で再確認・対応が必要です．そして，問診・診察でその理由を考えることが必要です．たまに若い先生の当直で，高齢者がぐったりして受診しているのに「CRP（S10）が低いから帰宅させた」なんてことがありますが，バイタルの異常をスルーするのは絶対ダメです．

問診（患者の情報収集）

緊急時はともかく，問診・情報収集なしに診療を進める（例えばすぐ検査する）のは論外です．住所（国籍），仕事，家族構成，現病歴，基礎疾患，既往歴，内服中の薬，飲酒・喫煙，アレルギー歴…これくらいは当然で，科によってそれぞれ聞いておくべき情報が山ほどあります．感染症なら，家族の症状，旅行歴，食歴，輸血歴，ワクチン歴，接触した動物，性行為についても必要となるでしょう．なぜなら集めた情報によって行うべき検

査（疑う病気）が違ってくるからです．そういう情報をしっかり患者や家族から引き出す能力は，医療者として必要な技量です．そのような情報から，医師は直感的・経験的に，疑う病気の検査前確率（S05）を漠然ながらも想定しています．その後に，検査で裏をとる作業に入っていきます．

Focus（感染臓器）とTarget（起炎菌）

　次に考えるべきことは「どの臓器に」「どんな微生物が」感染しているかです．これらを感染のFocusとTargetと表現し，それらを念頭に検査を組み立てます．当然ながら，画像検査，検体微生物検査，血液検査が必要となります．時に微生物検査を飛ばす医師がいますが，微生物検査の結果はすぐにわからなくとも，感染症の診療をするならこの3つ（画像，微生物検査，血液検査）はセットで行うべきです．軽症と判断したならば，どれも行う必要はないのですが，画像と血液検査だけで診察を行う習慣には疑問を感じます．

Target（予想する起炎菌）の追及が重要

　Focusは診察所見と画像で評価するとして，Targetは「検体微生物検査」を行わなければ，普通わかりません．具体的には，痰（たん），尿，膿（うみ），血液の細菌培養検査やウイルスの検査です．感染症の治療（とくに抗菌薬）をはじめるならば，Targetは何なのかを追及する姿勢は当然の感覚です．ところが，日本でこの感覚が当然となったのは最近で，20年以上前は「熱が上がったらとにかく抗菌薬を入れておけ」という，ずさんな感染症医療が行われていました．しかし残念なことに，微生物検査を行ってもTargetがわからないケースはよくあります．だからといってその追及を最初からしないのは時代遅れの感覚といわざるを得ないでしょう．

POINT 09

◆バイタルの確認，問診・情報収集してから検査
◆バイタル：意識レベル，呼吸数，血圧，脈拍，体温，重症なら＋尿量
◆「どの臓器：Focus」に「どんな微生物：Target」が感染しているかを念頭に検査を組み立てる → 画像検査，検体微生物検査，血液検査はワンセット
◆Targetを追及する姿勢（検体微生物検査を出すこと）は，現在の医療では当然の感覚

Stage 10 感染症における炎症①
何をもって細菌感染と評価するのか？

　ここでは「炎症」および「感染症」の評価について原則的なことをお話します．「熱やCRPが上がったら（多分感染症だから？），とにかく抗菌薬を入れておけばいい」というのは，時代遅れの考え方です．

「炎症」の原因は何なのか？

　病気と呼ばれるもののうち，かなりの割合が「○○炎」という炎症によるものです．炎症が起こると熱や痛みが生じますが，熱が上がったからといってその原因がいつも，「感染性による炎症」とは限りません．がんも「がん性炎症」を引き起こしますし，アレルギー疾患や膠原病も過剰な免疫による炎症です．「薬剤性の炎症」もあります．すべての炎症は，体に対する何らかのストレスが引き金となって，**炎症性サイトカイン（IL-1，IL-6，TNF-α等），炎症性脂質メディエーター（プロスタグランジン等），炎症によって作られる急性期蛋白（CRP等）**の血中濃度を上昇させます〔免疫学〕．また，炎症が起こると血が固まりやすくなるので赤沈（赤血球沈降速度：赤血球が試験管内で沈む速度）も上昇します．医師は病的な「炎症」を疑った際に，その炎症の原因が何なのかを，問診，診察，採血・微生物検査，画像検査等から総合的に評価し，治療の方向性を判断する必要があります．

感染症の確定は微生物検査

　そうはいっても，炎症の本当の原因を確定することは実はけっこう難しいのです．まず「炎症の原因が細菌感染である」と診断する判断材料を紹介します．細菌は顕微鏡で見えますから，感染部位と思われるところから検体（痰，尿，膿や血液）を採り，顕微鏡で細菌が異常に多く見られ，さらに好中球の貪食像（S13）も認めれば，かなりの確率でその菌による感染性の炎症と判断できます．実際はその検体をさらに培養し，どんな菌

なのか判定します．しかし現実はそんなに簡単ではなく，検体が採りにくい臓器だとか，検体をとっても菌が見えない場合や，培養しても何の菌も検出されないことは多々あります．それでも細菌感染が原因であることはいくらでもあるのです．そのため，「細菌感染かはわからないけど念のため抗菌薬を入れておく」という判断が生じます（その判断は適切でない場合が多いのですが，正しい場合もあります）．しかしそのことが現代の抗菌薬の乱用を引き起こし，ひいては薬剤耐性菌（抗菌薬が効かない菌）の出現を促進していることは間違いありません．

好中球（核の）左方移動

血液中の白血球（好中球）の上昇は，感染症でなくとも数々の疾患で生じますが，好中球の核の左方移動（桿状核好中球の上昇）を伴った上昇は細菌感染の判断材料の１つにはなります（**図10**）．ただし，抗菌薬投与後数日は，菌の崩壊

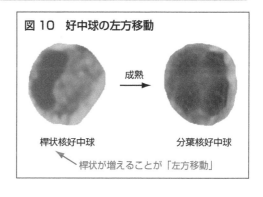

図10 好中球の左方移動

成熟

桿状核好中球　　　　　　分葉核好中球

桿状が増えることが「左方移動」

による免疫反応（すなわち炎症性サイトカインの上昇）により，発熱とともに一過性に好中球が上昇する時期があります．

さらに注意点は「重症な感染症（とくに治療前）では**白血球数が逆に下がっている**ことも多い」ことを覚えておいてください．これは重症感染症のサインなので絶対に見逃してはいけません．

POINT 10

◆ 発熱，白血球上昇はあくまでも，免疫反応すなわち「炎症」の所見．感染症自体を見ているわけではない
◆ 細菌感染の確定は微生物検査
◆ 白血球の低下は重症感染症のサイン！

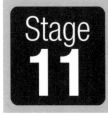

Stage 11 感染症における炎症②

もうCRP依存の医療からは卒業すべき時代！

　日本の多くの医療現場では，「CRP 依存」の傾向があります．〔CRP が高い → 重症（増悪），CRP が低い → 軽症（改善）〕という安易な考え方が根強く残っています（週単位の測定ならそれはおおむね正しいのですが）．とくに感染症においてはその傾向が強いです．**「感染（微生物の異常増殖状態）」と「免疫反応の強さ」がイコールではないはずです．**

CRP とは何か？

　多くの医師が「炎症」に対する評価のために，採血検査として白血球（好中球），CRP，そして近年は後述するプロカルシトニン（PCT）を検査しますが，前 Stage で述べたように**感染症を疑う場合は微生物検査が必須です．**CRP がこれほど頻繁に検査され，そのちょっとした増減に臨床判断が左右されるのは日本の医療の因襲といってよいでしょう（CRP が日本で開発された検査であるという経緯もあります）．CRP は主に **IL-6 が肝細胞に作用して肝細胞から産生される急性期蛋白の 1 つです**．結局，炎症性サイトカインである IL-6 が上がっているのを見るのと大差がありません．しかも CRP 等の急性期蛋白は実際の免疫反応（サイトカインの上昇）より遅れて上昇し，**感染症が収束に向かっていてもダラダラと高値が続くことが多々あります**．日本では CRP がかなり重視され，感染症はもちろん，多くの疾患の炎症をこれで評価し，軽症 or 重症，改善 or 増悪の評価をしてきました．しかし現在では，「少なくとも感染症に対してCRP を診断や病勢の一番

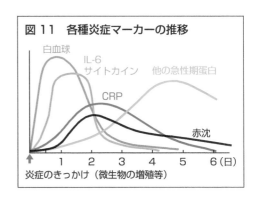

図 11　各種炎症マーカーの推移

白血球

IL-6
サイトカイン　　　他の急性期蛋白

CRP

赤沈

1　　2　　3　　4　　5　　6（日）
炎症のきっかけ（微生物の増殖等）

の指標にすることは適切でない」と考える医師が増えており，筆者もそう考えます．CRP の検査は 5 〜 7 日に 1 回で十分と考えます．

　発熱という症状や，白血球，CRP の上昇はあくまでも免疫反応の結果です．免疫反応は抗原に対する防御反応なので早くても半日以上は遅れて表れます（図）．CRP が低くてもこれから上がるのかもしれないし，高くても感染症としては決着がついている（微生物は死んでいる）ことがあります．すなわち，抗原の存在（菌の量・生死，薬の効果）と上記の炎症所見とは必ずしも相関しないのです．例えば抗菌薬治療がうまくいっていようがいまいが，一般に CRP は 2 〜 3 日は上昇し続けます．ですから抗菌薬を入れた翌日の CRP などは評価に値しないのです．また，免疫反応には個人差があり，もう菌は十分死んでいても，CRP の高値だけが続くことはまったく珍しくありません．すなわち，CRP は感染症の重症度の評価にも，治療の効果判定にも（短期的には）使えないのです．頻繁に検査するならば好中球数の方がまだ評価する意味があると思います．

細菌感染を示唆する検査：プロカルシトニン（PCT）

　CRP が細菌感染のマーカーとしてイマイチなので，近年，細菌感染に対しもっと感度・特異度のよい検査として血中プロカルシトニン（PCT）が検査されるようになりました．ただしこれも細菌感染だけで上がるというわけではなく，腫瘍，熱傷，手術，膵炎，熱中症，非細菌性の重症感染でも上昇します．プロカルシトニンは IFN-γ で抑制されるので，体液性免疫が細胞性免疫より優位な炎症で上昇します〔免疫学〕．そのため一概に細菌感染の炎症とはいえないのですが，それでも上記のような状態でない人の細菌感染に対しては，CRP よりずっとましな炎症評価として利用されています．また，プロカルシトニンは主に甲状腺から分泌されるので甲状腺に異常のある患者ではあてにならないことも知っておいてください．

POINT 11

◆ CRP は感染症の診断や病勢評価に最重要視すべきものではない
　→ まだ好中球数の方が重要
◆ プロカルシトニンは細菌感染による炎症マーカーとして CRP よりましだが，過信してはいけない
◆ プロカルシトニンは主に甲状腺から分泌され，IFN-γ で抑制される

Stage 12 細菌感染

細菌は悪者なのか？

　私たちは無数の微生物（細菌，ウイルス，真菌＝カビ）に日常生活で接触しています．というより，接触どころか体内に無数の微生物が常在しています．すなわち私たちは無数の細菌と共存しています．

細菌が入れば感染（発症）するのか？

　ある微生物が体の表面に接触したり，体内のどこかに入っても，感染症として病気になる（発症する）かはわかりません．というか，ほとんどは発症しないので私たちは普段元気に生きています．ウイルスの場合は，それが今まで経験のしたことない（免疫のない）ウイルスであれば発症する可能性が高いでしょう．しかし細菌は，体にとって初対面の菌であってもそれほど発症はしません．なぜかというと，外部から細菌が体内に入っても，そこに元からいる正常な細菌（常在菌・正常細菌叢（そう））が生存競争をし，常在菌たちの方がたいてい勝ってくれるからです．常在菌（正常細菌叢（そう））は私たちの体を守る超大切な味方の菌なのです．よく，「免疫が下がると感染症になりやすい」という表現がありますが，ウイルス感染については確かにその通りです．しかし，細菌感染では，免疫も大事なんですが「正常細菌叢が普通にあるか」「細菌が繁殖しにくいバリアがあるか」が非常に重要です．正常細菌叢が負けて突破されたり，常在菌が何らかの理由で無菌であるべき臓器や血液に侵入したとき，免疫防御反応が重要となってきます．正常細菌叢があるところ（体の表面や腸管）にチョロッと菌が入ったくらいで，いちいち免疫反応が大きく発動していたら毎日熱が出ちゃいます．

その菌は悪さしてるのか？

　「細菌が体に入っても発症しないことがほとんど」ということは，「体内に菌が存在しているが，発症はしていない状態」があるということです．

その状態のことを「保菌」といいます．そして，その菌がずっと常在化してしまうことを「コロナイゼーション（定着）」といいます．保菌とコロナイゼーションは臨床的には意味が近いです．一方，**本当に今感染症（発症）を起こしている菌を「起炎菌・起因菌」**といいます．すなわち，体内に細菌が存在していても，それが，正常細菌叢（常在菌）なのか，保菌・コロナイゼーションなのか，起炎菌なのかで話はまったく変わってきます．ちなみにウイルスについても，存在しているだけの場合は「保菌者（キャリア）」と呼び，なぜか「保ウイルス者」とはいいません．自己の常在菌が何らかの理由で感染症を生じさせることを**内因性感染**，外から体に入ってきて感染症を起こしたものを**外因性感染**と呼びます．一般に**細菌やカンジダ真菌は内因性感染が多く，ウイルスは外因性**が多いです．

日和見感染

　健常人では一般に感染症を起こさない微生物が，なんらかの原因で発症させる感染症を「日和見感染」といいます．その原因とは，免疫が抑制されている状態や，皮膚や粘膜上皮などの損傷，抗菌薬投与による一部の薬剤耐性（常在）菌の異常増殖などです．抗菌薬によって常在していた薬剤耐性じゃない菌にだけ圧力がかかる（耐性菌が生きやすくなる）ことを，**抗菌薬による選択圧**と呼びます．「免疫不全」と「抗菌薬の選択圧」のダブル効果で，薬剤耐性菌の日和見感染が生じることがよくあります．

POINT 12

◆ 外部から細菌が体内に入っても，正常細菌叢（常在菌）が生存競争をし，たいていは勝ってくれる → いちいち感染症として発症しない

◆ 保菌：体内に菌が存在しているが，発症はしていない状態

◆ コロナイゼーション（定着）：ある菌がずっと常在化してしまうこと

◆ 起炎菌・起因菌：感染症（発症）を起こしている菌（＝Target）

◆ 内因性感染：常在菌が何らかの理由で起こした感染症
　　　　　　　細菌やカンジダは内因性が多く，ウイルスは外因性が多い

◆ 日和見感染：健常人では一般に感染症を起こさない病原体が，なんらかの原因（ほぼ免疫の低下）で発症させる感染症

◆ 抗菌薬による選択圧
　抗菌薬によって常在していた薬剤耐性じゃない菌にだけ圧力がかかる（耐性菌が生きやすくなる）こと

Stage 13 Target（起炎菌）の同定

細菌検査の前に抗菌薬を出さない！

　感染症診療は，「どの臓器：Focus」に「どんな微生物：Target」が起炎菌として感染症を起こしているかを念頭に検査を組み立てます.

Target の同定

　まず，Focus の検体を採り，細菌検査を出すことが重要です. バイタル（全身状態）が悪ければ血液，咽頭なら咽頭ぬぐい液，呼吸器症状なら痰，尿路感染なら尿，傷なら膿（ぬぐい液）を検査します. 便はもともと腸内の常在菌がわんさか入っているので，食中毒や寄生虫感染の疑いの時に検査します. Focus 検体が採れない臓器の場合は血液培養（血培）だけでも出しましょう. というよりも，感染を疑ったら血培は出しておくものです.

グラム染色（Gram 染色）と分離培養

　喀痰や傷の膿などで検体がすでに膿っぽい場合は，そのまま顕微鏡で菌や好中球を見ることができます. その際は検体をグラム染色によって菌や好中球を染めます. 下図は痰のグラム染色で，濃い紫のつぶつぶが細菌，好中球がそれを食べている（貪食している）像です（**図 13**）. 菌の貪食像が見えたら，その菌が起炎菌である可能性大です.

図 13　好中球による細菌の貪食

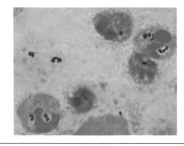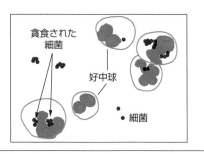

一方，グラム染色しても菌がよくわからないような検体でも，検査技師さんがうまく検体から菌を分離培養し，それらしい菌だけを増殖させ，検体中にどんな菌がいたのかを同定します．分離培養して同定された菌は，検体の種類，検体の質（後述），菌種，その菌の生え方（培養にかかった時間等）によって，起炎菌かどうかの評価が分かれます．

本当に起炎菌なのかの評価

検体をそのままグラム染色してたくさん見えた菌なら，かなり信頼できますが，培養してやっと見つかった（生えてきた）菌については，本当にそれが悪さしている起炎菌なのか，以下の評価をしなくてはなりません．

①常在菌，保菌・コロナイゼーションではないか？

その菌が存在はしていたけれども，別に悪さはしていない状態

②コンタミネーション（コンタミ）ではないか？

検体採取するときに違うところから紛れ込んだ細菌で，その臓器にいた菌ですらない可能性の細菌．例えば，血液検体を採ったときに，皮膚にいた菌が紛れ込んだ場合等．

③培養でも出なかった謎の菌が実は起炎菌である可能性

例えば，検体採取の時期が悪い，検体の質が悪い（膿性でなかった），すでに抗菌薬が入っていて培養されない等の理由でこうなります．

検体採取するタイミング

とにかく，培養検体は抗菌薬の投与前に採るのがベストです．例えば，初診の医師が検体を採らずに中途半端な抗菌薬を出してしまい，その患者が重症化して総合病院に紹介されると，その後の培養検査で菌が生えづらくなり，起炎菌が迷宮入りしやすくなるのです．治療目的で抗菌薬を投与するのなら，その前にFocus検体を採るのは現代の常識です．

POINT 13

◆ 起炎菌（Target）の同定
・抗菌薬を出す前に，Focus の検体を採る．少なくとも血液培養を
・グラム染色で「菌の貪食像」があれば，起炎菌である可能性が高い
・菌の培養結果は，①常在菌・保菌の可能性，②コンタミの可能性，③培養結果で出なかった他の菌の可能性を考慮して評価する

Stage 14 グラム染色 （Gram 染色）

まずは目を慣らそう！

　細菌は大きく，その形（球菌か桿菌か）とグラム染色の染まり方によって，**グラム陽性球菌**，グラム陰性球菌，グラム陽性桿菌，**グラム陰性桿菌**に分類されます．**クリスタルバイオレット液（濃い紫）に染まるとグラム陽性**，**ピンク（サフラニン液：対比染色）はグラム陰性**と呼びます．球菌は丸く，桿菌は棒状なのですが，小さい桿菌はつぶつぶに見えることもあり，球菌との区別が難しいです．これらの分類，とくに**グラム陽性球菌（GPC）** と**グラム陰性桿菌（GNR）** は，使う抗菌薬の方針が変わるので重要なのです．まずは目を慣らしましょう．いきなり POINT です．

POINT 14-1 【球菌：Cocci】

●グラム陽性球菌（GPC：Gram Positive Cocci）
　GPC は濃い紫の球状の菌
・ブドウ球菌①
・腸球菌

●連鎖球菌（GPC）
・肺炎球菌② → 双球菌．莢膜（周囲の縁）ある
・溶血連鎖球菌③ → 連鎖状やバラバラ
　上記は慣れるまでなかなか区別が難しい

●グラム陰性球菌（GNC：Gram Negative Cocci）
・モラキセラ④
・淋菌や髄膜炎菌（ナイセリア属）

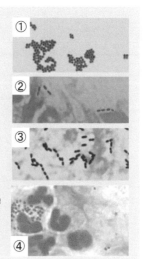

※グラム染色にはバーミー法とフェイバー法がありますが，当院（弘前大学医学部附属病院）のグラム染色はバーミー法で染色したものです．

POINT 14-2 【桿菌：Rods】

■グラム陽性桿菌（GPR：Gram Positive Rods）
・クロストリジオイデス（クロストリジウム）⑤
・リステリア⑥

・結核菌⑦，非結核性抗酸菌
　グラム陽性菌に含まれるが，染まりにくいので，抗酸菌染色（チール・ネルゼン染色）で染め，赤い桿菌として見える

■グラム陰性桿菌（GNR：Gram Negative Rods）
　桿状でも短くて球菌と区別のつかないものから，まさに棒状までさまざま

・インフルエンザ桿菌⑧
　粒が小さく球菌との区別が難しい

・腸内細菌：大腸菌（*Escherichia coli*）⑨
　　　　　　クレブシエラ（*Klebsiella*）⑩
　　　　　　（写真は粘液産生型）
　　　　　　エンテロバクター
　　　　　　（*Enterobacter*）
◆環境菌：
　■緑膿菌（*Pseudomonas*）GNR ⑪
　■セラチア（*Serratia*）
　■アシネトバクター（*Acinetobacter*）
　■バシラス（*Bacillus*）GPR ⑫

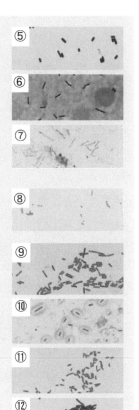

⑤ ⑥ ⑦ ⑧ ⑨ ⑩ ⑪ ⑫

　ここで取り上げた菌と写真は，臨床や国試でよく出るものばかりです．グラム染色像だけで菌が予測できるくらい，目に焼きつけましょう．また，章末練習問題や付録の国家試験問題集でも出てきますので，そこでも練習しましょう．

33

Stage 15 喀痰検査，尿検査

いい検体じゃないと意味がない！

　グラム染色を含め，スライドに検体を塗って顕微鏡で見る検査を塗抹検査と呼びます．ところで，せっかくグラム染色して菌を見つけても，それが起炎菌でなければあまり意味がありません．そのため，喀痰塗抹（グラム染色）では，その痰の検体としての質が評価されます．

喀痰は膿性でないと意味がない

　肉眼でその痰が検体として適したものかを区別するには，右表の Miller & Jones の分類で，少なくとも M2 以上膿性であることが必要です．

M1	唾液，完全な粘性痰
M2	粘性痰の中に膿性痰少量が含まれる
P1	膿性部分が 1/3 以下の痰
P2	膿性部分が 1/3 ～ 2/3 の痰
P3	膿性部分が 2/3 以上の痰

Geckler 分類（顕微鏡による品質評価）

　検体として良い痰とは，黄色～緑の汚い膿性の痰です．透明の唾液みたいなものはダメです．具体的には，好中球が多く，上気道や口内の扁平上皮細胞が少ないほど良い痰です．その程度は右の Geckler 分類で評価されます．

Geckler 分類（100 倍鏡検）

分類	白血球数	上皮細胞数
1	1 < 10	> 25
2	10 ～ 25	> 25
3	> 25	> 25
4	> 25	10 ～ 25
5	> 25	< 10
6	< 25	< 25

・1 ～ 3 は上皮細胞が多いので，そこに菌がいたとしても口腔内の常在菌である可能性が高く，病的な起炎菌と判断できません．面倒ですが，患者にお願いして，もっと色のついた痰を再提出しましょう．ただ，3 は誤嚥性肺炎の場合に，多数の細菌とともに多数の好中球と扁平上皮細胞が混在していることがあります．

・4 ～ 5 は好中球が多い良質な検体（写真）で，そこにいる菌は起炎菌と

して期待できます．好中球が貪
食している像もあればさらによ
いでしょう．

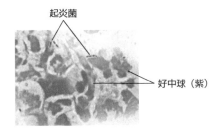

起炎菌

好中球（紫）

- 6は気管支鏡の肺胞洗浄液や，
患者が白血球減少の際には有効
です．

POINT 15-1

◆ 検体として良い痰とは，色のついた膿性痰
◆ Geckler 分類：4〜5は好中球が多く，扁平上皮細胞が少ない良質な検体
　→ そこにいる菌は起炎菌として期待
　　好中球が貪食している像もあればさらによい

尿一般検査

尿検査からさまざまなことがわかりますが，感染症についていえば，まず好中球が多くみられると細菌感染が疑われます．また，尿路感染の原因菌は圧倒的に大腸菌等の腸内細菌が多いのですが，それらの菌は亜硝酸塩が上昇させるので，亜硝酸塩の上昇は尿路感染を疑わせます．ただし，亜硝酸塩の上昇だけでは感染とはまだいえません．

尿のグラム染色

尿の塗抹は膿っぽい尿（膿尿）でないとグラム染色であまり菌が見られませんが一応見ます．とくに好中球と単一の菌（とくに大腸菌などのGNR）がたくさん見えている場合は感染ですが，好中球がなく数種類の菌（とくにGPC）が少し見える場合は，保菌かコンタミ（S13）と考えます．

POINT 15-2

◆ 尿中に好中球がなければ尿路感染は否定的
◆ 尿中の亜硝酸塩の上昇は尿路感染を疑わせる
◆ 好中球，単一の菌（とくに大腸菌などのGNR）が多い
　→ 起炎菌の可能性高い
◆ 数種類の菌で，その中にGPCが少数 → 保菌・コンタミ

Stage 16 髄液検査

腰椎穿刺は禁忌をしっかり理解した上で！

髄膜炎・脳炎（以下，髄膜炎）は緊急を要する感染症です．

髄液の採取は上級医と！

脳出血や脳腫瘍など脳圧が高い患者に髄液の採取（腰椎穿刺）を行うと，脳ヘルニアが生じ，延髄を圧迫して呼吸停止する可能性があるため禁忌です．そのため腰椎穿刺は上級医や専門の先生の指導のもと行います．

髄膜炎の評価：髄液はまず蛋白と糖の確認

髄液の蛋白の上昇は何らかの炎症を示唆します．糖は細菌がエサとして消費するので，低下していたら細菌感染の可能性が高いです．髄液中の細胞については，正常髄液にもリンパ球がみられるのですが，好中球がいたら細菌性の感染があやしくなります．髄液は完全に無菌（常在菌は存在しない）なので，塗抹検査（グラム染色等）で細菌や真菌が少しでも見つかったらそれは髄膜炎として速やかな治療が必要となります．

POINT 16

	優位な細胞	蛋白	糖	特異的検査
正常髄液	リンパ球	< 40mg/dL	>血糖値の50%	なし
ウイルス性髄膜炎	リンパ球 時に好中球と混合	蛋白↑	通常は正常	PCR ウイルス抗体IgM
細菌性髄膜炎	好中球		糖↓ <血糖値の50%	グラム染色・培養
結核性髄膜炎	好中球とリンパ球の混合			抗酸菌染色・培養 抗酸菌PCR IGRA
真菌性髄膜炎	通常リンパ球			クリプトコッカス抗原検査 墨汁染色

column❷ 感染症診療のレベル「あなたの病院（科）は？」

　日本の感染症診療のレベルが世界と比べて劣っているとは思いませんが，（感染対策や治療を含め）感染症診療の病院間レベルの格差は大きいと思います．すなわち，感染症診療の基本がある程度教育されている病院（または科）と，残念ながら時代遅れの感覚のままやっている病院（または科）で格差が大きいのです．例えばどういう点があると「時代遅れ」かというと，

・いまだに手指消毒を適切にやらない（患者に触れる前や病室に入る前等）
・熱や CRP の上昇だけで抗菌薬を入れる
・抗菌薬を入れる前に細菌検査（検体や血液培養）を出さない
・血液培養がいまだに 1 セット
・検査が陰性なら感染していないと考える（特にコロナで多かった）
・外来ではニューキノロンばかり
・入院ではカルバペネムばかり．その使用期間も長い
・薬剤熱の存在を信じていない
・重症化すると診察や検査より，まず抗菌薬の変更や追加が行われる
・SOFA，アンチバイオグラム，De-escalation という言葉を知らない
・バイタルに SpO_2 はやたらと測っているが呼吸数は測っていない
・感染症の病勢をほぼ CRP で評価（毎日 CRP 検査）
・MRSA 等の多剤耐性菌がやたらと出る
・感染制御チームが名ばかりで実質機能していない

　ちょっと言い過ぎましたかね...　でも感染症医なら思うあるあるです．恥ずかしながら大学病院である当院でも，上記の中で時代遅れの部分はまだたくさんあります．逆にいえば，上記が病院全体で改善されている（改善しつつある）病院は，感染症診療の超優良病院だと思います．

Stage 17 血液培養検査

血液培養をとる人は責任重大！

　グラム染色は慣れた人が見ると，その見た目だけでかなり予想がつくことがあります．ですが，ちゃんと菌名を確定（同定）したり，菌に効く抗菌薬を確認するためには，培養してその菌を増やしてから，種々の検査で調べることが必要です．ここでは血液培養についてお話します．ただし，Stage 07 で述べたように，感染症の検査は「検体を正しく，適切なタイミングで採れているか」が超重要です．常在菌，保菌，コンタミの菌（S13）を増やしてもしょうがないですよね．知りたいのは，今悪さをしている起炎菌の情報ですから．

血液培養は 2 セット提出が常識！

　血液中に菌がいたとしても，プレパラートにのせた 1 滴の血液検体中に菌がうじゃうじゃいるなんてことはないので，血液検体はすぐ培養です．培養には，好気培養と嫌気培養があります．好気培養は「酸素が好きな菌」のため，嫌気培養は「酸素が嫌いな菌」のために行います．そのため，血液培養は，好気用ボトルと嫌気用ボトルの 2 本で 1 セットとして採血します．一般に嫌気用ボトルを先に採ります．また，採った血液中に菌がいなかったり，培養されにくい菌の可能性もあるので，採血部位を変えて 2 セット採ります．すなわち，血液培養は（2 回針を刺し）計 4 ボトル採血します．新生児等でそんなに多くの血が採れないときは 1 セットで我慢します．

血液培養の採血をする人は責任重大

　血液は無菌状態なので，常在菌や保菌はありません．血液培養から何かしら菌が検出された場合，敗血症（菌血症）かコンタミということになります．敗血症は感染症の中で最も重症（無治療ならほぼ死ぬ）ので，大変なことです．コンタミなら採血時に皮膚の毛穴にいた菌がまぎれ込んだもので，消毒が甘かったということになりますが，結果的に両者では治療方

針が大きく異なるため，採血には細心の注意が必要です．

血培の採血にはクロルヘキシジンアルコール

　血液培養の採血をする際は,皮膚の常在菌がまぎれ混む（コンタミする）可能性が高いわけですから，皮膚の入念な消毒が重要です．昔はポビドンヨード（非アルコール性）でしたが，アルコール性ヨード製剤の方が良いとされ，さらに近年はクロルヘキシジンアルコールが採血部位の消毒に最も優れていることがわかっています．いずれも消毒液が乾くくらい時間をおいてから採血します（乾かすことに意義はありませんので仰いだりしないように）．

血培を採るタイミング

　まず，タイミングとして重要なのは，抗菌薬を投与する前に採っておくことです（S13）．また，患者の体温がかなり異常に高い時，逆に体温が異常に低い時，さらに悪寒戦慄（シバリング：ガチガチと震えるような強い寒気）があるときです．あとはバイタルに異常がある場合（S09）です．WBC が低い時も必ず採りましょう．

菌血症と敗血症

菌血症は単に「細菌が血液中に存在すること」を指し，敗血症は「菌血症によって全身性に炎症（障害）が起きている状態」と定義されます．

POINT 17

- ●感染症の検査は「検体を正しく,適切なタイミングで採れているか」が超重要！
- ●血液培養は，好気用ボトルと嫌気用ボトルの２本で１セット．それを２セット，採血部位を変え，嫌気用ボトルから先に採る
- ●クロルヘキシジンアルコールが採血部位の消毒に最も優れる
- ●血培を採るタイミング
  - ・抗菌薬を投与する前
  - ・体温の異常高値（39℃以上），低体温（36℃未満）
  - ・悪寒戦慄（シバリング）があるとき
  - ・バイタルに異常がある時
  - ・理由がなく WBC が 4000 未満の時

Stage 18 非定型感染の検査・診断

細菌でもウイルスでもない四天王

　細菌でもウイルスでもない変わり者の一群があり，それが「非定型感染微生物」と呼ばれる連中です．そして臨床現場でよく遭遇するのです．これらは特殊な検査をオーダーしないと見つかりません．また，問診から主治医が疑わないと発見されにくい感染症です．いずれも**細胞内寄生**で，WBC よりも**肝機能酵素（AST，ALT）の上昇が目立つ**のも特徴です．

マイコプラズマ

　子どもや比較的若年層でよく見かける市中肺炎(S61)の原因の 1 つです．普段元気な子どもや若者でもかかり，咳がひどくて長いのが特徴です．胸部の画像的にも普通の細菌感染と違いモヤっとしたスリガラス状の陰影が特徴的です．診断には，マイコプラズマ抗体（IgM）や，喉のぬぐい液からマイコプラズマの PCR を行います．

クラミジア（クラミドフィラ）

　クラミジアは性感染症（性病）の中で一番多い病気です（S70）．性感染症以外にも，クラミジア肺炎，またそれとは別のペットの鳥類から感染する「オウム病」という肺炎もあります．確定診断にはクラミジア抗原や PCR 検査を行います．

レジオネラ

　温泉などで「レジオネラ検査済」というのを見たことがないでしょうか．温泉，循環する風呂の浄化槽，古いエアコン・水飲み場などに住みつく微生物です．「古い水との接触・吸入」というエピソードがある場合に疑いましょう．肺炎が圧倒的に多く，レジオネラ肺炎はたいてい重症化し，呼吸不全（酸素低下）となることが多いです．検査はレジオネラ尿中抗原検査キットや，痰の PCR 検査を行います．顕微鏡では G 染色では染まりに

くく，**ヒメネス染色で検出**します．

リケッチア（ツツガムシ病，日本紅斑熱）

　日本で圧倒的に有名なのがツツガムシ病で
す．ダニの1種であるツツガムシ（東北地方
で多い）の幼虫がヒトを刺すことで，リケッ
チアが侵入し感染します．虫が体内に入るわ
けではありません．リケッチアは細胞の中に
侵入するほど小さいです．農業やフィールド

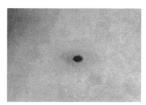

（出典：馬原医院）

ワーク中にいつの間にか刺され，原因不明の発熱，肝機能障害等で発症し
ます．特徴的な虫の刺し口（写真）が見つかると可能性大ですが，刺し口
は見つからずツツガムシ抗体の上昇で診断されることがほとんどです．日
本紅斑熱は，逆に西日本で発生します．ツツガムシ病と似ています．また，
海外（北米）ではロッキー山紅斑熱というリケッチアもあります．

非定型感染症の抗菌薬

　一般に細菌は私たちの細胞の外で増殖するのですが，ウイルス，結核菌，
非定型感染症の微生物は，細胞内に侵入して感染（細胞内寄生）します．
そのため，抗菌薬も細胞の中に入っていける特殊な抗菌薬（マクロライド
系，テトラサイクリン系，ニューキノロン系）でないと殺すことができま
せん（S28-30）．しかし，**最近はマクロライド耐性が増えてきた**ので，テ
トラサイクリンかニューキノロンが使われることが多いです．ただし，こ
の2つは子どもと妊婦には使えないのが難点です（S30, 29）．

POINT 18　非定型感染

①マイコプラズマ：咳が目立つ市中肺炎
②クラミジア：性感染症，オウム病（肺炎）
③レジオネラ：重症肺炎．温泉・風呂，古いエアコン
　　　　　　　→古い水分から．ヒメネス染色で見える
④リケッチア（ツツガムシ病）：フィールドワークの既往．東北で多い．
　　　　　　　　　　　　　　　体中の診察を

◆すべて細胞内寄生
◆肝機能酵素が上昇しやすい
◆抗菌薬：テトラサイクリン，ニューキノロン，マクロライド

Stage 19 結核・非結核性抗酸菌症の検査・診断

結核を見逃すとみんなに迷惑をかける！

　結核は海外では普通にある感染症です．結核は空気感染（＝飛沫核感染．その人と同じ空間にいるだけで感染）するので，発症している人を見逃すと大変です．家族はもちろん，職場や病院の同室者，医療・介護スタッフという何十人，ひどいと 100 人以上が結核菌接触者となり，周囲の大勢に結核健診を強要させることになります．医師は（何科であっても）国外からの入院時には結核の検査（IGRA）を行っておくことをお勧めします．

結核菌は普通の細菌ではない

　結核・非結核性抗酸菌が，普通の細菌と決定的に異なるのは，その免疫反応です．一般に，細菌は好中球による貪食（炎症）によって治癒に向かいますが，結核・非結核性抗酸菌は我々の細胞（マクロファージ）内で増殖します．そういう場合，好中球ではなくてリンパ球性の防御反応，すなわち，ヘルパー T1 細胞（Th1 細胞）や細胞傷害性 T 細胞（Tc 細胞）による防御である細胞性免疫が重要となります〔免疫学〕．

IFN-γ 遊離試験（IGRA）

　近年，結核のスクリーニング検査（その疾患の疑いのある人を早く発見するために最初にやる検査）では，IFN-γ 遊離試験（IFN-γ release assay：通称 IGRA）が用いられています．これまでは長年ツベルクリン反応が用いられてきましたが，この検査は正直あてになりませんでした．なぜなら先進国では BCG（結核の予防接種）が行われており，ツベルクリン反応がある程度陽性になるのは当たり前だからです．そのためこれまでは「結核患者との接触歴が明らかで，ツベルクリン反応が強陽性ならば疑う」といった程度の使われ方でした．そこで，結核の診断がもっと正確にできる IGRA という検査が開発されました．IGRA は BCG の影響を受けないのです．IGRA はまず患者から採血し，そのリンパ球に結核の抗原

をぶっかけます．もし本当に結核菌の侵入があった人であれば，結核抗原に特異的なリンパ球（とくに Tc や Th1 細胞）が増殖しているはずですから〔免疫学〕，それらから細胞免疫のサイトカインである IFN-γ がたくさん産生されるはずです．その IFN-γ 産生の程度を測定するのが「IFN-γ 遊離試験：IGRA」です．

結核の「発症」の診断

ただし，IGRA も万能ではありません．IGRA はあくまでも「結核菌の侵入があったか」を調べるもので，「今，結核感染として発症しているか」はわかりません．結核菌は体内に侵入しても感染症として発症するとは限りません．むしろ発症しないで（保菌したまま）その人が寿命を迎えることの方が多いのです．

今，発症しているのかを調べるには，喀痰等の検体を Ziehl-Neelsen

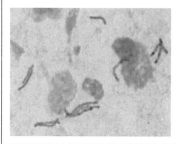

図19 抗酸菌染色（チール・ネールゼン染色）による抗酸菌の検出（赤い菌が結核か非結核性抗酸菌）

染色（チール・ネールゼン染色）して，本当に結核菌がいるかの確認（写真）が必要です．しかし残念ながら，この染色で菌が見えたとしても，結核の兄弟のような非結核性抗酸菌との区別はできません．そのため，結核菌 PCR 検査が必要となります．

結果的に，結核の発症の診断には，① IGRA 陽性，②検体の抗酸菌染色で菌の存在，③結核菌 PCR 検査陽性の 3 つが条件となります．発症した結核（肺結核）は空気感染するので隔離入院するなど対応が大変ですが，非結核性抗酸菌はヒトからヒトへはうつりません．

POINT 19

◆ 結核は空気感染（飛沫核感染）する
◆ 結核のスクリーニング検査：IGRA は入院前にやっておく
◆ IGRA はあくまでも「結核菌の侵入があったか」を調べるもの
◆ 活動性（発症）結核の検査：① IGRA：陽性　②チール・ネールゼン染色：陽性　③結核菌の遺伝子：PCR 陽性

Stage 20 真菌の検査・診断

カビは日和見感染の代表！

培養で真菌が出た場合

　真菌で圧倒的に多いのは *Candida*（カンジダ属）で，ヒトの常在真菌でもあるため頻繁に検出されます．次に *Aspergillus*（アスペルギルス）属，*Cryptococcus*（クリプトコッカス）属，まれに *Pneumocystis*（ニューモシスチス）属，ごくまれに *Mucor*（ムーコル，接合菌）属があります．*Candida* はヒトの体表や消化管，陰部に普通に生息する常在菌で，他の常在菌との関係や免疫力が低下した際に「日和見感染」の原因となります．そのため，培養で検出されても，それが実際に感染症として悪さしているか（抗真菌薬が必要か）は臨床的な判断が必要となります．とくに尿ではよく常在菌として検出されるので判断が難しいところです．*Candida* 以外の真菌についてはたいてい治療します．

β-D グルカン

　β-D グルカンは採血で真菌感染を評価する物質です．真菌の細胞壁に特有の成分なので，血中でこれが上がっていれば真菌感染が疑われます．β-D グルカンは真菌感染の診断に便利なのですが，いくつか欠点があります．まず，必ずしも真菌が起炎菌になっているかどうかはわかりません．ちなみに，β-D グルカンの真菌症に対する感度は77％，特異度は85％と，かなりイマイチです（S04）．また，*Cryptococcus* 属と *Mucor* 属ではβ-D グルカンは陽性になりません．また，15％の偽陽性の原因として，セルロース膜の人工透析，グロブリン製剤等の薬剤，手術等でガーゼの大量使用などで偽陽性となることがあります．

アスペルギルス（ガラクトマンナン）抗原

　CT 画像や臨床所見でアスペルギルスが疑われた場合には，採血でアス

ペルギルス抗原を確認します．しかしこれも感度はよくて 80 ％程度で，陰性だからといって否定的な確定はできません．特異度も 85 ％程度とイマイチです．やはり培養結果と臨床所見の方が重要です．

クリプトコッカス抗原

CT 画像や臨床所見でクリプトコッカスが疑われた場合にこれを確認します．抗原検査の感度は，髄膜炎（髄液）では 95 ％，肺炎では肺胞洗浄液検体で 95 ％以上，血液は 67 ％です．一方，特異度はいずれの検体でも高く 95 ％以上はあり，陽性ならほぼ感染といってよいでしょう．また，検体がうまく採れた場合，**クリプトコッカスは「墨汁染色」でよく見える**のが特徴です（S35）．

ニューモシスチス肺炎

ニューモシスチス肺炎は，AIDS，白血病，抗がん剤投与患者等，免疫が非常に低下している状況での日和見感染の中でも最大の敵です．発症すると死亡率が非常に高く，そのため ST 合剤という抗菌薬を予防的投与することがよくあります．

ムーコル症（接合菌感染）

ムーコル症は極めて稀で，β-D グルカンも陽性化しないので発見が非常に難しい感染症です．しかも有効な抗真菌薬がアムホテリシン B の一択となり，治療に難儀します．

POINT 20

◆ 真菌感染はほぼ日和見感染
◆ β-D グルカンの真菌症に対する感度は 77 ％，特異度は 85 ％
　→ 見逃し（偽陰性）や偽陽性も多いので過信してはいけない
・ *Candida*（とくに *Candida albicans* が多い）→ 常在菌でもある
・ *Aspergillus* → アスペルギルス抗原
・ *Cryptococcus* → β-D グルカン陰性，抗原検査はかなり有効
　　　　　　　　　　墨汁染色
・ *Pneumocystis* → ニューモシスチス肺炎は日和見感染の最大の敵
　　　　　　　　　　死亡率が非常に高い
・ *Mucor*（接合菌）→ β-D グルカン陰性．発見が難しく，治療も難しい

Stage 21 寄生虫感染の検査・診断（好酸球，IgE）
問診（エピソードの聴取）が超重要！

日本では寄生虫感染は稀ですが，「海外渡航や生ものの飲食」というエピソードがある場合は，寄生虫感染の可能性が急上昇します．すなわち，問診が非常に重要となります．ここでは代表的なものだけ紹介します．

好酸球と IgE の上昇は寄生虫（蠕虫類）を疑う

日本では，好酸球（白血球の1種）や IgE という抗体が上昇していると，まずアトピー性皮膚炎やアレルギー性鼻炎などのアレルギー疾患（の体質）を考えます．ですが，寄生虫を予感させるようなエピソード（海外渡航や生ものの食事）や症状がある場合は，寄生虫感染を鑑別に挙げます．

以下は，好酸球，IgE が上がりやすい蠕虫類（線虫，吸虫，条虫）の代表（だいたいニョロニョロ系）です．

アニサキス（線虫）

日本の食中毒のほぼ半数を占めます．長さは2～3 cm で，青魚やイカなどの内臓に寄生しています．それらが死んで時間がたつと内臓から筋肉（身）に移動します．自分で釣った魚の場合は注意が必要です．加熱や24時間冷凍で死にます．典型的な症状は，食後数時間から数日以内に胃部の激痛，吐き気が出ます．痛みはアニサキス

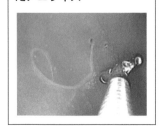

図21-1　胃内視鏡で見えたアニサキス

が胃を食い破る痛みでなく，アニサキスに対する消化管のアレルギー症状として生じます．教科書的には血液検査で好酸球や IgE の増加がありますが，実際はそうでないときもあります．治療は胃カメラで虫を取り出すしかありませんが，ほとんどの人が軽症で終わるので気づかずに済んでいます．

回虫（線虫に含まれる）

回虫は海外で最も多い腸管の寄生虫です．犬や猫などの動物にいます．白いミミズ状で，大きくなると 15 〜 30 cm と巨大になります．虫卵がついた食物を食べたり，虫卵を含むわずかな糞便が口に入って感染しますが，腸内にいるうちはほぼ症状が出ません．診断は，便から虫卵や成虫を検出します．回虫は文字通り体の中を回ります（体内移行）．肝臓，肺，脳で悪さをするのを内臓移行型，眼で悪さをするのを眼移行型といいます．

肺吸虫症

肺吸虫症は，加熱不足の「淡水のカニ」や「イノシシ肉」から感染することで有名です．肺に寄生するので，慢性咳嗽，胸痛，呼吸困難，喀血などが典型ですが，皮膚に移行してアレルギー性皮膚反応，脳に移行して中枢神経系障害も起こすことがあります．診断は喀痰，便，または胸水・腹水中からの虫卵の検出です．

裂頭条虫症

主に生の淡水魚（サケ，マスが多い）の摂取から腸に感染，寄生します．中でも広節裂頭条虫と日本海裂頭条虫が有名です．幅広のきしめん状，長さ数 m はザラで，10 m まで育った例もあります（写真）．症状が乏しいので気づかずに育ってしまいます．診断は，便中の虫卵または条虫の体節（ちぎれた一部）の検出です．

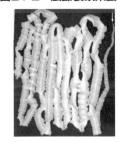

図21-2　広節裂頭条虫

（出典：吉田幸雄・日本寄生虫学会／図説人体寄生虫学／改訂10版／2021／南山堂）

POINT 21

- ◆ 寄生虫感染は問診が超重要！
- ◆ 好酸球と IgE の上昇は，アレルギーと寄生虫感染を考える
- ◆ アニサキス（線虫）→ 青魚やイカの生食から
- ◆ 回虫 → 動物の糞など．内臓移行型（肝臓，肺，脳），眼移行型がある
- ◆ 肺吸虫 → 淡水のカニ，イノシシ肉．肺以外にも，皮膚，脳に移行
- ◆ 裂頭条虫症 → 淡水魚から．症状が軽度で数 m 以上に

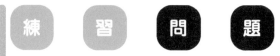

問1 重要なバイタルを4つ挙げよ.

問2 外部から細菌が侵入してもいちいち感染症を発症しない理由をいえ.

問3 発熱や好中球の上昇は, どんな所見を見ているのか.

問4 CRPは何によってどこで産生されるか.

問5 細菌感染に対しCRPより特異度のよい炎症マーカーの代表は何か.

問6 細菌の「保菌」「コロナイゼーション（定着）」「起炎菌」を, それぞれ簡潔に説明せよ.

問7 「日和見感染」とは何か.

問8 検体の「コンタミネーション」とは何か.

問9 検体採取するタイミングで重要なポイントは何か.

問10 以下の写真①〜⑤はグラム陽性球菌（GPC）, グラム陰性球菌（GNC）, グラム陽性桿菌（GPR）, グラム陰性桿菌（GNR）のどれか.

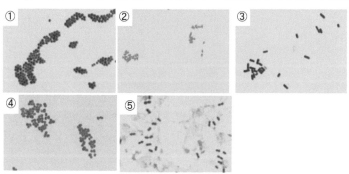

問 11 GPC の代表菌を 2 つ，GNC の代表菌を 2 つ，GPR の代表菌を 2 つ，GNR の代表菌を腸内細菌で 2 つ，環境菌で 1 つ挙げよ．

問 12 良質な喀痰の検体は，Geckler 分類：4，5 であるが，すなわちどのような痰か．

問 13 髄液検査において細菌感染を疑うのは，蛋白と糖がどのような時か．

問 14 血液培養にはどのようなボトルがあるか．また採取する際の注意点を述べよ．

問 15 皮膚の消毒には一般にヨード製剤やエタノールが使われるが，近年，より優れているとされている消毒剤は何か．

問 16 血液培養検査を行うタイミングを 4 つ挙げよ．

問 17 結核の感染経路と，スクリーニング検査の名称をいえ．

問 18 前問のスクリーニング検査陽性の場合，肺結核の発症を診断するため，さらに行う 2 つの喀痰検査をいえ．

問 19 非定型感染の代表 4 つをいえ．

問 20 *Mucor*（接合菌）以外の代表的な真菌を 4 ついえ．

問 21 β-D グルカンが上昇しない真菌を 2 ついえ．

問 22 寄生虫感染やアレルギー疾患では，どのような細胞と抗体が上昇しやすいか．

問 23 アニサキス，肺吸虫はそれぞれどのような経路で感染するか．

解 答

問1：意識レベル，呼吸数，血圧，脈拍．（重症なら＋尿量）

問2：正常細菌叢（常在菌）が生存競争をし，ほとんど勝ってくれるため

問3：免疫反応すなわち「炎症」の所見

問4：IL-6（炎症性サイトカイン）により肝細胞から産生される

問5：プロカルシトニン

問6：保菌：体内に菌が存在しているが，発症はしていない状態
コロナイゼーション（定着）：その菌がずっと常在化してしまうこと
起炎菌：感染症（発症）を起こしている菌

問7：健常人では一般に感染症を起こさない病原体が，なんらかの原因で発症させる感染症

問8：検体採取するときに違うところから紛れ込んだ細菌で，その検体にいた菌ですらない細菌

問9：抗菌薬が投与される前に，Focusの検体を採ること

問10：①GPC（ブドウ球菌），②GNR（インフルエンザ桿菌），③GPR（*Clostridioides*）④GNC（モラキセラ），⑤GPC（肺炎球菌）

問11：POINT 14-1，14-2参照

問12：好中球が多く，扁平上皮細胞が少ない痰

問13：蛋白が上昇，糖が低下

問14：好気用ボトルと嫌気用ボトル．2本を1セットとし，採血部位を変えて2セット採取する

問15：クロルヘキシジンアルコール

問16：抗菌薬投与の前，体温の異常高値・低体温，悪寒戦慄（シバリング）があるとき，バイタルの異常時

問17：空気感染（飛沫核感染）．IFN-γ遊離試験（IGRA）

問18：喀痰中の抗酸菌の検出（チール・ネールゼン染色：陽性）
喀痰中の結核菌の遺伝子：PCR陽性

問19：マイコプラズマ，クラミジア，レジオネラ，リケッチア

問20：*Candida*，*Aspergillus*，*Cryptococcus*，*Pneumocystis*

問21：*Cryptococcus*，*Mucor*（接合菌）

問22：好酸球，IgE

問23：アニサキス：青魚やイカの生食から
肺吸虫：加熱不足の，淡水のカニやイノシシ肉から

Chapter 4
細菌の分類と抗菌薬

ここからはいよいよ細菌と抗菌薬の話ですが，ここで
は最低限知っておいてもらいたい細菌と抗菌薬治療に
ついて紹介します．とにかくこの章の内容が頭に入っ
ていないと感染症治療はできません．とくに Stage
22 と Stage 34 のまとめは，感染症の ABC ともい
える超基本的な知識です．
　感染症の各論で出てくるのでいずれ覚えられると思
いますが，最初は頑張ってください！　また，抗菌薬
の略称は医師，薬剤師，臨床検査技師になってから必
ず役に立つものなのでそれにも慣れましょう．

Stage 22 菌の大まかな分類

まずは大きく6つに分けて整理しよう！

　星の数ほどある細菌のうち，何からどう覚えていけばいいのか悩むところです．まずは，下記のように菌を分類すると臨床（抗菌薬の選択）に便利です．これは最低限覚えましょう．

POINT 22-1

❶グラム陽性球菌（GPC）
黄色ブドウ球菌，CNS（表皮ブドウ球菌等）
腸球菌：*Enterococcus faecalis*
MRSA，MRCNS，*E. faecalis* 以外の腸球菌 → 抗 MRSA 薬

❷呼吸器・咽頭関連細菌
連鎖球菌（*Streptococcus*）：肺炎球菌，溶血連鎖球菌等
モラキセラ，インフルエンザ桿菌

❸腸内細菌（ほぼ GNR）
大腸菌，クレブシエラ，プロテウス，エンテロバクター
耐性腸内細菌：ESBL → セフメタゾール（CMZ），カルバペネム
　　　　　　　AmpC → 第4世代セフェム，カルバペネム

❹環境菌（GNR）
緑膿菌 → PIPC，CAZ，第4世代セフェム，カルバペネム
セラチア，アシネトバクター

❺嫌気性菌
クロストリジオイデス（クロストリジウム），バクテロイデス等

❻非定型感染
マイコプラズマ，クラミジア，レジオネラ，リケッチア

❶グラム陽性球菌：GPC

　微生物学的に GPC のすべてをここに分類しているわけではありません．あくまでも臨床的に❶にまとめておく方が，後に抗菌薬を選択する際に都合がいいのでここに分類したものです．

❶はブドウ球菌と腸球菌です．そして MRSA は Methicillin-Resistant *Staphylococcus aureus*（メチシリン耐性黄色ブドウ球菌），MRCNS は Methicillin-Resistant Coagulase Negative *Staphylococci*（メチシリン耐性コアグラーゼ陰性ブドウ球菌）の略です．細菌の略称で MR がつくと Multiple-Resistant（多剤耐性）が多いのですが，ブドウ球菌に限ってはメチシリンです．メチシリンは昔，耐性菌かどうかを調べるのに使った薬ですが，今はオキサシリンで調べます．とはいえ，**メチシリンに耐性の菌は結局多剤耐性菌で，MRSA や MRCNS には抗 MRSA 薬しか効きません**．*Enterococcus*（腸球菌）を，*faecalis*（フェカリス）と「*faecalis* 以外」に分けているのは，*faecalis* はペニシリン系抗菌薬が非常に有効なのに対し，「*faecalis* 以外」の多くは抗 MRSA 薬しか効かないからです．

❷呼吸器・咽頭関連細菌

連鎖球菌（*Streptococcus*）は，まずは肺炎球菌と溶血連鎖球菌（溶連菌）を覚えておきましょう．どちらも GPC です．

モラキセラ（*Moraxella*）はグラム陰性球菌（GNC）で，やはり呼吸器・咽頭でよく検出さます．

インフルエンザ桿菌はグラム陰性桿菌（GNR）で，上記 2 つよりペニシリン系に耐性の割合が多く，BLNAR（β ラクタマーゼ陰性アンピシリン耐性）（S54）と呼ばれるインフルエンザ桿菌がすこし厄介です．

❸腸内細菌（グラム陰性桿菌：GNR が多い）

これらは文字通り腸管内に存在している代表的な菌で，ほぼ GNR です．もちろん他にも無数の常在菌が存在します．腸球菌も思いっきり腸にいるのですが，❶に分類されます．

ESBL，AmpC は Stage24 で説明する β ラクタマーゼ（抗菌薬を分解してしまう酵素）の名前です．正しくいえば「ESBL を産生する薬剤耐性○○菌」ということになりますが，現場では，「ESBL が出た，AmpC が出た」と，菌名よりも β ラクタマーゼの名前で呼ばれることが多いです．**ESBL 産生菌にはセフメタゾール（CMZ）またはカルバペネム，AmpC 産生菌には，第 4 世代セフェムまたはカルバペネムが必要です**．

❹環境菌

　土壌や水場等の環境に存在する菌も無数にいますが，とくに厄介なのが緑膿菌です．緑膿菌は「○○耐性」緑膿菌というような「冠」がつかない，ただの緑膿菌というだけでかなり多くの抗菌薬に耐性です．環境菌は（血液以外）体に入っても健常人にはほとんど悪さしませんが，基礎疾患のある人で問題になることが多い，日和見感染菌（S12）の代表です．

❺嫌気性菌

　嫌気性菌は血液培養の嫌気用ボトルを使っても培養されにくく，培養結果に出てこなくても起炎菌の可能性を考えておく必要があります．また，*Clostridioides difficile*（クロストリジオイデス ディフィシル）は，抗菌薬の長期使用の際に他の腸内細菌よりも生き残りやすいので独壇場となり，偽膜性腸炎（*Clostridioides* 腸炎）を生じることで有名です．*Clostridioides* は最近まで *Clostridium*（クロストリジウム）という名前で，今でもそう呼ばれることが多いです．菌名を変えるの，ほんと止めてほしいですね．

❻非定型感染を起こす微生物

　Stage 18 でやった「細菌」と呼ぶには微妙な連中です．そのため「非定型感染」と呼ばれるのですが，それより重要なのは，これらはすべて私たちの細胞の中に侵入して感染することです．そのため，細菌の細胞壁を壊す機序の抗菌薬（β ラクタム系抗菌薬：ペニシリン系，セフェム系，カルバペネム系）はまったく無効です．

POINT 22-2

◆ MRSA, MRCNS, *Enterococcus faecalis*（フェカリス）以外の腸球菌
　→ 抗 MRSA 薬の適応
◆ ESBL, AmpC 等の β ラクタマーゼを産生する腸内細菌
　→ 第 4 世代セフェム，カルバペネム系が必要
◆ 緑膿菌というだけで，有効な抗菌薬が限られる
◆ 緑膿菌等の環境菌は日和見感染の代表
◆ 非定型感染には β ラクタム系抗菌薬（ペニシリン系，セフェム系，カルバペネム系）はまったく無効

Stage 23 内毒素と外毒素

混同しがち！内毒素は外膜にある

グラム染色では，菌表面の
ペプチドグリカンを紫に染め
ているのですが，グラム陰性
菌ではその上が外膜で覆われ
ています．そのため，ペプチ
ドグリカンが紫に染まらない
のです（図23）.

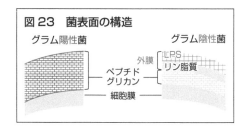

図23 菌表面の構造

グラム陽性菌　　　　　　　グラム陰性菌

外膜
ペプチド
グリカン
細胞膜
LPS
リン脂質

内毒素（エンドトキシン）＝外膜のLPS

グラム陰性菌がもつ外膜のリポポリサッカライド（LPS）という多糖
類の部分を内毒素と呼びます．グラム陽性菌は外膜をもたないので内毒素
をもちません．内毒素（LPS）は毒性は弱いのですが，蛋白でないので熱
に強いのが特徴です．菌の一部分なので，無毒化もできません．グラム陰
性菌が大量に増えてから抗菌薬で破壊されると，LPSによって免疫が過
剰に刺激され，播種性血管内凝固（DIC）や敗血症性ショックが生じます．

外毒素:「○○毒素」と名前がついていたら外毒素のこと

グラム陽性・陰性に関係なく，外毒素を作る菌は出します．黄色ブドウ
球菌毒素，溶連菌の溶血毒素，*Clostridioides difficile* のCD毒素，腸管出
血性大腸菌のベロ毒素，コレラ毒素，ボツリヌス毒素，ジフテリア毒素，
破傷風毒素等があります．蛋白なので熱に弱く，無毒化も可能です．

POINT 23

◆ 内毒素：グラム陰性菌の外膜成分であるLPS
・毒性は弱いが大量に出ると，免疫過剰となりショックやDICへ
・熱に強い．無毒化できない
◆ 外毒素：産生する菌が出す毒性の蛋白．熱に弱い

Stage 24 抗菌薬①： βラクタム系

抗菌薬はペニシリンが基本！

1928 年，フレミングは「*Penicillium* 属のカビの中に細菌を殺す成分がある」ことを発見しました．ペニシリンと名づけられたこの物質から，βラクタム系抗菌薬が次々に開発され，現在も無数の人類が救われています．

βラクタム系抗菌薬

臨床現場では，βラクタム系が最初に選択されることがほとんどです．βラクタム系抗菌薬にはペニシリン系，セフェム系，カルバペネム系があります．これらのキモはβラクタム環で，それが菌の細胞壁を壊して菌を殺します．植物系である細菌は細胞壁をもち，動物は細胞膜なので，動物の細胞には問題ないというわけです．

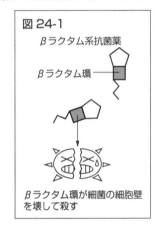

図 24-1

βラクタム系抗菌薬

βラクタム環

βラクタム環が細菌の細胞壁を壊して殺す

βラクタマーゼ

ところが，細菌もその対抗策として，βラクタマーゼという物質を出す奴が増えてきました．英語で -ase（アーゼ）とは分解酵素という意味で，βラクタムのアーゼ，すなわちβラクタマーゼで抗菌薬を無効にするというわけです．βラクタマーゼにも，βラクタム環を壊す力の弱いものから強いものまでさまざまで，それが強いと抗菌薬が効かない「薬剤耐性菌」ということになります．その代表例が，Satge 22 で登場したβラクタマーゼ，ESBL や AmpC です．ESBL は Extended-Spectrum β-Lactamase（拡張型スペクトラ

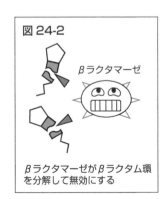

図 24-2

βラクタマーゼ

βラクタマーゼがβラクタム環を分解して無効にする

ム β ラクタマーゼ）の略で，「かなり広い範囲（スペクトラム）の抗菌薬に対する β ラクタマーゼ」という意味です．AmpC は遺伝子の名前が由来で，読み方は"アンプ C"です．

β ラクタム系抗菌薬と細菌のイタチごっこ

抗菌薬の歴史は，最初の β ラクタム系であるペニシリン（PCG）の発見からといってよいでしょう．これにより人間の寿命は飛躍的に長くなりました．ところが，β ラクタマーゼを産生する菌が増えてきて，だんだんペニシリンが効きにくくなってきました．そこで製薬会社は，より β ラクタマーゼで壊されにくい抗菌薬を作りはじめました．ペニシリン系では，アンピシリン（ABPC），アモキシシリン（AMPC），セフェム系では，第 1 世代セフェム：セファゾリン（CEZ），セファレキシン（CEX），第 2 世代：セファクロル（CCL），第 3 世代：セフメタゾール（CMZ），セフトリアキソン（CTRX），セフォタキシム（CTX），セフタジジム（CAZ）等々を次々に開発したのですが，細菌の β ラクタマーゼもどんどん強くなっていき，それさえも分解してしまうというイタチごっことなったのです．

β ラクタマーゼ阻害剤

そこで製薬会社は，菌が出す厄介な β ラクタマーゼを阻害する「β ラクタマーゼ阻害剤」を β ラクタムと合わせた抗菌薬を開発しました．

β ラクタマーゼ阻害剤としては，スルバクタム（SBT），クラブラン酸（CVA），タゾバクタム（TAZ）等があり，その合剤として，アンピシリン/スルバクタム（ABPC/SBT），アモキシシリン/クラブラン酸（AMPC/CVA），セフォペラゾン/スルバクタム（CPZ/SBT），ピペラシリン/タゾバクタム（PIPC/TAZ）等

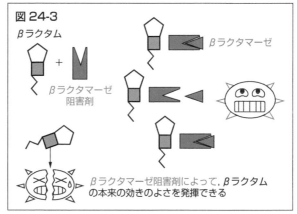

図 24-3

β ラクタム

β ラクタマーゼ

β ラクタマーゼ阻害剤

β ラクタマーゼ阻害剤によって，β ラクタムの本来の効きのよさを発揮できる

が開発されました．これらにより，しょぼいβラクタマーゼ産生菌くらいなら問題なくなり，いずれも大ヒット薬となりました．とくにPIPC/TAZはかなり広域スペクトラム（殺せる菌の範囲が広い）ので，重症患者に非常によく選択されます．しかし，やはりESBLやAmpCといった手強いβラクタマーゼを産生する菌にはかないません．

第4世代セフェム，カルバペネム

βラクタマーゼに関係なく，もとから抗菌薬が効きにくい菌の代表が緑膿菌です．ペニシリン系のピペラシリン（PIPC）や，第3世代セフェムのセフタジジム（CAZ）は緑膿菌にたいてい効くのですが，製薬会社は「ESBLやAmpC，緑膿菌も含めほぼすべての菌に効く」というコンセプトの抗菌薬を作りたかったのです．そこで誕生したのが第4世代セフェムやカルバペネムです．この2つは，Stage 22の❶MRSA，MRCNSと❻非定型感染症以外の大部分に有効であるため，便利なのですが，このような広域スペクトラム抗菌薬の乱用により，さらに厄介な多剤耐性菌が生み出されることになっていきます．第4世代セフェムの代表は，セフェピム（CFPM），セフォゾプラン（CZOP），カルバペネムの代表は，メロペネム（MEPM），イミペネム/シラスタチン（IPM/CS），ドリペネム（DRPM）等です．

memo セフェム系の世代とは？

セフェム系には第1〜4世代までありますが，この分類は発売された時代によってくくられたもので，科学的な分類ではありません．第1〜3世代については，古い時代（第1世代）ほどGPCに効きが良く，第3世代はGNRに効きが良い（GPCにも効くには効く）という傾向があります．

POINT 24

◆βラクタム系：ペニシリン系，セフェム系，カルバペネム系
◆βラクタムを分解する酵素 → βラクタマーゼ
◆βラクタマーゼ阻害剤を配合したβラクタム系抗菌薬の開発
◆それでもESBL，AmpCといった効かない耐性菌あり
◆緑膿菌に対して昔は（βラクタム系では），ピペラシリン（PIPC），セフタジジム（CAZ）しか有効なものがなかった
→今は第4世代セフェム，カルバペネムでカバーできるようになった
→Stage 22 ❶の抗MRSA薬が必要な耐性菌と，❻非定型感染症以外，大部分の細菌に有効

column❸　PIPC/TAZ が大ヒットした理由

ピペラシリン/タゾバクタム（PIPC/TAZ）は2008年にゾシン®という商品名で発売されたペニシリン系抗菌薬です．今では後発品（ジェネリック）もあり，現在でもPIPC/TAZは大人気の抗菌薬です．その理由は，GPCにも，緑膿菌を含むGNRにも，嫌気性菌にも効くというスペクトラムの広さ，そして発売当初から（今も？）「効きがよい」という評判です．カルバペネムばかり使っていると格好悪い時代になってきた（確かにカルバペネムの方が耐性菌を作りやすい）ということもあり，世界中でPIPC/TAZがエンピリックセラピー（S43）として選ばれるようになりました．

一方，PIPCの単剤は1980年から商品名ペントシリン®として存在し，緑膿菌にも効くペニシリン系！という画期的な商品でした．ところが臨床現場では正直「よく効く」という印象はなく，結局「カルバペネムに変更！」ということの多い，イマイチな薬でした．この違いは何なのでしょうか？　追加されたTAZというβラクタマーゼ阻害薬がすごく良かった…からではありません．PIPCとPIPC/TAZで菌の感受性を比較すると，実はそれほどの違いはありません．ペントシリンとゾシンで決定的に異なった点は，保険適用として記載されている通常投与量です．ペントシリンは「通常，成人には，1日2～4g．なお，難治性又は重症感染症には…」と記載されていますが，ゾシンでは「通常，成人には，1回4.5gを1日3回」がデフォルトとなっています．4.5gのうち，4gがPIPC，0.5gがTAZです．すなわち，ペントシリンはPIPCの1日投与量が2～4gがデフォルト，ゾシンはPIPCとして12gがデフォルトとなっているのです．ペントシリンの通常投与量は論外に少なく，効きが悪かったのも当然です．ゾシンが「効く」と信頼された理由は，その標準投与量が適切だったからなのです．抗菌薬はケチらず十分量投与することが重要であることの良い例です（S46）．なお，現在ペントシリンの方にも「難治性又は重症感染症には…」の後に最大16gまで使用できると記載されています．

Stage 25 抗菌薬②：アミノグリコシド系（アミノ配糖体）

グラム陰性桿菌に最強！ 腎臓さえ良ければ…

　前 Satge でも述べましたが，第 4 世代セフェムやカルバペネムが開発されるまで，緑膿菌は β ラクタム系では厄介でした．抗菌薬開発の歴史は緑膿菌との戦いでもありました．ただ古くから緑膿菌に有効な抗菌薬が実はありました．それがアミノグリコシド系です．

アミノグリコシド系（アミノ配糖体[はいとうたい]）

　初期のアミノグリコシドはストレプトマイシン（SM），カナマイシン（KM）で，ペニシリンの数年後には開発されていました．さらに当時では唯一，結核菌に効く抗菌薬でもありました．その後，ゲンタマイシン（GM），トブラマイシン（TOB），アミカシン（AMK），アルベカシン（ABK）が開発されました．これらはペニシリン系では効きにくかったグラム陰性桿菌（GNR），なかでも緑膿菌にも効くので大変重要な存在でした．一方，グラム陽性菌や嫌気性菌には不向きで，グラム陰性桿菌（GNR）専用と考えてよいでしょう．またアルベカシン（ABK）は MRSA（S22）にも有効ですが，近年はあまり使われません．抗 MRSA 薬がまだバンコマイシン（VCM）しかなかった頃は，ABK も MRSA に対して時々使われていました．

腎毒性と耳神経（第 8 脳神経）傷害

　GNR に対するスペクトラムの広さ，殺菌力という点ではアミノグリコシドは優秀なのですが，腎毒性，耳神経（第 8 脳神経）傷害というかなり困った副作用があります．とくに重症患者においては，腎機能がすでに悪いことが多々あり，そのような患者には非常に使いにくいのです．また，第 8 脳神経が傷害されると聴覚障害となります．胎児にもその影響が出る可能性が高く，妊婦には絶対使えない薬です．その他にも，前庭障害という神経系の副作用もあります．具体的には，回転性めまいと運動失調など

が生じることがあります.

シナジー効果

シナジー効果とは相乗効果のことで, 2つの抗菌薬を併用した場合に, 2つの効果を足した以上の効果が得られることです. 例えば, スルファメトキサゾールとトリメトプリムという2つの抗菌薬のシナジー効果が有名で, そのためこの2つの合剤, すなわちST合剤（S33）が作られました. アミノグリコシドは, ペニシリン系抗菌薬に追加するとシナジー効果を発揮し, ペニシリンの黄色ブドウ球菌, 連鎖球菌, 腸球菌に対する抗菌作用が増大します（アミノグリコシド単体ではそれらの菌にはよく効かないのに）. 実際の臨床では, 感染性心内膜炎（S65）でペニシリン系を使用する際に, シナジー効果を狙ってゲンタマイシン（GM）を併用します. 感染性心内膜炎では菌を根絶するのがかなり大変だからです.

※近年, シナジー効果よりもGMの腎毒性の影響が大きく, 追加併用しても予後を改善しないとの報告もありますが, ガイドラインでは, GMの併用が推奨されています.

POINT 25

◆ アミノグリコシド系は緑膿菌を含めGNRによく効く！
　グラム陽性菌や嫌気性菌には効かない
◆ 副作用
　①腎毒性（かなり生じやすい）
　②耳神経（第8脳神経）傷害：聴覚障害
　③前庭障害：回転性めまい, 運動失調
◆ ABKはMRSAにも有効
◆ 感染性心内膜炎で, シナジー効果を狙ってペニシリン系＋GMが
　併用

Stage 26 抗菌薬③：抗MRSA薬（グリコペプチド系）

バンコマイシンはMRSAを殺す救世主として登場！

結核, 緑膿菌に続いて登場した難敵がメチシリン耐性ブドウ球菌（MRSA や MRCNS）です（S22）.

バンコマイシン（Vancomycin：VCM）

VCM はグラム陽性球菌（GPC）に対する最強の薬として登場しました. 他の抗菌薬では歯が立たなかった MRSA, MRCNS や, *Enterococcus faecalis* 以外の腸球菌（S22）に対して有効です. 一方, GNR にはほとんど効きません. また近年, VCM すら無効とするさらに厄介な耐性菌も次第に増えています. その代表が**バンコマイシン耐性腸球菌（VRE）**です（S54）.

バンコマイシンの腎毒性 → 治療薬物モニタリング（TDM）

VCM は腎毒性があるため, 投与中は血中濃度を測定し, 菌に有効な濃度でかつ腎臓に負荷をかけ過ぎない適正な投与量を維持することが必要です. そのため, 近年は薬剤師の先生に投与量を確認してもらうことが一般的です. このように, 薬物の血中濃度測定し, 投与設計（投与の量や間隔）を行うことを「治療薬物モニタリング：Therapeutic Drug Monitoring（TDM）」といいます. 前 Stage のアミノグリコシド系でも TDM が必要です.

バンコマイシン使用の注意

腎臓以外の注意点として, VCM には内服薬と注射薬（点滴用）があるのですが, 内服薬は消化管からまったく吸収されません. ですから腸管内の感染（*Clostridioides* 腸炎）以外では内服の方を使用してはいけません. また注射薬の注意点は, 最低でも 1 時間以上かけてゆっくりと点滴で入れる必要があります. 急速に投与すると, レッドネック〈Red neck（Red man）〉症候群と呼ばれる皮膚アレルギーや血圧低下（ショック）が生じ

ることがあります.

テイコプラニン（TEIC）

TEIC は静菌的な抗菌薬です.「静菌的作用」とは「それ以上菌が増えないようにする」ことです. ここまで勉強してきた β ラクタム系やアミノグリコシド系, あるいは VCM のような積極的に菌を殺していく作用を「殺菌的作用」といいます. だからといって「静菌的作用」の抗菌薬が効果が弱いという意味ではありません. また, 腎毒性はそれほどでもないのですが, できるだけ安全に効く量を調節するため TDM も行います.

抗 MRSA 薬

グリコペプチド系の VCM, TEIC と, アミノグリコシド系の ABK（アルベカシン）は, 次に登場する比較的新しい抗 MRSA 薬（リネゾリド, ダプトマイシン）が開発された現在でも活躍しています. これらは, 抗菌薬の〇〇系は異なりますが, まとめて「抗 MRSA 薬」として位置づけられています. 抗 MRSA 薬のターゲットは, MRSA, MRCNS, *Enterococcus faecalis* 以外の腸球菌（代表例：*E. faecium*）がほとんどです. *faecalis* と *faecium*, まぎらわしくてイラっときますが, 結構重要なポイントなので覚えてください！

POINT 26

◆ 初期の抗 MRSA 薬（グリコペプチド系：VCM, TEIC）とアミノグリコシド系では, TDM（治療薬物モニタリング）が必要
◆ VCM の特徴
・腎毒性
・内服薬は消化管吸収されない
・急速投与は不可！：Red neck（Red man）症候群
・VCM にも耐性の腸球菌 → VRE
◆ TEIC の特徴
・腎毒性は少ない
・静菌的「それ以上菌が増えないようにする」
◆ 抗 MRSA 薬のターゲット：MRSA, MRCNS, *E. faecalis* 以外
の腸球菌（例：*E. faecium*）

Stage 27 抗菌薬④：抗 MRSA 薬（その他）

VCM が使いにくい時！

抗 MRSA 薬はグリコペプチド系（VCM，TEIC）のほかに，リネゾリ
ド（LZD）と，ダプトマイシン（DAP）を押さえておきましょう．

リネゾリド（LZD），テジゾリド（TZD）

オキサゾリジノン系の抗 MRSA 薬は，リネゾリド（LZD）と近年開発
されたテジゾリド（TZD）の2つです．LZD の良いところは，腎負荷が
ない，組織への移行性が良い，経口薬（VCM と違ってちゃんと吸収される）
があることです．そのため，点滴をやめたいときや外来で抗 MRSA 薬が
必要な場合に重宝されます．ただ良いことばかりでなく，副作用として，
骨髄抑制，すなわち血球減少（とくに血小板減少）がよく出現します．
MRSA の感染を起こしてしまう患者はすでに免疫不全の方が多く，その
ようなケースには使いにくいのです．また，末梢神経障害にも注意が必要
です．テジゾリド（TZD）の方は比較的血球減少の頻度が低いようです．

ダプトマイシン（DAP）

最近よく使われるようになった抗 MRSA 薬です．VCM の効きがいまい
ちな MRSA や，VCM がまったく無効な腸球菌（VRE：Vancomycin-Resis-
tant Enterococci）が近年世界的に増加していること，また DAP は副作用が
少ないことから，使われる機会が急増しています．ただ大きな弱点は，
DAP は肺のサーファクタントという物質で不活化されてしまいます．そ
のため，MRSA 肺炎に DAP は使えません．

POINT 27

◆ リネゾリド（LZD）：腎負荷なし，移行性良し，内服でも使えるが，
　骨髄抑制（とくに血小板減少）が生じやすい
◆ ダプトマイシン（DAP）：腎負荷なし．移行性もよいが，肺サー
　ファクタントで不活化 → 肺炎に無効

column❹ MRSAは抗菌薬乱用でなく手洗いの問題！

　多剤耐性菌は，一般に「抗菌薬の乱用によって発生する」といわれますが，臨床現場でそういうことが生じるのは，グラム陰性桿菌での話です．例えば，患者がもつ大腸菌が，ニューキノロンを投与されているうちにニューキノロン耐性大腸菌になってしまうことは普通にあります．カルバペネムを長期に投与すると，カルバペネム耐性の腸内細菌や緑膿菌が生じやすくなります．

　一方，MSSA（普通の黄色ブドウ球菌）は誰もが保菌していますが，抗菌薬をいくら乱用されても，そのMSSAがMRSAに変化するようなことはありません．入院患者の検体からMRSAが検出された場合，入院前からすでにMRSAを保菌していたか，入院中に誰かにMRSAをつけられたかのどちらかです．すなわち，「持ち込み」か「院内感染」のどちらかなのです．近年は，外来で検出される黄色ブドウ球菌の5〜20％がすでにMRSAといわれていますので，「持ち込み」も珍しくありません．ですが，入院当初はMRSAをもっていなかった患者が，入院中にMRSAに感染した場合，院内感染ということです．具体的には，医療者が患者にMRSAをつけ，患者が（抗MRSA薬以外の）抗菌薬を投与されると，MRSA以外の菌が減り，MRSAが相対的に繁殖しやすくなり感染（として発症）したと考えられます．これは「抗菌薬の選択圧」というものでしたね（S12）．結局MRSA感染症は，誰かからの「持ち込み」→「手指衛生不足による伝播」→「抗菌薬の選択圧」によって発生するパターンが多いのです．

　病棟の手洗いの評価（対患者あたりのアルコール消費量の計算）をしていると，MRSAの検出（伝播）とアルコール消費量は面白いくらい（負に）相関します．ちゃんと手指衛生ができていない部署では，一人MRSAが出ると周囲に広がりやすいのです．これは，MRSAに限らず，グラム陰性桿菌の多剤耐性菌でも同じです．抗菌薬の適正使用をいくら頑張っても，手指衛生がちゃんとできてないと，多剤耐性菌の検出率はなかなか下がらないのです．

Stage 28 抗菌薬⑤： マクロライド系
昔はかなり広く使えたのに...

Satge 22 の分類❻非定型感染の微生物にはβラクタム系，アミノグリコシド系は効きません．そこで注目を浴びたのがマクロライド系です．

マクロライドは耐性化が進んでしまった！

最初のマクロライド系抗菌薬は1952年に発売されたエリスロマイシン（EM）です．ペニシリンが普及したのは1940年代なのでかなり歴史があり，当時は結構なんにでも効くと評判でした．さらにマクロライドは動物に対する安全性にも注目され，家畜産業の飼料において（予防的に）定番で使用されるようになりました．しかし，それがたたってマクロライド耐性菌がどんどん増えていきました．またマクロライドは「静菌的」な作用の抗菌薬です．

非定型感染に有効！　とされてきたが…

マクロライドは菌の生存に必要な蛋白を作らせない作用（S56）があり，またヒトの細胞の中にも入って行けます．そのため，細胞内寄生微生物である非定型感染（マイコプラズマ，クラミジア，レジオネラ，リケッチア→ S18）にも有効で，非定型感染の第一選択とされていました．しかし最近は，マクロライド耐性のものが増えてしまいました．試験問題では一応，非定型感染に対する抗菌薬選択の正解になるかもしれませんが，臨床現場では（後述する）ニューキノロン系やテトラサイクリン系が圧倒的に選ばれています．

意外な利用法の発見

エリスロマイシン（EM）の後に，クラリスロマイシン（CAM），アジスロマイシン（AZM）等が発売され，その安全性から一時的な人気は出たのですが，やはり乱用されたせいかすぐに耐性菌が増えてしまいました．

一方 EM や CAM には，その抗菌作用とはまったく別に，気道の慢性的な炎症を抑制する効果がある（抗菌薬的ではなく免疫学的な機序による）ことがわかりました．具体的には，慢性副鼻腔炎，びまん性汎細気管支炎，気管支拡張症の症状を改善することが発見され，その際にはマクロライドを少量で長期間投与する治療法が確立しました．ただし，抗菌薬を長期投与することは耐性菌を増やすことにつながるので議論のあるところです．

非結核性抗酸菌症に CAM が活躍

結核菌の兄弟のような菌で非結核性抗酸菌があります（S19, 62）．これがなかなか厄介な菌で，抗菌薬を 3 つ 4 つ組み合わせて治療しないといけません．その組み合わせの中でクラリスロマイシン（CAM）は必須の選択となっています．呼吸器内科にとって CAM はいまだになくては困る抗菌薬です．

CAM はヘリコバクター・ピロリの除菌にも

CAM は，ヘリコバクター・ピロリ菌という胃潰瘍や胃癌の原因になる細菌の除菌にも使われます．その場合は，胃酸を抑制する薬とアモキシシリン（AMPC）を併用します（S91）．

POINT 28

- ◆抗菌薬には，「殺菌的作用」と「静菌的作用」がある
- ◆βラクタム，アミノグリコシドは殺菌性，マクロライドは静菌性
- ◆マクロライドは非定型感染に有効（現在は微妙）
- ◆EM，CAM は気道の慢性炎症を抑制する（長期使用は微妙）
- ◆非結核性抗酸菌症にクラリスロマイシン（CAM）は必須
- ◆CAM はヘリコバクター・ピロリの除菌にも

Stage 29 抗菌薬⑥：ニューキノロン系
外来でのルーチン処方はダメ！

Stage 24, 25 でも述べたように，抗菌薬開発の歴史は緑膿菌との戦いでもありました．アミノグリコシド系なら効くのですが，腎機能の問題が大きく，できるだけ腎負荷のかからない抗緑膿菌薬が求められていました．また，経口抗菌薬で腸内細菌（G 陰性桿菌）によく効く抗菌薬も必要でした．そこで普及したのがニューキノロン系です．

ニューキノロン

ニューキノロン（種々ありますがレボフロキサシン：LVFX，シプロフロキサシン：CPFX だけで十分です）が開発されてから，爆発的にその使用量が増えました．グラム陽性球菌にも，緑膿菌を含むグラム陰性桿菌にも，非定型感染にも効き，腎負荷も少ないため，外来で「これを出しておけば安心」と定番で処方されるようになったのです．

ニューキノロンが使われ過ぎた結果…

そのスペクトラム（効く菌の範囲）の広さと腎負荷が少ないという理由から，Target がよくわからなくても，感染症の飲み薬ならこれを出しておけばよいという風潮が広がり，乱用された結果，やはり弊害が生じました．腸内細菌の感染で圧倒的に頻度の高い大腸菌が耐性をもちはじめたのです．それが今ではひどいことになっていて，2022 年では，大腸菌に対するレボフロキサシン（商品名クラビット®）の感受性（効く率）は，外来患者で 67.0%，入院患者で 57.5%（厚生労働省院感染対策サーベイランス：JANIS より）です．横隔膜より下の臓器，特に尿路感染では大腸菌が圧倒的に多いのに，大腸菌感染者 100 人中 30 人以上に効かない薬を第 1 選択に選ぶことは理にかないません．ところが今でも，外来ではとにかくニューキノロンを出しておくという医師は少なくありません．

一方，ニューキノロンは肺炎球菌によく効き，診断に手間がかかるマイ

コプラズマやレジオネラ肺炎（非定型感染）にも効くことから，細菌性肺炎に対しては便利な薬です．そのため近年ではニューキノロンは「レスピラトリーキノロン（呼吸器感染に便利なキノロン）」と呼ばれるようになりました．

ニューキノロンの副作用

腎負荷が少ないのはいいのですが，副作用は結構あり，腱炎や腱断裂，関節痛，筋痛，末梢神経障害，中枢神経系への影響（めまい，けいれん，幻覚，混乱，不安，うつ，不眠，頭痛等），QT延長（心臓への影響）等の副作用が報告されています．そのため，米国食品医薬品管理局（FDA）では，ニューキノロンを「ルーチンで使わないよう」警告しています．また原則，小児，妊婦，アスリートには禁忌です．超高齢者（90歳以上）にもやめておきましょう．

ニューキノロンの注意点

上記副作用のほか，経口ニューキノロンを投与する際，アルミニウムやマグネシウム含有の制酸薬・下剤，鉄剤，亜鉛を含む薬剤と同時内服すると，消化管での吸収が著しく低下し，効果が激減します．また，ニューキノロンは結核にもある程度効くのですが，それが完治するほどの効果はありません．そのため，結核を除外してから投与しないと結核がマスクされて（培養されにくくなって）結核の診断が遅れ，あとから大問題になるという心配もあります．

POINT 29

- ◆ ニューキノロンは GPC，GNR，緑膿菌，非定型感染にも効く広域スペクトラムな抗菌薬．しかし，乱用されすぎて，大腸菌には60〜70％しか効かない → 横隔膜より下の感染症の第1選択としては不向き
- ◆ 腎臓にはいいが，副作用（腱傷害，筋痛，神経症状，QT延長症）など結構あり，ルーチン処方は厳禁！
  → 小児，妊婦，アスリートには使用しない
- ◆ 金属製剤との同時内服で効果が激減
- ◆ 結核を除外しておかないとマスクされ，結核の診断が遅れる

Stage 30 抗菌薬⑦：テトラサイクリン系
実はすごい万能選手

　テトラサイクリン系には，ミノサイクリン（MINO），ドキシサイクリン（DOXY），チゲサイクリン（TGC）がありますが，MINO（商品名ミノマイシン®）以外はめったに使われません（以後，MINO でお話しします）.

ミノマイシン（MINO）は実はすごい広域で有用！

　MINO は静菌的抗菌作用（S26）ですが，GPC，GNR，嫌気性菌，非定型感染にも有効な広域抗菌薬です．しかも腎臓への負荷がありません．そのスペクトラムはカルバペネムやニューキノロン以上といってもよいくらいですが，残念ながら緑膿菌には効きません．いまいちヒットしなかったのは下記の副作用と緑膿菌に効かなかったという理由でしょう.

ミノマイシン（MINO）の副作用と注意点

　絶対に投与しちゃダメなのは，妊婦と小児です．赤ちゃんや子どもの歯に黄〜茶色の色がついてしまうのです（歯牙黄染）．それ以外にも，胃腸障害，光線過敏症等がありますが，それほど深刻なものではありません．また MINO では，めまいや嘔気などの神経症状（前庭障害）が出ることがあります．また，経口ミノマイシンを投与する際は，ニューキノロンと同様に，アルミニウムやマグネシウム含有の制酸薬・下剤，鉄剤，亜鉛含有薬を同時内服すると，消化管での吸収が著しく低下し，効果が激減します.

POINT 30

- ◆ テトラサイクリン系：MINO，DOXY，TGC は，GPC，GNR，嫌気性菌，非定型感染にも効く広域抗菌薬．ただし緑膿菌には×
- ◆ 妊婦と小児は禁忌 → 歯牙黄染
- ◆ MINO ではめまいや嘔気などの神経症状（前庭障害）に注意

Stage 31 抗菌薬⑧：クリンダマイシン(リンコマイシン系)

GPC と嫌気性菌に

Stage 22 の分類に❺嫌気性菌がありますね．他の抗菌薬が効かないというわけではありませんが，嫌気性菌といえば，クリンダマイシン（CLDM），とメトロニダゾール（MNZ）がよく推奨されます．

クリンダマイシン（CLDM）

リンコマイシン系は事実上 CLDM のみです．CLDM はグラム陽性球菌（GPC）と嫌気性菌によく効きます．ペニシリン系にアレルギーがある患者にも重宝されます．また，粘膜組織への移行性がよく，感染部位に届きやすいというのも売りです．口腔内には嫌気性菌が多いので，耳鼻科や歯科口腔外科でよく重宝されます．また，壊死性筋膜炎という重症感染症があります．とくに溶血性連鎖球菌が有名で，皮下の軟部組織をどんどん破壊するという恐ろしい感染症（S68）ですが，ペニシリン系やカルバペネム系に CLDM を併用することで治療効果が増強されます．

CLDM の注意点

CLDM の弱点は，腸管内の嫌気性菌である *Clostridioides*（クロストリディオイデス）（*Clostridium*）（クロストリジウム）*difficile*（ディフィシル）には無効であることです．そのため，*C. difficile* が一人勝ちしてしまい，*C. difficile* 腸炎（偽膜性大腸炎）が生じやすいのです．CLDM を投与している患者が下痢をしたら，すぐ中止しましょう．

POINT 31　クリンダマイシン（CLDM）

- ◆ グラム陽性球菌（GPC）と嫌気性菌に有効
- ◆ ペニシリンアレルギーの場合にも選択を考慮
- ◆ 組織への移行性が良い
- ◆ 壊死性筋膜炎では，ペニシリン系やカルバペネム系と併用する
- ◆ *Clostridioides*（*Clostridium*）*difficile* には無効
  - → *C. difficile* による偽膜性大腸炎が生じやすい．下痢を見たらすぐ中止

Stage 32 抗菌薬⑨：メトロニダゾール

嫌気性菌に対する決定版！

嫌気性菌にクリンダマイシン（CLDM）もいいのですが，最近それにも耐性菌が増えてきて，嫌気性菌に最強といえばメトロニダゾール（MNZ）です．MNZ は一部の寄生虫感染にも使用され，○○系とは呼ばれません．

偽膜性大腸炎

MNZ は CLDM の弱点だった *C. difficile* にも効きます．したがって，偽膜性大腸炎の治療にも使われます．偽膜性大腸炎は実は CLDM だけで生じるわけではなく，他の抗菌薬の長期投与でも生じることがあります．長期的な抗菌剤の投与により，常在菌でのバランスが崩れ，別の菌が悪さしてくることを「菌交代現象」といいます．抗菌薬投与後の *C. difficile* による偽膜性大腸炎は菌交代現象の代表です．CLDM や他の抗菌薬の投与中の患者で下痢が生じた場合は，**便中の *C. difficile* 抗原と毒素（CD トキシン）**を検査します．*C. difficile* は腸内にいたとしても悪さしているとは限りません．*C. difficile* が出す **CD 毒素も陽性なら** *C. difficile* **による腸炎と診断**し，MNZ またはバンコマイシン（VCM）の内服が必要です．

膿瘍には MNZ が良い適応

MNZ も移行性が良く，膿瘍のような抗菌薬が届きにくい感染にはもってこいです．さらに膿瘍は嫌気性菌にとって住み心地がよいので MNZ がよく推奨されます．もちろん膿瘍は中の膿や細菌をドレナージ（吸引）できればそれに越したことはありませんが．

もとは寄生虫の薬

「MNZ が嫌気性菌にいいぞ！」と普及したのは結構最近で，以前は（現在も）トリコモナス原虫，ランブル鞭毛虫，アメーバ等の寄生虫の薬でした．

また，近年では胃潰瘍や胃がんの原因となるピロリ菌（*Helicobacter* ^(ヘリコバクター) *pylori*）の駆除にも併用薬として利用されます.

MNZ はほぼ嫌気性菌用！

MNZ は嫌気性菌以外の細菌にはグラム陽性・陰性に関わらずあまり効きません. CLDM はグラム陽性球菌なら好気性・嫌気性の両方に効くところが違います. 一般に，グラム陽性球菌による感染は横隔膜より上で多く，横隔膜より下の嫌気性菌は比較的グラム陰性菌が多いので，（嫌気性菌ねらいで）横隔膜より上なら CLDM，横隔膜より下なら MNZ といわれます. ただ近年，CLDM 耐性の嫌気性菌も増えてきており，やはり嫌気性菌には MNZ が心強いです.

副作用と注意点

それほど頻度は多くないのですが，とくに高齢者や長期使用で「メトロニダゾール脳症」と呼ばれる中枢神経症状：小脳失調，意識障害，痙攣等が出ることがあります. また，MNZ はワーファリン（血液を固まりにくくする薬）の血中濃度を上げる作用があるので，ワーファリンを内服している患者にはその投与量の調節が必要です.

POINT 32

◆ 菌交代現象：抗菌薬の長期投与でそれが効かない他の菌が暴れること
◆ メトロニダゾール（MNZ）
　・嫌気性菌には最強だが，それ以外にはいまいち
　・*C. difficile* に効くので偽膜性大腸炎の治療に（MNZ 以外では VCM）
　・組織への移行性が良く，膿瘍によい適応
　・高齢者や長期使用で「MNZ 脳症」が稀に生じる
　・ワーファリンの血中濃度に注意

Stage 33 抗菌薬⑩：ST合剤

不人気だが外来でもっと使われていい！

ST合剤とはサルファ剤（スルファメトキサゾール）とトリメトプリムという2つの抗菌薬のシナジー効果（S25）抜群の合剤です．

経口ST合剤は結構便利！

ST合剤の良いところは，内服薬で市中感染の原因菌をかなりカバーできるところです．例えば尿路感染の原因となる大腸菌などの腸内細菌や，市中肺炎の原因となる肺炎球菌，モラキセラ，インフルエンザ桿菌にも効きます（S22）．また，免疫不全の患者にとって最も怖い日和見感染であるニューモシスチス肺炎の予防や治療にも使われます．

腎毒性はないが腎機能が悪い人には使えない

ST合剤が上記のように便利なのに超不人気なのは，血清クレアチニン（≒腎機能）に影響するからです．ST合剤は腎臓そのものを痛めつけるわけではないのに，血清クレアチニン（Cr）やカリウム（K）を上昇させやすいのです．さらに，薬疹も数％で出ます．ほかにも薬物相互作用の注意点として，ワーファリン濃度の上昇，スルホニル尿素薬（糖尿病薬）の効果増大による低血糖に注意が必要です．以上のような副作用や注意点が面倒なため，あえてST合剤を選ぶ医師が少ないのです．

ST合剤の商品名は，バクタ®，バクトラミン®です．

POINT 33 ST合剤

◆ 内服薬で市中感染の原因菌をかなりカバーできる
　→ とくに尿路感染（大腸菌ねらい）には第1選択にしていい
◆ 腎毒性はないが，腎機能低下の患者には使えない
◆ ワーファリン血中濃度↑，スルホニル尿素薬（糖尿病薬）の効果
　↑による低血糖に注意

輸入肉にはかなり ESBL が入っている

　多剤耐性菌が生まれる原因は「抗菌薬の乱用」が真っ先に挙げられますが，これは医療だけが原因ではありません．世界で使用されている全抗菌薬量の 2/3 は動物に使用されています．実は，耐性菌の発生には家畜飼料への抗菌薬の大量投与が大きく関わっていると報告されています（食肉の安全性とは関係のない話です）．

　日本では 1996 年まで，バンコマイシンに似たアボパルシンという抗菌薬が，飼料の品質維持や家畜の成長促進という一石二鳥の目的で使用されていました．そのため家畜がアボパルシンを長期摂取することにより，常在していた腸球菌が「バンコマイシン耐性腸球菌（VRE）」という大変な耐性菌に変異していったと考えられています．VRE は家畜同士や飼育業者等を介して，接触した動物やヒトに保菌され広がっていったのです．そのため日本では 1997 年に，世界的には 2000 年代前半に「家畜飼料にアボパルシンを添加することは禁止」されました．VRE のもととなる腸球菌は常在腸内細菌の 1 つでもあるので，実際に悪さをする（それが原因で感染症を発症する）ことはそれほど多くありません．それだけに自分が VRE の保菌者であることに気づきにくいわけです．

　家畜や生肉からは VRE 以外の耐性菌の存在も多数報告されています．「飼料添加物」という言葉の中に実は抗菌薬が含まれている場合が多く，食用家畜はかなりの率で抗菌薬を長期摂取しています．しかし，だからといって畜産関係者を責めるのは軽率です．なぜならば，現在使われている家畜用抗菌薬の使用と家畜から出た耐性菌発生との関連には，科学的証拠が見いだせない点も多々あるのです．近年急増中の ESBL は，病院で多用される第 3 世代セフェム系抗菌薬に耐性をもつ菌で，食肉用の鶏からよく検出されます．しかし，畜産業で現在食用鶏に与えているのはセフェム系とは異なる抗菌薬なのです．すなわち，抗菌薬の使用とは異なる理由で耐性菌が増えている可能性も十分考えられます．ただ，外国産の食肉には，国産と比べ圧倒的な高確率で ESBL が入っています．

Stage 34 基本的な細菌に対する抗菌薬

いったんここでまとめましょう！

Stage 22 の基本的な細菌と，ここまで勉強してきた抗菌薬について，超ざっくりな使い分けを図にしました．しかし本当は，各細菌に対しどの抗菌薬が効きやすいか（何％の感受性があるか）は，国や地域，病院ごとでも異なります．各菌に対する各抗菌薬の感受性を一覧表にしたものをアン

POINT 34

❶ Gram 陽性球菌（GPC）
黄色ブドウ球菌，CNS（表皮ブドウ球菌等）
腸球菌：*Enterococcus faecalis* → ペニシリン系
MRSA，MRCNS，*E. faecalis* 以外の腸球菌 → 抗 MRSA 薬

❷呼吸器・咽頭関連細菌
Streptococcus（連鎖球菌）：肺炎球菌，溶連菌
モラキセラ，インフルエンザ桿菌

❸腸内細菌（ほぼ GNR）
大腸菌，クレブシエラ，プロテウス，エンテロバクター
耐性腸内細菌：ESBL → CMZ，カルバペネム
　　　　　　　AmpC → 第 4 世代セフェム，カルバペネム

❹環境菌
緑膿菌
セラチア，アシネトバクター ──→ 感受性をみて決定

❺嫌気性菌　横隔膜より上
　　　　　　横隔膜より下

❻異型感染（β ラクタム系が無効）
マイコプラズマ，クラミジア，レジオネラ，リケッチア

チバイオグラム（付録 I, S44）といいますが，下図は弘前大学病院のアンチバイオグラムや全国的な傾向を踏まえて作りました．まずはこのような使い分けのイメージをつかんでください．

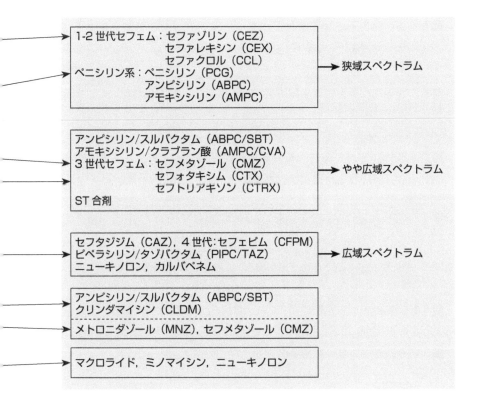

1-2 世代セフェム：セファゾリン（CEZ）
　　　　　　　　セファレキシン（CEX）
　　　　　　　　セファクロル（CCL）
ペニシリン系：ペニシリン（PCG）
　　　　　　　アンピシリン（ABPC）
　　　　　　　アモキシシリン（AMPC）
→ 狭域スペクトラム

アンピシリン/スルバクタム（ABPC/SBT）
アモキシシリン/クラブラン酸（AMPC/CVA）
3 世代セフェム：セフメタゾール（CMZ）
　　　　　　　　セフォタキシム（CTX）
　　　　　　　　セフトリアキソン（CTRX）
ST 合剤
→ やや広域スペクトラム

セフタジジム（CAZ），4 世代：セフェピム（CFPM）
ピペラシリン/タゾバクタム（PIPC/TAZ）
ニューキノロン，カルバペネム
→ 広域スペクトラム

アンピシリン/スルバクタム（ABPC/SBT）
クリンダマイシン（CLDM）
メトロニダゾール（MNZ），セフメタゾール（CMZ）

マクロライド，ミノマイシン，ニューキノロン

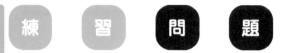

問 1 すべてのグラム陰性菌が表面にもつ毒素は何毒素か．またその物質名は何か．

問 2 抗 MRSA 薬が適応となる細菌を 3 つ挙げよ．

問 3 *Streptococcus*（連鎖球菌）を 2 つ挙げよ．

問 4 腸内細菌に分類されるグラム陰性桿菌を 3 つ以上挙げよ．

問 5 腸内細菌が産生することの多い，薬剤耐性を生じさせる β ラクタマーゼを 2 ついえ．

問 6 日和見感染を起こす環境菌で，もとから抗菌薬が利きにくいグラム陰性桿菌は？

問 7 クリンダマイシンや抗菌薬の長期使用によって生じる腸炎の病名，原因菌名，および治療薬をいえ．

問 8 非定型感染症を起こす微生物を 4 つ挙げよ．

問 9 非定型感染症に有効な抗菌薬（○○系または薬品名）を 3 つ挙げよ．

問 10 β ラクタム系抗菌薬を 3 系統（○○系）挙げよ．

問 11 ペニシリン系の抗菌薬名を 3 つ以上挙げよ．

問 12 第 1 世代セフェムを 1 つ，第 3 世代セフェムを 3 つ，第 4 世代セフェムを 1 つ，カルバペネムを 2 つ，それぞれ挙げよ．

問13 β ラクタム系抗菌薬に耐性をもつようになったのは，細菌が何を産生するようになってきたからか．

問14 第4世代セフェムとカルバペネムが効かないのは，非定型感染症とどのような細菌か．

問15 アミノグリコシド系抗菌薬を3つ以上挙げよ．

問16 アミノグリコシド系の副作用として重要なものを2つ挙げよ．

問17 抗MRSA薬とされる代表的な薬品名を4挙げよ

問18 TDM（治療薬物モニタリング）が必要な抗MRSA薬を2つ挙げよ．

問19 抗菌薬の「静菌的作用」とは何か？

問20 腸球菌でペニシリン系が著効する菌名と，抗MRSA薬しか効かない腸球菌の例を，それぞれ英語（カタカナ）で答えよ．

問21 非結核性抗酸菌の治療で用いられるマクロライド系抗菌薬の薬品名を答えよ．

問22 大腸菌に対するレボフロキサシン（LVFX）の感受性はおおむね何十％程度か．

問23 ニューキノロンの副作用を3つ以上いえ．

問24 テトラサイクリン系であるミノマイシンは妊婦と小児には禁忌である．その主な理由をいえ．

問25 嫌気性菌に有効性の高い抗菌薬を2つ挙げよ．

問 26 *Clostridioides* 腸炎が生じやすいのはどういう場合か.

問 27 *Clostridioides* 腸炎と診断するための検査は？

問 28 腎機能に問題のない患者の尿路感染症で，よい適応となる経口抗菌薬は？

解 答

問 1：内毒素. LPS（リポポリサッカライド）

問 2：MRSA, MRCNS, *E. faecalis* 以外の腸球菌

問 3：肺炎球菌，溶血連鎖球菌

問 4：大腸菌，クレブシエラ，プロテウス，エンテロバクター

問 5：ESBL, AmpC

問 6：緑膿菌

問 7：偽膜性大腸炎, *Clostridioides difficile*, メトロニダゾール（MNZ）

問 8：マイコプラズマ，クラミジア，レジオネラ，リケッチア

問 9：マクロライド系：クラリスロマイシン（CAM）等
テトラサイクリン系：ミノマイシン（MINO）
ニューキノロン系：レボフロキサシン（LVFX）等

問 10：ペニシリン系，セフェム系，カルバペネム系

問 11：アンピシリン（ABPC），
アモキシシリン（AMPC），
ピペラシリン（PIPC），
ピペラシリン/タゾバクタム（PIPC/TAZ）等

問 12：第 1 世代セフェム：セファゾリン（CEZ），第 3 世代セフェム：セフメタゾール（CMZ），セフトリアキソン（CTRX），セフタジジム（CAZ）等
第 4 世代セフェム：セフェピム（CFPM）

カルバペネム：メロペネム（MEPM），イミペネム/シラスタチン（IPM/CS）

問 13：βラクタマーゼ

問 14：抗 MRSA 薬が必要な菌（MRSA, MRCNS, *E. faecalis* 以外の腸球菌）

問 15：ストレプトマイシン（SM），ゲンタマイシン（GM），アルベカシン（ABK）等

問 16：腎毒性，聴覚障害（第 8 脳神経傷害）

問 17：バンコマイシン（VCM），テイコプラニン（TEIC），リネゾリド（LZD），ダプトマイシン（DAP）

問 18：VCM, TEIC

問 19：菌がそれ以上増えないようにする作用

問 20：ペニシリン系 → *Enterococcus faecalis*（フェカリス）
抗 MRSA 薬 → *Enterococcus faecium*（フェシウム）

問 21：クラリスロマイシン（CAM）

問 22：60 ～ 70%

問 23：腱傷害，筋痛，神経症状，QT 延長症など

問 24：歯牙黄染のリスクが高い

問 25：クリンダマイシン（CLDM），メトロニダゾール（MNZ）

問 26：CLDM 等の抗菌薬の長期投与

問 27：便中 CD 毒素の検出

問 28：ST 合剤

Chapter 5
真菌と抗真菌薬

真菌（カビ）にはこれまで勉強した抗菌薬はまったく
無効です．ここからは抗真菌薬について勉強しましょ
う．

Stage 35 真菌と染色法

特殊な染色はそれだけで菌がわかる！

真菌は丸い酵母様真菌と枝状の糸状菌に分類されます．ですが，酵母でも枝状に育つ奴がいますし，糸状菌の若い奴（胞子）は丸いです．

真菌は一応グラム陽性（**写真1**）なのですが，糸状菌はグラム染色では綺麗に見えないので，Grocott 染色やラクトフェノール・コットンブルー染色で見るのが一般的です．Grocott 染色では黒っぽく染まり（**写真2**），コットンブルー染色では青く染まります（**写真5**）．

酵母様真菌（酵母）

カンジダ，クリプトコッカスが代表ですが，ニューモシスチスも酵母状です．カンジダはヒトの常在菌で（S20），*Candida albicans*（アルビカンス）（**写真1**）がその半数を占めます．そのため細菌検査でよく検出されますが，ただの保菌をみているのか，日和見感染として悪さしている起炎菌なのか，症状や β-D グルカン等を考慮して判断する必要があります．

写真1　*Candida*（酵母）：グラム染色

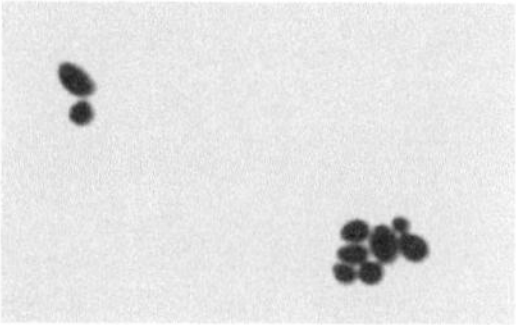

写真2　糸状菌：Grocott 染色
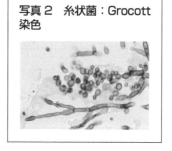

写真3　クリプトコッカス：墨汁染色
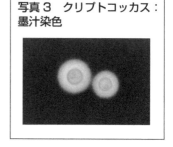

クリプトコッカスは，肺炎と髄膜炎の起炎菌として有名です．とくにAIDS の日和見感染で見られます．墨汁染色で**写真3**のように灰色に見えます．

ニューモシスチス肺炎も AIDS の日和見感染で有名です．肺胞洗浄液を

Grocott 染色すると**写真4**のように見えます.

糸状菌

アスペルギルス，ムーコルが糸状菌の代表です．**写真5**はラクトフェノール・コットンブルー染色でみた *Aspergillus fumigatus*（アスペルギルスで最も多いもの）です.

真菌ではないが特殊な染色で見る微生物

放線菌類，ノカルジアは真菌ではありませんが Grocott 染色で見ます．また，Giemsa 染色は血液細胞を見るための染色法ですが，赤血球内に感染するマラリア原虫（S93），トリコモナス原虫（S73），ピロリ菌，サイトメガロウイルス感染による「フクロウの目」様の核内封入体をもつ巨細胞（**写真6**）が見られます

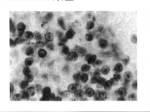

写真4　ニューモシスチス：Grocott 染色

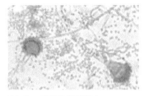

写真5　アスペルギルス：コットンブルー染色

（出典：武藤化学(株)）

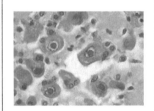

写真6　サイトメガロウイルス「フクロウの目」

（出典：国立国際医療研究センター）

POINT 35 【染色法のまとめ】

◆ グラム染色：一般細菌
◆ グロコット染色：真菌（主にカンジダ），放線菌，ノカルジア
　 ラクトフェノール・コットンブルー染色：真菌（主にアスペルギルス）
◆ 墨汁法：クリプトコッカス
◆ ギムザ染色（血液標本）：マラリア，トリコモナス，ピロリ菌，サイトメガロウイルス（フクロウの目）
◆ 抗酸菌染色（チール・ネールゼン染色）：結核菌，非結核性抗酸菌
◆ ヒメネス染色：レジオネラ

Stage 36 真菌の治療① : 抗真菌薬

まずはフルコナゾール, ボリコナゾール, ミカファンギンの適応を！

アゾール系（抗真菌薬）

- フルコナゾール（FLCZ），イトラコナゾール（ITCZ）がありますが，ITCZ は他の薬との相互作用（使用してはいけない薬）が多すぎて超不人気です．FLCZ は出現頻度がダントツに多い *Candida albicans* と，*Cryptococcus* に有効です．ただ，*Ca. albicans, parapsilosis, tropicalis* 以外の *Candida* には効きにくいものがあります．良い点は，中枢神経，眼内も含め移行性が良いところです．残念なところは，バイオフィルム（S37, S57）という粘液に包まれた菌に対して著しく効果が下がることと，やや腎負荷があることです．

- ボリコナゾール（VRCZ）は比較的新しく，*Aspergillus* 属に対する第一選択薬です．ただし，点滴・内服ともに TDM（S26）が必須です．その他の特徴は FLCZ と同等です．

キャンディン系

- ミカファンギン（MCFG），カスポファンギン（CPFG）

  アゾール系が効かない *Candida* にも効くことが多く，高用量で *Aspergillus* にも有効です．また腎毒性がなく，バイオフィルムも突破できるということで，MCFG が人気です．ただし，**眼内への移行性はほぼありません**．そのため培養結果でアゾール系に感受性があればそちらに変更することを推奨します．副作用の出現は少ないですが，好中球減少と肝臓への負担をかけることに注意しましょう．CPFG は，当院では耐性株が多く推奨していません．

L-アムホテリシン B（L-AMB）

ほとんどの真菌に有効ですが，*Aspergillus* に対してはボリコナゾール

（VCZ）の方が勝ります．それ以外の真菌症には L-アムホテリシン B が最強です．移行性もよく，バイオフィルムも突破できます．ただ，副作用が多くその出現率も高いのが難点です．腎障害，電解質異常，肝障害，薬剤熱，薬物アレルギーが結構な頻度で生じます．重症患者では，シナジー効果（S25）を狙ってフルシトシン（5-FU）という抗真菌薬を追加することもあります．下記の表では，まず◎だけ注目しておきましょう（最初はPOINT 36-2 だけでよいです）．

POINT 36-1

一般的な抗真菌薬の感受性（青◎が第一選択）

	アゾール系			キャンディン系	
	FLCZ	ITCZ	VRCZ	MCFG	L-AMB
Candida albicans	◎	△	◎	◎	◎
Candida parapsilosis（パラプシローシス）	◎	○	◎	△	◎
Candida tropicalis（トロピカリス）	◎	○	○	◎	◎
Candida guilliermondii（ギリエルマンディ）	△	○	○	△	◎
Candida glabrate（グラブラータ）	△	△	△	◎	◎
Candida krusei（クルセイ）	×	△	○	○	◎
Candida lusitaniae（ルシタニア）	◎	○	○	◎	×
Aspergillus fumigatus（フミガタス）	×	△	◎	○	○
Aspergillus terreus（テレウス）	×	△	○	△	×
Cryptococcus	◎	○	○	×	◎
Fusarium（フザリウム）	×	△	○	×	△
Mucormycosis（ムーコル症）	×	×	×	×	◎
Trichosporon（トリコスポロン）	△	△	○	×	△

POINT 36-2

◆ *Candida albicans, parapsilosis, tropicalis* と *Cryptococcus*
　→ フルコナゾール（FLCZ）
◆ *Aspergillus* → ボリコナゾール（VRCZ）
◆ ムーコル症 → L-アムホテリシン B（L-AMB）

Stage 37 真菌の治療②：その他

血培でカンジダが出たらとにかく眼科受診！

抗真菌薬の選び方

　真菌は原則，培養でその存在を確認してから治療すべきですが，免疫不全等でどうしても必要な場合，カンジダ重視なら FLCZ，アスペルギルスも考慮なら VRCZ，腎機能が低下しているなら MCFG あたりが第一選択となるでしょう．その後，培養結果と感受性を見て POINT 36 の◯から選びましょう．難治例や耐性株には L-AMB を考慮します．

　ところで，（真菌に限らず）聞いたこともない菌名が出てきたときには，検査技師さんに電話して意見を聞くのが一番です．

血培で真菌が出たら必ず眼科受診とバンドルを！

　播種性とは「飛び散った」という意味ですが，**播種性カンジダ症（カンジダ血症）の 20 ～ 50%に，網膜炎・眼内炎が合併し，放っておくと失明の可能性があります**．そのため，血液培養から *Candida* が出た場合は，

POINT 37-1

カンジダ血症のバンドル（青字は暗記）
1. カンジダ血症診断後 24 時間以内のカテーテル抜去　☐
2. 適切な抗真菌剤の選択　☐
3. 適切な抗真菌剤の投与量　☐
4. 真菌性眼内炎の否定（眼科コンサルタント）　☐
5. 血液培養陰性化の確認　☐
6. 治療開始 3 ～ 5 日における臨床評価の確認　☐
7. 適切な第 2 選択の選択　☐
8. 血液培養陰性化かつ臨床症状改善から最低 2 週間治療　☐
　　（眼も含め各種臓器移行の場合それ以上）
9. 経口薬へのステップダウン　☐

症状がなくても眼科受診が必須です．また，カンジダ血症は死亡率が高いので，バンドル（やることリスト）が決まっています．

バイオフィルム

　バイオフィルムとは，身近な例では台所や風呂のぬめりで，微生物がバイオフィルムの成分を産生してそれにくるまり，バリア機能にしたものです．とくに，血管の中の異物，例えばカテーテルなんかがあると，そこにカンジダや細菌等がしがみつき，バイオフィルムが形成されやすくなります．そのため，カンジダ血症バンドルでも 24 時間以内のカテーテル抜去が記載されているのです．抗菌薬はバイオフィルムがあると菌に届きにくくなるので，効きにくくなるのです．そういう場合は，原因となっている異物を取り除くのがベストですが，それができないときはバイオフィルムにも強い抗菌薬で長期戦ということになります．

ニューモシスチス肺炎

　ニューモシスチス肺炎は「カリニ肺炎」と呼ばれていました．原因となる *Pneumocystis jirovecii* は以前 *Pneumocystis carinii* と呼ばれていたからです．これは一応真菌なのですが，ここまでの抗真菌薬は効かず ST 合剤で治療・予防します．予防するのは，この肺炎は AIDS 患者など免疫不全者の死亡原因になりやすく，かかったらもう助からないことも多いからです．かかる前から予防的に抗菌薬を入れておくというのはあまりやらないことなのですが「ニューモシスチス肺炎」の ST 合剤は例外です．

POINT 37-2

◆【カンジダ血症バンドル】の中でも必須事項
 ・24 時間以内のカテーテル抜去
 ・眼内炎の否定（眼科コンサルタント）
 ・血液培養陰性化の確認
 ・血液培養陰性化かつ臨床症状改善から最低 2 週間治療
◆*Pneumocystis jirovecii*（*carinii*）による「ニューモシスチス肺炎」は日和見感染の中でも最悪．予防・治療には ST 合剤

Chapter 5 | 真菌と抗真菌薬

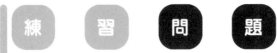

問1 真菌感染で最も多いものの菌名は？

問2 フルコナゾール（FLCZ）がよい適応となるのは *Candida*（*albicans*,
^{アルビカンス}
^{パラプシローシス トロピカリス}
parapsilosis, *tropicalis*）と何か.

問3 アゾール系（FLCZ, VRCZ）がキャンディン系（MCFG）より優
れている点は何か.

問4 逆にキャンディン系がアゾール系より優れている点を2ついえ.

問5 *Aspergillus* に対する第一選択の抗真菌薬名をいえ.

問6 L-アムホテリシン B（L-AMB）しか効かない真菌症をいえ.

問7 フルシトシンはどのように使われるか.

問8 カンジダ血症のバンドルとして，重要な点を3つ以上挙げよ.

問9 ニューモシスチス肺炎の予防・治療薬をいえ.

解答

問1：*Candida albicans*
問2：*Cryptococcus*
問3：中枢神経，眼内への移行性が良い
問4：腎毒性がない．バイオフィルム透
　　　過性もよい
問5：ボリコナゾール（VRCZ）
問6：ムーコル症（接合菌感染症）
問7：重症真菌症治療（とくに L-AMB）

の併用薬として
問8：・診断後24時間以内のカテーテ
　　　ル抜去
　　　・眼内炎の否定（眼科コンサルタ
　　　ント）
　　　・血液培養の陰性化の確認
問9：ST 合剤

Chapter 6

感染症（抗菌薬）治療のプロセス

Stage 34 で基本的な細菌と大まかな抗菌薬の選択の目安を示しましたが，実際の臨床現場では最初からTarget（起炎菌）が何かわかっていることなど，ほぼないんです．いつも真の Target とそれに効く抗菌薬が正しくわかるのなら，感染症治療はどれだけ楽なことでしょう．それは感染症診療の究極のテーマといってよいでしょう．

　現実的な抗菌薬の選択は，Target を想定すると同時に，全身状態の重症度を考慮した上で決定（変更）します．本章では感染症（全身性）の重症度について敗血症を中心に解説します．

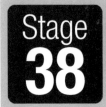

敗血症の診断と重症度

重症度の誤診は Guilty！

Target の予想が外れるのは仕方ありませんが，感染症の重症度を見誤まってはいけません．敗血症はそれだけで重症ですが，その重症度の評価法は決まっており，それがそのまま全身の重症度といってよいくらいです．

敗血症/敗血症性ショックの診断手順

敗血症とは血液の感染，すなわち全身の感染症です．その診断法は POINT 38-1 のように世界的に決まっています．まず感染症を疑ったら，quick SOFA というものを点数化します（POINT 38-2）．

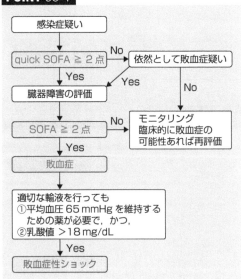

POINT 38-1

POINT 38-2

【quick SOFA】
以下，各 1 点ずつ
・呼吸数 22 回/分以上
・意識が清明でない
・血圧 100 以下

quick SOFA の 3 つのバイタルを確認して，2 点以上なら次頁の SOFA に進みます．

意識レベルは完全に正常でなければ 1 点です．quick SOFA や SOFA の点数化は国試頻出なのでよく覚えてください．

そして POINT 38-3 の **SOFA も 2 点以上なら敗血症**と診断します．

SOFA スコアは全部覚えるのは厳しいので，6 つの項目と 1 点のところ

を覚えておくといいでしょう．PaO_2とは動脈血ガス分析でわかる動脈血酸素圧，FiO_2はその時の吸入酸素濃度です．目安として，指にはさんで測る「SpO_2（SAT）$\leqq$ 95（酸素投与なし）なら 1 点以上」と覚えておきましょう．GCSとは, Glasgow Coma Scale という意識レベルの評価点数で，「満点 15 点＝意識清明」は覚えておきましょう．14 点以下（ちょっとでも意識レベルに異常がある）ならもう 1 点以上です．

　ちなみに SOFA は Sequential Organ Failure Assessment の略で, 訳すなら「臓器障害の評価手順」でしょうか．すなわち，**敗血症とは単に血液中に菌がいる（菌血症）というだけではなく，血流感染により何らかの臓器障害が認められる状態**ということです．敗血症の診断基準は満たさないが，血液培養で何らかの菌が陽性だった場合（コンタミでないと評価したなら）それは「菌血症」と呼ぶのが妥当です．面白いのはこの敗血症の診断・重症度評価に WBC や CRP，発熱の項目はないところです．

POINT 38-3

SOFA スコア ※ 1 点の部分を覚えておくとよい

	0 点	1 点	2 点	3 点	4 点
PaO_2 / FiO_2 room air FiO_2:0.21	$\geqq$400 room SAT$\geqq$96	<400 room SAT$\leqq$95	<300 room SAT$\leqq$91	<200 ＋人工呼吸	<100 ＋人工呼吸
血小板（/μL）	$\geqq$15 万	<15 万	<10 万	<5 万	<2 万
総 Bil（mg/dL）	<1.2	1.2-1.9	2.0-5.9	6.0-11.9	$\geqq$12.0
平均血圧 or 薬剤	平均血圧 $\geqq$70	平均血圧 <70	Dop<5 γ or DOB	Dop 5.1-15 γ or Epi$\leqq$0.1 γ or NA$\leqq$0.1 γ	Dop>15 γ or Epi>0.1 γ or NA>0.1 γ
GCS	15	13−14	10−12	6−9	<6
Cr（mg/dL） or 1 日尿量	<1.2	1.2-1.9	2.0-3.4	3.5-4.9 or<500 ml	>5.0 or<200 ml

PaO_2/FiO_2 ＝ P/F 比，room SAT ＝酸素投与なしの SpO_2
平均血圧（mBP）＝下の血圧＋（上の血圧－下の血圧）÷ 3
Dop：ドパミン，DOB：ドブタミン，Epi：エピネフリン，NA：ノルアドレナリン
GCS ＝ Glasgow Coma Scale：意識レベルの点数（満点 15 点＝意識清明）

Stage 39 重症度と抗菌薬選択のバランス

重症敗血症(疑い)には広域抗菌薬を！

敗血症（疑い）には検体を採ってすぐ広域抗菌薬を！

　SOFA スコアリングによる，敗血症の診断・重症度評価は，すなわち臓器障害（酸素，血液凝固，肝臓，血圧，意識レベル，腎機能）の程度で決まるといえます．そこには血液培養の陽性すら含まれていません．実際，血液培養が陰性でも敗血症であることはいくらでもあるからです．ということは，上記の臓器障害が見つかった場合，その原因が明らかでなければ敗血症を疑うことが重要です．すなわち，早急に血液培養や細菌検査検体を採る必要があります．そして採るものを採ったら，速やかに広域抗菌薬を投与しましょう．体温や CRP など関係ありません．あとは，「血培でなにか起炎菌っぽいのが出れば方針が立てやすいなあ」と期待しましょう．

発熱性好中球減少症（FN）も，検体を採ってすぐ広域抗菌薬を！

　発熱性好中球減少症（通称 FN：Febrile Neutropenia）とは，血液の好中球が減少（$\leq 500/\mu$L）の状態で熱発（38℃以上）した状態のことです．好中球が減少する理由としては，化学療法（抗がん剤）の副作用でそうなっている場合や，血液疾患そのもので低下している場合，純粋に感染症が超重症で低下している場合がありますが，いずれにしてもそのような状況で熱発している，すなわち FN はかなりまずい状況です．この場合も，早急に血液培養や微生物検査検体を採り，採るものを採ったら，速やかに広域抗菌薬を投与しましょう．

広域抗菌薬は何を入れるか？

　これはなかなか難しい問題です．培養結果がわからない状態でかつ重症なので，多くの菌をカバーしなければなりません．ただし，グラム染色等

である程度起炎菌を想定できる場合は，当然それを十分カバーできる抗菌薬を選びましょう．敗血症や FN が生じる患者はすでに相当弱っているので，日和見感染で困る緑膿菌や，MRSA は外したくないという意味で，以下の組み合わせを投与することが多いです（S24）．

POINT 39-1

> **よくある広域抗菌薬投与例（グラム染色の情報なし）**
>
> 第4世代セフェム（CFPM）
> または PIPC/TAZ　　　　　　＋　抗 MRSA 薬（VCM 等）
> または MEPM

「日和見感染を考慮するなら，抗真菌薬や ST 合剤も入れなくていいのか？」「非定型感染の可能性だってあるじゃないか」というご意見はまったくごもっともなのですが，きりがないので実際はこのパターンが多いです．もちろん，真菌感染を匂わせる所見（β-D グルカンの上昇など）があれば，抗真菌薬や ST 合剤を併用することもあります．非定型感染を匂わせるエピソードがあれば，「ニューキロノン＋抗 MRSA 薬」という組み合わせもありです．膿瘍等で嫌気性菌を強力にカバーしたければ，メトロニダゾール（MNZ）をさらに併用することもあります．敗血症や FN は「とにかく窮地を脱しなければ」という状態なので，かなり広域スペクトラムとして抗菌薬を選んでかまいません．ただし，後に減薬や「狭域の」抗菌薬へ変更，すなわち De-escalation（S51）することを肝に銘じておかなければなりません．ダラダラと広域抗菌薬をずっと継続するのはダメです．

POINT 39-2

◆ 発熱性好中球減少症（FN）
　好中球が減少（≦ 500/μL）の状態で熱発（38℃以上）した状態
　化学療法（抗がん剤）の副作用，血液疾患，超重症感染症で
◆ 敗血症（疑い）や FN には，
　早急に血液培養や微生物検査検体を採り，速やかに広域抗菌薬を投与
◆ 後に「狭域の」抗菌薬に変更：De-escalation することが前提条件

Stage 40 動脈血液ガス分析

重症の見逃しを防ぐパワフルな検査！

　救急車で患者が搬送された時，バイタル（しつこいですが呼吸数を忘れずに！）の確認を行いますが,動脈血液ガス分析（血ガス）も採りましょう．数分で結果が出ますし，感染症に関わらず重症度の判定に超役立ちます．

SOFA の 1 項目：PaO_2/FiO_2(P/F 比)

　SOFA スコアの表に，指で測れる酸素飽和度：Saturation（＝SpO_2）も参考に入れてありますが，やはり血ガスで PaO_2 は確認した方がよいです．SpO_2 モニターでは，指の温度や血流でおかしな値が出ることがよくあります．血ガスで PaO_2 がわかれば，右表の FiO_2（吸っている O_2 濃度）を参考に P/F 比が計算できます．

	O_2 流量 L/min	FiO_2
room air		0.21
鼻カヌラ	1	0.24
	2	0.28
	3	0.32
	4	0.36
	5	0.4
マスク	5-6	0.4
	6-7	0.5
	7-8	0.6
リザーバマスク	6	0.6
	7	0.7
	8	0.8
	9	0.9
	10	0.99

pH（ペーハー）の異常はまさしく「今」の異常

　pH の基準値は 7.40±0.05 ですが，それより高値はアルカレミア（アルカローシス），低値はアシデミア（アシドーシス）といいます．アルカローシス，アシドーシスは本来は，血液がアルカリ性または酸性に向かっていく方向性を表す言葉です．体にとって血液の pH を保つことは超重要なので，生理的に（呼吸や排尿によって）pH を 7.4 に近づけようとする代償的な反応が起こります．例えば腎臓が原因で代謝性アシドーシスが生じると，呼吸で CO_2 を飛ばし（代償性の呼吸性アルカローシス）て pH を調節しようとします．血ガスで pH が低値ということは，その代償が追いついていないことを表し，結果としてアシデミアとなっているので，まさしく「今」アシドーシスが進んでいることを表します．それだけでも，普段から悪い状態だったのを

見たのではなく，今悪くなっていることがわかります．

呼吸性アルカレミア（アルカローシス）なら安心？

　頻呼吸でCO_2が低下していて pH が高ければ呼吸性アルカローシスです．それは過換気と呼ばれる状態で，心因性で生じることが多く，救急ではちょっとほっとする疾患です．しかし高熱または低体温の場合は油断してはいけません．その際はしっかり画像検査，採血（血培も採るとさらによい）を行い，本当に過換気だけなのか，重症感染がないか確認しましょう．

アシデミアなら呼吸性でも代謝性でも重症！

　pH が低値で CO_2 が高値なら呼吸性アシデミア，CO_2 が低値（傾向）なら代謝性アシデミアで，どちらも重症です．CO_2 が高値ということは CO_2 が肺に溜まっている（Ⅱ型）呼吸不全ですから酸素投与されていなければ多分 O_2 も低いことでしょう．CO_2 が溜まるのは，ちゃんと呼吸（換気）できていないか，肺気腫や喘息（閉塞性呼吸器疾患）の増悪時です．すぐに肺炎の合併を確認しなければいけません．代謝性アシデミアは，腎機能低下，循環不全，ショック状態（乳酸値が上昇）でとにかく重症です．心肺停止だと呼吸性・代謝性両方のアシドーシスとなるので pH は激しく低下します．アシデミアをみたら敗血症(SOFA の項目)を必ず確認しましょう．

　下記に，怒られるくらい簡略化した血ガスの目安と感染症についてまとめました．血ガスについてはもっと詳しく勉強が必要です！　ちゃんと勉強すれば血ガス結果だけでもかなり病態評価が強くなれますよ．

POINT 40　血ガスの評価

	$PaCO_2 < 35$	$PaCO_2 > 45$
pH < 7.35	代謝性アシデミア	呼吸性アシデミア
pH > 7.45	呼吸性アルカレミア	$PaCO_2$ ほぼ正常 代謝性アルカレミア

◆ 代謝性アシデミア：腎機能低下，循環不全，ショック状態（乳酸値↑）→ 敗血症（SOFA 項目）の確認！
◆ 呼吸性アシデミア：閉塞性呼吸器疾患の増悪，特に肺炎の合併を確認！
◆ 呼吸性アルカレミア：過呼吸症がほとんどだが，高熱・低体温に注意！→ 敗血症（SOFA 項目）の確認！

Stage 41 血液培養の評価

本物か？　コンタミか？

　検体を出して数日後，培養結果が返ってきます．その評価はとても難しいのですが基本的なところを押さえておきましょう．

感染症の起炎菌は多くの場合 1 種のみ

　一般に，複数の菌種が検出されても起炎菌として圧倒的に増殖している菌はたいてい 1 種です．もちろん，外傷で傷がドロドロに汚れていた場合や，重度の熱傷，腸管の穿孔等では複数の場合もよくあります．検出され

POINT 41-1　血液培養で出た菌が，真の起炎菌である確率

	起炎菌として対応 （1 セット陽性でも）	微妙	1 セットなら ほとんどコンタミ
❶	黄色ブドウ球菌 → 87% 腸球菌 → 70%		CNS → 12% コリネバクテリウム → 2%
❷	肺炎球菌 → 99% A 群溶連菌 → 99% それ以外の溶連菌 → 60%以上 インフルエンザ桿菌 → 99%	*Stre. viridans* グループ → 38%	
❸	腸内グラム陰性桿菌 → 99%		
❹	緑膿菌 → 96% セラチア → 99% アシネトバクター → 81% ステノトロフォモナス → 71%		バシラス → 8% ミクロコッカス → ?%
❺	クロストリジオイデス 　→（*perfringes* 以外）80% バクテロイデス → 89%	*Clostri. perfringes* → 23%	プロピオニバクテリウム → 0%
真菌	カンジダ → 90%, クリプトコッカス → 99%		

（%）は文献：Clinical Infectiton Disease 1997; 24: 585-602 を参考に改変

※❶〜❺は S22，S34 の分類番号

た菌の中に，自分が想定していた菌があった場合は，その菌を Target として今後の抗菌薬（De-escalation → S51）を選びましょう．

　起炎菌以外は，存在してもほんの少しであったか，コンタミネーション（S13）ということになります．喀痰，尿，傷など外部と接触する所からの検体には感染とは関係ない菌が混じりやすいですが，血液や髄液は無菌状態なので，そこから出た菌は重要視しなければなりません．POINT 41-1の表ではむしろコンタミで出やすい菌を覚えておく方がよいでしょう．ただし，2セット両方から出たらコンタミではない可能性も考えなければなりません．表皮の常在菌が2セットとも検出された場合は，カテーテル感染（S66）を疑い，点滴ラインの刺入部が赤く腫れたり（**写真**），膿がついていないかを確認しましょう．とくに長期間使用しているラインがあれば抜去し，点滴ルートは別の場所に確保しましょう．

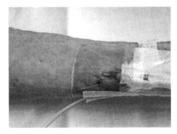

（出典：谷崎隆太郎，医学界新聞 第3372号（2020/5/25），医学書院）

POINT 41-2　血培でコンタミを示唆する所見

◆2セット中1セットのみの陽性で培養に時間がかかった場合
◆Focus 臓器の検体で認めた菌と，血培で出た菌が異なる菌
◆表皮常在菌（とくに1セットのみ）
　　CNS（表皮ブドウ球菌等）
　　　　　　　→コンタミがほとんどだが，ときにカテーテル感染
　　Corynebacterium（表皮）→ ごくまれにジフテリア菌の粘膜感染
　　Bacillus（環境・リネン等，表皮）→ まれに点滴から血流感染
　　Clostridioides perfringens（表皮）→ まれに外傷からガス壊疽感染
　　Propionibacterium（表皮）→ コンタミ
　　Micrococcus（ミクロコッカス）（表皮）→ コンタミ
◆表皮常在菌が出たら点滴ラインの刺入部を確認！

Stage 42 喀痰培養，尿培養の評価
何科でも肺炎と尿路感染の頻出菌は知っておく！

喀痰培養にはコンタミが含まれている → グラム染色と併せて評価を！

血液培養と異なり，喀痰は口腔内の常在菌が非常にコンタミしやすいです．また，痰の検体の質にも大きく影響します（S15）．すなわち，培養された菌が真の起炎菌でないことが血培よりも多いのです．一方，喀痰にはグラム染色という強い見方がいます．本当に細菌性肺炎で，質のいい（膿っぽい）痰なら，グラム染色で起炎菌が見える可能性が高いのです．グラム染色で多く見えた菌と形状が全然異なる菌が培養された場合は，培養の方はコンタミ（口内にいただけの菌）を疑います．

肺炎は市中感染と院内感染でだいぶ予想が変わる

普段は元気な人が肺炎となる「市中肺炎」と，入院や老健施設にいる，あるいは免疫不全の人がなる肺炎「院内肺炎（医療・介護関連肺炎)」では予想する細菌・微生物がかなり違ってきます．とはいえ，やはり肺炎球菌が圧倒的に多いです．肺炎球菌はグラム陽性の双球菌です．

尿路感染

尿路感染といっても，軽症の膀胱炎から重症の腎盂腎炎までいろいろありますが，予想しなければならない Target は似ています．尿路感染に限らず横隔膜より下の感染症はほぼ腸内細菌で，圧倒的に多いのは大腸菌（*Escericiha coli*）です．グラム染色ではグラム陰性桿菌（GNR）です．長期間入っている尿道カテーテルがある場合は抜去し，必要なら新しいものにします．どの臓器においても人工物が入っていて，それに菌がつくと抗菌薬の効きは悪くなり，再発もしやすいからです．

敗血症も最初はどこかの臓器感染から始まっている

菌がいきなり血液に入ることは，点滴からの混入以外では考えにくく，肺炎や尿路感染など，どこかの臓器の感染がひどくなって生じることが多いです．すなわち敗血症も感染源となった Focus 臓器があるはずです．その Focus によって起炎菌の頻度（予想）は大きく異なってきます．

POINT 42-1　喀痰培養の評価（起炎菌である頻度）

市中感染 起炎菌の可能性高い順	院内感染 起炎菌の可能性高い順	ほぼコンタミ
❷呼吸器・咽頭関連細菌 ・肺炎球菌 ・インフルエンザ桿菌 ・モラキセラ ❸腸内細菌 ❺嫌気性菌（高齢では上位） ❻レジオネラ（マイコプラズマの方が頻度が高いが培養されない）	❷呼吸器・咽頭関連細菌 ❸腸内細菌 ❹緑膿菌 ❺嫌気性菌（高齢では上位） ❶黄色ブドウ球菌 【かなり免疫不全】 ・アシネトバクター ・ステノトロフォモナス ・真菌	【口腔内常在菌】 ・肺炎球菌以外の連鎖球菌 （とくに Strept. viridans） ・コリネバクテリウム ・ナイセリア ・真菌

※❶〜❻は S22，S34 の分類番号

POINT 42-2　尿培養の評価（起炎菌である頻度）

市中感染	院内感染	コンタミが多い
❸腸内細菌 ・大腸菌 → 80%以上 ・クレブシエラ ・プロテウス ・他，腸内細菌 【女性の膀胱炎で】 ・Staphylococcus saprophyticus	❸腸内細菌 ❹環境菌 ・緑膿菌 ・セラチア ・アシネトバクター ❶腸球菌 【尿道カテーテル留置者】 ・Candida など真菌	❶黄色ブドウ球菌 ● Candida など真菌

※❶〜❻は S22，S34 の分類番号

POINT 42-3

◆ グラム染色できる検体はそれと併せて起炎菌を予想
◆ 肺炎では肺炎球菌，横隔膜より下なら腸内細菌：大腸菌が圧倒的に多い

Stage 43 エンピリックセラピー
お気に入りを選ぶことではない！

話は前後しますが，培養結果はすぐに来ないので，検体を採ったらその結果が出る前に抗菌薬を選ばなければなりません．

エンピリックセラピー（エンピリックな抗菌薬の選択）

Empiric は「経験的」という意味ですが，個々の医師の経験，「私の経験ではこれでうまくいっているんだ！」という意味で抗菌薬を選ぶことではありません．「初期治療として，起炎菌を想定して抗菌薬を投与すること」です．菌を想定していなければ，単にお気に入りの抗菌薬を選んでいるだけで，何年医者をやっても適切な抗菌薬選びの感覚が身につきません．

エンピリックセラピーは重症でない場合の方が難しい！

Stage 38 で勉強したように，バイタルや SOFA スコア（臓器障害）が高い重症例には，よほど起炎菌の目星がついていない限り，広域な抗菌薬を選ぶしかありません．逆にそうでない場合，主治医のエンピリックセラピーの手腕（すなわち，起炎菌の想定力）が問われます．**重症でもないのにお決まりの広域抗菌薬を選択することは現代では恥ずかしいやり方**だからです．エンピリックに抗菌薬を選ぶには，患者の背景，症状，その時点でわかる検査結果から，Focus と起炎菌を想定することが必須となります．例えば市中肺炎であれば（POINT 42-1），「まず肺炎球菌は外せない．あと高齢だから誤嚥性肺炎も考慮して嫌気性菌も」という想定菌があり，「それにふさわしいのはアンピシリン/スルバクタム（ABPC/SBT）だろう」（POINT 34）というような判断を行うのがエンピリックセラピーです．

POINT 43-1

◆ エンピリックセラピー
「培養結果前に，起炎菌を想定して抗菌薬を投与すること」
◆ 重症でないのにいつも広域抗菌薬を選択するのは恥ずかしいこと

エンピリックセラピーは考えることがいっぱい！

上記では簡単な市中肺炎の例を挙げましたが，実際は，数ある抗菌薬の中から適切な抗菌薬を選ぶ理由づけをすることは容易ではありません．

POINT 43-2　エンピリックセラピーで考えること

- ・バイタル，SOFA スコア（臓器障害の確認）
- ・Focus 臓器での起炎菌の頻度
　（市中感染か否か，年齢，性別，体内人工物等で変わってくる）
- ・想定した起炎菌（Target）に対しその抗菌薬が効くか
　→ アンチバイオグラムの活用（S44）
- ・抗菌薬の Focus 臓器への移行性（S45）
- ・腎機能と投与量・回数
- ・副作用や他の薬物との相互作用（S24-33）

このように，Focus 臓器での起炎菌の頻度以外にも考慮しなければならない要素がたくさんあり，そういう意味では経験（知識）が必要です．

市中感染か否か

市中感染とは普段自宅で健康に過ごしている人がかかる感染で，それ以外は院内感染と分けられますが，「院内感染」は，入院患者だけでなく老健施設にいる方等，要は自宅にいても「日和見感染にかかりやすい」人の感染と考えてよいです．日和見感染にかかる人はもちろん市中感染もかかりやすいのですが，院内感染の代表的な菌は覚えておきましょう．

POINT 43-3　院内感染（日和見感染）の代表

- ❶ MRSA，CNS，腸球菌
- ❸ エンテロバクター，シトロバクター ⎫
- ❹ 緑膿菌，セラチア，アシネトバクター ⎭ SPACE
- ● 真菌

＜SPACE＞

❸❹の「グラム陰性桿菌の院内感染」として，*Serratia, Pseudomonas*（緑膿菌），*Acinetobacter, Citrobacter, Enterobacer* はその頭文字をとって，SPACE と呼ばれます．

Stage 44 アンチバイオグラムの重要性

今や必須！自分の病院や地域データをもとに抗菌薬を選ぶ！

　アンチバイオグラムとは，病院や地域において実際に分離された細菌が各抗菌薬に対しどの程度効くか（感受性がある）を一覧表にしたものです．その病院で実際に出た菌の経験則なのでそれに勝るデータはありません．参考として弘前大学病院のアンチバイオグラムを巻末に付録1として示しました．下の表はそこからの抜粋です．◎，○は一般に感受性のある可能性を目安（予想）として補足しています．エンピリックセラピーはこのようなアンチバイオグラムを見ながら抗菌薬を選ぶことを強く推奨します．

呼吸器・咽頭関連菌	AMPC/CVA	ABPC/SBT	PIPC/TAZ	CEZ	CTX, CTRX	MEPM	AZM	LVFX	MINO	ST
肺炎球菌	98%	◎	◎	○	97%	79%	32%	97%	○	89%
A群溶連菌	◎	100%	◎	○	100%	100%	90%	90%	88%	○
B群溶連菌	◎	100%	◎	○	100%	100%	78%	66%	73%	○
モラキセラ	◎	◎	◎	◎	100%	◎	100%	100%	◎	53%
インフルエンザ桿菌		23%	◎		100%	100%	◎	100%	◎	79%

※青文字は要注意！

抗菌薬を選んでみよう！

＜症例＞

　痰があり，市販の解熱薬を内服していたが改善しないため受診．意識清明．体温38.5℃．脈拍104/分，整．血圧128/72 mmHg．呼吸数18/分．SpO₂ 96% room air．左下胸部

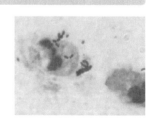

に coarse crackles を聴取．赤血球456万，Hb 13.0 g/dL，白血球20,800，好中球85%，血小板34万．クレアチニン1.8 mg/dL，総ビリルビン0.4 mg/dL，CRP 20 mg/dL．胸部X線写真で浸潤影を認める．喀痰グラム染色標本を右に示す．

バイタル，SOFA → Focus → 市中感染か否か → 起炎菌の想定

　まず，バイタル（quick SOFA：意識レベル，血圧，呼吸数）は正常です．一応 SOFA も見るとクレアチニン（腎機能）1 点で，すなわち重症（敗血症）ではなさそうです．Focus は肺で，市中肺炎と考えてよいでしょう．グラム陽性双球菌の写真があるのでバレバレですが，肺炎球菌を Target として抗菌薬を選びたいですよね．アンチバイオグラムで肺炎球菌を見ると，効く可能性の高い抗菌薬は多数ありますが，皆さんならどれを選ぶでしょうか．SOFA やアンチバイオグラムといった教育を受けていない医師は「WBCや CRP が高いから重症！だからカルバペネムかニューキノロン」という発想になりがちです．ですがアンチバイオグラムを見ると，メロペネム（MEPM）に対する肺炎球菌の感受性は 79% です．肺炎球菌の可能性がかなり高いのに 2 割以上も外してしまう MEPM を選ぶのは（重症度が高かったとしても）不適切です．この症例では腎機能がよくないので，腎負荷のないセフトリアキソン（CTRX）が適切な選択と考えます．もしグラム染色の情報がなかったとして，「むせ込みやすい」等の誤嚥性肺炎を疑わせるならば嫌気性菌もカバーする ABPC/SBT，非定型肺炎を疑わせるエピソードがあればニューキノロンも候補となってくるでしょう．

　このような簡単な例においても，エンピリックセラピーは患者の情報とアンチバイオグラムをにらめっこしながら決めていくという悩ましい作業なのです．ただ，このように丁寧にエンピリックな抗菌薬の選択をくり返していくと，想定菌のヒット率も上がり，適切に抗菌薬を選べるようになっていきます．アンチバイオグラムがない場合は，当院のもの（付録1）を参考にしてもよいです．

POINT 44

◆ バイタル，SOFA → Focus → 市中感染か否か → 起炎菌の想定
　→ アンチバイオグラム
　（この手順なしにエンピリックセラピーはあり得ない）
◆ アンチバイオグラム
　その病院や地域において実際に分離された細菌が各抗菌薬に対しどの程度効くか（感受性がある）かを一覧表にしたもの

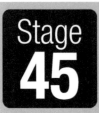

臓器への移行性

届かない抗菌薬は無意味！

移行性のない抗菌薬の確認

抗菌薬には各臓器への移行性の良し悪しがあるのですが，十分量を投与していれば，移行性がとくに良いもの以外は効かないというわけではありません．それよりも「移行性が悪すぎて効かないもの」を覚えましょう．

POINT 45-1 抗菌薬の移行性と避けるべきもの（まず赤字を覚える）

	◎移行性が良い ○良くもないが普通に有効	避けるべき薬剤
髄液 ・骨髄	◎ペニシリン系，CTRX, CFPM, MEPM, ニューキノロン系，MNZ, RFP, ST, VRCZ ○VCM	CEZ, CPZ, マクロ ライド，DAP IPM/CS：痙攣誘発
気道・肺	◎マクロライド，ニューキノロン，MINO, CLDM, MNZ, ST, VRCZ ○ペニシリン系，セフェム系，カルバペネム系	DAP：肺炎には不可
肝・胆 ・腹部	◎CPZ/SBT, CMZ, CTX, CTRX, PIPC/TAZ, ニューキノロン，MINO, MNZ, ST, VCM ○カルバペネム系	経口VCMは腸管 から吸収されない
腎・尿路	◎ペニシリン系，セフェム系，カルバペネム系 ニューキノロン，MNZ, ST, アミノグリコシド	マクロライド系
皮膚・ 軟部組織	◎1-2世代セフェム，ペニシリン系，CLDM, LZD マクロライド，ニューキノロン ○3-4世代セフェム，カルバペネム系	
骨・関節	◎RFP, CLDM, MINO, MNZ ○セフェム系，PIPC/TAZ, VCM, DAP, LZD	骨髄炎にCEZは不可
眼内		キャンディン系
その他	バイオフィルム形成阻害 or 透過性亢進作用をもつもの ：マクロライド，MINO, RFP, DAP, キャンディン系，L-AMB	

避けるべき抗菌薬

髄液や骨髄炎などの神経系には特に注意が必要で，セファゾリン等の第1世代セフェムはまったく移行しません．眼内には，キャンディン系抗真

菌薬のミカファンギン（MCFG）は移行しないのも Stage 36 でやりました
ね．また，前頁の表には移行性以外の理由で避けるべき抗菌薬も入れまし
た．例えば，カルバペネム系の IMP/CS は痙攣を誘発しやすいので中枢神
経の感染では推奨できません．抗 MRSA 薬のダプトマイシン（DAP）は
移行性は良いのですが肺のサーファクタントという物質によって分解され
てしまうので，肺炎には不可（S27）です．

経口第 3 世代セフェム

　ここまでは点滴の抗菌薬を中心にお話してきましたが，内服については，
次の Stage で勉強する**生体内利用率（Bioavailability）**が重要です．内服
薬は消化管から吸収されて血中濃度が上がらなければ，臓器移行性以前の
問題です．ところが，内服抗菌薬にはその生体内利用率（腸管での吸収率）
が非常に低く，まったく推奨されないものがあります．それが経口第 3 世
代セフェムです．経口第 3 世代セフェムはシャーレ上では多くの菌を殺す
ことができますが，臨床的には（日本の保険診療内の投与量では）お世辞
にも効く抗菌薬とはいえません．吸収率が悪く，ほとんどウンコになるだ
けです．その代表が，以下です．

- セフジトレン/ピボキシル（商品名：メイアクト®）
- セフカペン/ピボキシル（商品名：フロモックス®）
- セフテラム/ピボキシル（商品名：トミロン®）
- セフジニル（商品名：セフゾン®）

　わざわざ商品名まで挙げてやり玉に上げるのは，日本でそれだけ多くの
処方が無意味に行われているからです．これらをルーチンで処方している
ようでは相当時代遅れといわざるを得ないでしょう．本書以外の多くの書
籍やガイドラインでも，経口第 3 世代セフェムは避けるよう書かれていま
す．

POINT 45-2

◆ 経口第 3 世代セフェムは生体内利用率（Bioavailability）が悪い
　ためまず推奨できない

Stage 46 抗菌薬の投与量と PK/PD

中途半端な理由で投与量を減らすのは最悪！

　約10年前，院内の抗菌薬の使い方で一番まずいと思ったのは，その選択よりも，投与量でした．とにかく量が少なかったのです．

初回投与量は腎機能が悪くても十分量を入れる

　抗菌薬の多くは腎で排泄されます．そのため，腎機能が悪いと抗菌薬が血中に溜まりやすいため，量の調節が必要となります．とはいえ，腎排泄の薬があえて腎臓を悪くするわけではありません．そのため，初回投与量は腎機能が悪くても普通の量でまったくかまいません．あえて腎臓を悪くする（真に腎毒性がある）抗菌薬は，アミノグリコシド系，バンコマイシン（VCM），抗真菌薬のボリコナゾール（VCZ），L-アムホテリシンBで，これらは腎機能の悪い人には最初から使わない方が無難です．

中途半端な理由で投与量をケチらない！

　中途半端な理由で投与量が少ないと，抗菌薬が効かない，効いてるのかはっきりしない，耐性菌の発生に影響するなど，まったくいいことがありません．腎機能はクレアチニン・クリアランス（CCr）を目安にして（わからなければ薬剤師の先生に聞くかスマホアプリ等で計算）それに沿って2回目以降の投与量を決めましょう．CCr > 50 なら最大量を使用してください．各抗菌薬の適切な投与量一覧を本書の付録2に添付しました．基本，CCrに問題なければ，重症・軽症に関わらず，保険診療で使える最大量を投与しましょう．

POINT 46-1

- ◆ 初回投与量は腎機能が悪くても減薬しないで投与
- ◆ CCr > 50 なら最大量を継続
- ◆ 雰囲気で抗菌量を減らさない．調節するなら CCr で
- ◆ 真に腎毒性がある抗菌薬は，アミノグリコシド系，バンコマイシン（VCM），アムホテリシンB

腎機能がかなり悪い時

腎排泄でない（ほとんど肝で代謝される）抗菌薬もありますので，それは覚えておきましょう．腎臓が悪くても投与量の調整は不要です．

POINT 46-2　腎負荷のない抗菌薬

- ・セフトリアキソン（CTRX）
- ・メトロニダゾール（MNZ）
- ・マクロライド系（EM，CAM，AZM）
- ・ミノマイシン（MINO）
- ・リネゾリド（LZD），テジゾリド（TZD）
- ・キャンディン系真菌薬：ミカファンギン（MCFG）

PK（pharmacokinetics）とPD（pharmacodynamics）

PKは「どのくらい薬が体に入ったか」を表す要素です．PKパラメーターには，生体内利用率（Bioavailability），**最高血中濃度（Cmax），薬物濃度曲線下面積（AUC）** があります．PDパラメーターは「どのくらいの濃さで菌が死ぬか」で，MIC（菌の最小発育阻止濃度）のみ覚えましょう．ポイントは，その抗菌薬の効果が濃度依存性なのか（1回投与量が重要），時間依存性なのか（＝ Time above MIC：投与回数・時間が重要）です．

POINT 46-3

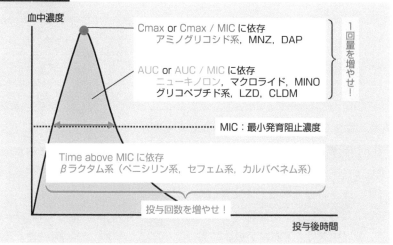

Stage 47 抗菌薬投与後の評価①

よくならない理由をいつも抗菌薬のせいにしない！

　エンピリックに抗菌薬を投与した後，培養結果が出るまでの間，または培養結果でもいまひとつ起炎菌がわからない場合，抗菌薬の評価をどうすればよいでしょうか．

抗菌薬投与後の評価

　一般に，3日以上抗菌薬を投与したら細菌感染は「悪化か改善」のどちらかで，同じということはありません．同じと感じた場合，「感染症はコントロールされつつある」と捉えてよいです．（青木眞先生の「レジデントのための感染症診療マニュアル」の裏表紙に書かれています）．評価の基準は，バイタル，SOFA の項目，臨床所見であり，CRP や WBC ではありません．

抗菌薬の投与後の評価は 3 日後でよい

　抗菌薬を投与後，3日もたたないうちに「熱や CRP，WBC が上がった」という理由で「悪化」と評価してしまい，ほとんど意味のない抗菌薬の変更や追加を試みている例を見かけます．「熱，CRP，WBC の上昇」は炎症の増加であり，免疫反応を見ているのですから，「菌が殺されているか増殖しているか」とは意味が異なります．抗菌薬によって菌が破壊されるとさまざまな抗原物質（内毒素など）が出てきます．それに対する免疫のリアクションには時間がかかりますし，IL-6 等によって肝で産生される CRP はさらに半日以上遅れ，菌の増減に関わらず数日は上昇し続けます（S11）．ですから，抗菌薬投与の翌日や翌々日は炎症所見が上がっても，それは抗菌薬が効いてない（菌が減っていない）という意味とは異なるのです．ときどき，抗菌薬を変更した翌日に熱や CRP が下がると「やっぱり○○は効いた！」と勘違いしている例を見ますが，そんなすぐに効果が出るわけはなく，それは前の抗菌薬が効いていて変更する必要はなかった

と思われます.

広域抗菌薬は「広い」が「強い」というわけではない

　熱やCRPの上昇を見ると，エンピリックに選んだ抗菌薬よりさらに広域な抗菌薬（カルバペネムやニューキノロン）に変更することを考えてしまいがちです．カルバペネムやニューキノロンは確かにカバーする菌種は広いですが，他の抗菌薬と比べ決して「強い」というわけではありません．菌が死ぬスピードは菌と接触する抗菌薬の濃度によります．十分な投与量であれば抗菌薬に「広い・狭い」はあっても「強い・弱い」はほぼないのです．あるとすれば，個々の菌種に対して相性のいい抗菌薬はあります．例えば，連鎖球菌（*Streptococcus*）にはペニシリン系の効きがいいとか，普通の黄色ブドウ球菌（MSSA）にはセファゾリン（CEZ），*Enterococcus faecalis* にはアンピシリン（ABPC）がカルバペネムより勝るなど，むしろ狭域抗菌薬でよくある話です．

よくならない理由を，いつも抗菌薬のせいにしない

　広域抗菌薬に変更してうまくいくのであれば，エンピリックに投与した抗菌薬がカバーしていなかった菌が起炎菌であったということになります．では，その起炎菌は結局何だったと考えて変更しているのでしょうか．そこを考えないでなんとなく広いものに変えるのはダメです．感染症治療において「抗菌薬のスペクトラム（効く菌種の広さ）を広げればいずれ効く」という考えは甘いです．やるべきことは，安易に抗菌薬を変えることではなく，検査と評価のくり返しです．もう一度血液培養や採れる検体を採り，起炎菌の想定（アンチバイオグラム）〜培養結果（S43〜46）までくり返し確認しましょう．それでも困った場合は次のStageへ…

POINT 47

◆ 評価の基準は，バイタル，SOFA項目，臨床症状
◆ 抗菌薬の投与後の評価は3日後でよい
◆ 広域抗菌薬（カルバペネムやニューキノロン）が，ペニシリン系，セフェム系より常に殺菌性に優れるわけではない
◆ よくならない理由を，いつも抗菌薬のせいにしない
　　→ やるべきことは，検査と評価のくり返し！

Stage 48 抗菌薬投与後の評価 ②

カルバペネムの限界を知っていますか？

それでも増悪していると評価した場合

前 Stage の内容を考慮しても，良くなっていないと評価した場合は，以下を考慮しましょう．

POINT 48-1 抗菌薬投与後，うまくいかないと感じたら…

・もともと炎症が長引く感染である（腎盂腎炎，膿瘍，熱傷，筋膜炎）
・ドレナージ（膿の吸引・除去）すべきところができていない
・体内の異物や，別の臓器が新たな感染源となっている
・想定してない微生物の感染（ウイルス，真菌，非定型感染，寄生虫）
・薬物が熱（炎症）の原因となっている
・感染症以外で炎症の理由がある

もともと炎症が長引く感染症については，よくあるケースを挙げておきました．また，膿瘍（組織中の空洞に膿がたまった状態）で中に膿がたっぷりある状態では炎症はなかなか下がりませんし，再発も多いのでドレナージがベストです．カテーテルや人工物が体内で感染源になってる場合は，それを取り除かないと感染を完全に収束させるのは難しいです．

想定していない微生物

培養結果に出てこない微生物が起炎菌である場合，やはり，Focus，Target の想定からやり直す必要があります．現病歴，症状，身体所見から，これまで想定していなかった微生物の感染を再考し，それを見つけるための検査をオーダーするしかありません．とくに身体所見は，全身の隅々（口腔内や陰部も）まで確認しましょう．虫歯がひどい状態だったり，変な発疹や，ツツガムシの刺し口が見つかったりするかもしれません．

カルバペネムの限界

すでに最も広域であるカルバペネムを使っているが，うまくいかないと

きは，以下に挙げたカルバペネムの限界を確認しましょう．

POINT 48-2　カルバペネム無効のもの

- 腸球菌の大部分（感受性があっても効きが悪い）
- 緑膿菌の1〜2割（各施設・地域のアンチバイオグラムを確認）
- カルバペネム耐性腸内細菌
- *Stenotrophomonas maltophilia*（人工呼吸器患者で注意）
- *Clostridioides difficile*（抗菌薬使用中の患者の下痢に注意）
- MRSA，MRCNS，多剤耐性緑膿菌
- 非定型感染症

薬剤熱

　投与中の薬剤による発熱か否かの判断は難しいのですが，中でも抗菌薬は薬剤熱を生じやすいものであり，不明熱の原因として常に念頭に置くべきものです．とくに抗菌薬において，**薬剤熱が生じる時期で一番多いのは投与後1〜2週間**です．「感染症が良くなったと思ったらまた熱が出てきた」という時は疑いましょう．また，抗菌薬の投与期間が長ければ長いほど薬剤熱は起きやすくなります．とくに，発熱のわりに全身症状・自覚症状に重症感がない場合や，最初に悪かったパラメーターが改善しているのに熱だけ下がらない場合は疑いましょう．比較的徐脈（39℃以上で100 bpm 未満，38℃以上で90 bpm 未満）も参考所見となります．一方，アムホテリシンBや抗痙攣薬（フェニトイン，カルバマゼピン）による薬剤熱は重症感を伴うことが多いです．悩ましいのは，**薬剤熱もWBC，CRPは普通に上昇**しますし，薬物アレルギーを調べる DLST（薬物リンパ球刺激テスト）も滅多に当たらないところです．アレルギーで上昇しやすい好酸球も見られないことも多いです．薬剤熱の診断は，疑わしい薬を1個ずつ中止し，2，3日以内に解熱すればその薬剤熱だったと判断するしかありません．

【薬剤熱の頻度が多い薬剤】

βラクタム系抗菌薬，ST合剤，L-AMB，インターフェロン製剤，硫酸アトロピン，プロカインアミド，キニジン，メチルドパ，バルビツール酸，フェニトイン，カルバマゼピン，利尿薬（サイアザイド，ループ利尿薬）．

Stage 49 培養（感受性）結果の読み方①

MIC 値の比較（縦読み）は意味なし！

検体を提出してから 3 日目には，以下のような培養結果が出ます．その評価をしてみましょう．

【検体】 喀痰

【塗抹検査結果】

WBC	26-49	扁平上皮	10-25
Gackler	4		
Strept	1 +	GNR	1 +

【培養同定結果】

菌名	菌量	コメント
【1】 *Streptococcus viridans group*	1 +	
【2】 *Neisseria species*	1 +	
【3】 *Klebsiella aerogenes*	1 +	
【4】真菌（48 時間）：陰性		

【感受性結果】

薬剤名	菌株【1】判定 MIC	菌株【2】判定 MIC	菌株【3】判定 MIC
ABPC			R >16
ABPC/SBT			R > 4
AMPC/CVA			R >16
PIPC			S ≤ 4
PIPC/TAZ			S ≤ 4
CEZ			R >16
CCL			R >16
CTM			R 16
CPZ/SBT			S ≤ 8
CTRX			S ≤ 0.5
CTX			S ≤ 0.5
CAZ			S ≤ 1
CDTR-PI			S ≤ 1
CPDX			S ≤ 1
CFPM			S ≤ 1
CMZ			R >32
IPM			S 1
MEPM			S ≤ 0.25
CPFX			S ≤ 0.5
LVFX			S ≤ 0.12
GM			S ≤ 2
AMK			S ≤ 8
MINO			S < 2
ST			S < 40

喀痰は検体の質とG染色！

喀痰はその検体の質をまず確認しましょう．Stage 15 の復習です．

塗抹検査（グラム染色）で，WBC が 26 個以上と多く，扁平上皮細胞が 10-25 なので，Geckler（ゲックラー）分類：4 の質のいい検体とわかります．また，Strept は連鎖球菌，GNR はグラム陰性桿菌で，それらが見えたと記載があります．

すべての菌に感受性検査が行われるわけではない

分離培養して同定できた 3 つの菌のうち，*Streptococcus viridans* group（ビリダンス），*Neisseria* species（ナイセリア属）は，口腔内の常在菌として非常によく検

出されます（S42）．そのためこの2つの菌については，細菌検査室の判断で，抗菌薬に対する感受性検査は行われず，空白となっています．これは病院・検査施設によってどこまで感受性検査を行うか異なるのですが，細菌検査技師さんが必要ない（感受性までやるほど意義のある菌ではない）と判断したものは，まずそう信じてよいです．ただ，本命らしい菌でも以前にまったく同じ菌が出ていたり，他の検体で同じ菌が出たりしている場合は，そちらにのみ感受性が記載されている場合があるのでよく確認してください．この結果では，グラム染色でも GNR として見えた *Klebsiella aerogenes* クレブシエラ アエロゲネス が起炎菌として本命に思われます．

感受性結果：MIC 値の相対比較（MIC の縦読み）は意味なし

　感受性の結果は，S（Susceptible サセプタブル），I（Intermediate インターメディエイト），R（Resistant レジスタント）で表します（S は Sensitive ではありません）．S ならば「その抗菌薬に感受性がある」すなわち「効く」という意味です．R は「耐性」，I は「中間」ですが，臨床的には I では「ほぼ効かない」と考えてください．Stage51 で出てくる De-escalation，デフィニティブセラピー（標的治療）を行うためには，この S の中から抗菌薬を選ぶのですが，どれがよいでしょうか．ところで MIC とは何だったか覚えていますか？　MIC は菌の最小発育阻止濃度（S46）のことです．「それなら，MIC が一番小さい抗菌薬が一番よく効くのでは？」と感じてしまうかもしれませんが，MIC 値はあくまでも試験管内（in vitro）の話で，しかも米国の検査基準（CLSI）をもとに数値化されています（米国と日本では抗菌薬の標準投与量が異なります）．カルバペネムやニューキノロンの MIC は大抵 1.0 未満で他の抗菌薬より低値を示しますが，臨床的な抗菌薬の効果は，投与量・回数，臓器移行性，他の薬との相互作用，菌との相性など多くの因子で変わります．そのため MIC 値が小さい方が効くとは限らないのです．初心者のうちは MIC は気にせず，S の中から狭域で移行性に問題ない抗菌薬を選ぶ方が良いと考えてください．この例では，CTRX，CTX あたりが妥当でしょう．

POINT 49

　◆ MIC 値は低い方がいいが，相対比較（縦読み）は臨床的に意味なし
　◆ 培養結果で起炎菌（Target）が判明したら，感受性 S の中から狭域で移行性に問題ない抗菌薬を選ぶ

Stage 50 培養（感受性）結果の読み方②

培養が出たら「標的治療：デフィニティブセラピー」へ

もう一例，今度は血液培養（S17, 41）で評価してみましょう．

【検体】 静脈血（2 セットから）

【塗抹検査結果】

GNR	1 +

【培養同定結果】

菌名	菌量	コメント
【1】 *Escherichia coli*	1 +	ESBL
【2】 *Enterococcus faecalis*	1 +	
【3】 *Staphylococcus aureus*	1 +	MSSA
【4】 真菌（48 時間）：陰性		
【5】 嫌気性菌（48 時間）：陰性		

まずはコンタミでないか評価

この例では血培から 3 つも菌が検出されています．CNS や *Corynebacterium* ならコンタミを疑う（S41）のですが，そういう菌でもありませんし，**2 セットともに出ていることから本物の起炎菌のようです**（重症熱傷の患者でした）．すなわち，複数菌の敗血症というかなり厳しい症例です．血培の塗抹検査とは，培養後のボトルから取り出して見たもので，GNR 1 + と記載されていますが．

【感受性結果】

薬剤名	菌株【1】判定 MIC	菌株【2】判定 MIC	菌株【3】判定 MIC
PCG	R >16	S 2	S ≤ 0.12
ABPC	R >64	S ≤ 2	S ≤ 2
ABPC/SBT	R >16		S ≤ 8
AMPC/CVA	I 16		S ≤ 2
PIPC	R >64		
PIPC/TAZ	S < 4		
CEZ	R >16		S ≤ 2
CCL	R >16		
CPZ/SBT	I 32		
CTRX	R > 2		S ≤ 4
CTX	R > 2		
CAZ	R > 8		
CDTR-PI	R > 2		
CPDX	R > 4		
CFPM	R >16		S ≤ 2
CMZ	S < 4		S ≤ 16
IPM			S ≤ 1
MEPM	S ≤ 0.25		S ≤ 1
CPFX	R > 2		
LVFX	R > 4	S 1	S ≤ 0.5
GM	S < 2		S ≤ 1
AMK	S < 8		
ABK			S 2
EM		R > 4	S ≤ 0.25
CLDM			S ≤ 0.25
MINO	S < 2	R > 8	S ≤ 2
ST	S < 40		S < 20
VCM		S 1	S 1
TEIC		S ≤ 1	S ≤ 1
LZD		S 2	S 2
DAP		S 0.5	S ≤ 0.25

培養結果から *Escherichia coli*（大腸菌）と考えてよいでしょう．しかもコメントに ESBL と記載されています．エンピリックセラピーとして，すでに MEPM（メロペネム）＋VCM（バンコマイシン）が現在入っていたとして，この培養結果が出た後，抗菌薬はどうしましょう？

目的の明確な抗菌薬の選択を(標的治療：デフィニティブセラピー)

ESBL は多剤耐性菌です（S24, 55）が，感受性結果から CMZ や MEPM が効くようです．*Enterococcus faecalis* には MEPM が効かないわけではないですが，*E. faecalis* には ABPC（アンピシリン）がカルバペネムより効くことは覚えておきましょう（S47）．*Staphylococcus aureus*（黄色ブドウ球菌）は MSSA（MRSA でない）だったので何でも効くのですが，MSSA には CEZ（セファゾリン）が第一選択（S47）でしたね．結局，CMZ＋ABPC の2剤でカバーできます．結果的に，エンピリックセラピーの MEPM＋VCM でよかったのですが，バイタルが落ち着いたら，目的のはっきりした CMZ＋ABPC に変更することが推奨されます．このように，エンピリックセラピーの広域抗菌薬を，目的を明確にした狭域の抗菌薬(標的治療：デフィニティブセラピー)に変更することを De-escalation といいます．

MIC 値を気にしなければならないとき

MRSA に対する VCM の MIC は見ておきましょう．S であっても MIC = 2.0 である場合，臨床的に VCM の有効性が低いと報告されています．MIC = 1.0 でもトラフ値（血中濃度の最低値）を高く設定することが必要であり，他の抗 MRSA 薬を検討しましょう．

ESBL 産生菌ではセフェム系抗菌薬が臨床的には無効であるにもかかわらず MIC 値によっては感受性：S とされる場合があります．ESBL に対しては他に S があっても，CMZ（セフメタゾール），CTZ/TAZ（セフトロザン/タゾバクタム），あるいはカルバペネムが適応となります．

POINT 50

◆ 培養結果から Target を絞る → 標的治療(デフィニティブセラピー)
◆ 感受性 S でも，VCM の MIC ≧ 1 である場合，他の抗 MRSA 薬へ
◆ ESBL には CMZ，CTZ/TAZ，あるいはカルバペネム

Stage 51 De-escalation（デ・エスカレイション）

これができれば感染症治療のデキる人！

エンピリックセラピーで投与した広域抗菌薬で治療がうまくいっている場合，そのままその抗菌薬を続けてはダメなのでしょうか？

De-escalation（デ・エスカレイション）

培養結果等で起炎菌が判明した時点で，エンピリックセラピーとして選択していた広域抗菌薬を，より狭域スペクトラムの抗菌薬に変更したり，多剤併用の抗菌薬を中止することを De-escalation といいます．要は無駄に広げていた抗菌スペクトラムを狭くすることです．De-escalation によって適切に変更された治療は「デフィニティブセラピー（標的治療）」と呼ばれます．例えば「院内肺炎＋敗血症疑い」に対して，Target として肺炎球菌，緑膿菌，嫌気性菌，MRSA を想定し，カルバペネム＋バンコマイシン（VCM）を投与していたとします．その後，痰のグラム染色でグラム陰性桿菌（GNR）を認め，培養でそれがクレブシエラであれば，もう緑膿菌やMRSA をカバーする必要がないのでカルバペネムや VCM は不要です．そのクレブシエラに感受性のある抗菌薬の中からできるだけ狭域で移行性も悪くない抗菌薬に変更します．例えばセフメタゾール（CMZ）やセフトリアキソン（CTRX）の単剤に De-escalation できます．

De-escalation の意義

昔の感覚の医師にとって，「せっかくうまく効いている抗菌薬をあえて変える」ことには抵抗を感じるかもしれません．「格好つけて狭い抗菌薬に変えるのは患者にリスクを負わせる行為なのでは？」という不安が生じるのです．たしかに昔は，De-escalation は「世の中に耐性菌を増やさないために」とか「医療費コスト削減」とか，目の前の患者のためというよりは将来の医療のためという表現で推奨されてきました．しかし現在では，De-escalation は目の前の患者のためにやるべき行為といえます．**広域**

抗菌薬をダラダラと長期使用することは，患者に大きなリスクを負わせるということを知っておかなければなりません．それは多剤耐性菌のリスクと正常細菌叢の破綻です．

POINT 51-1 【広域抗菌薬の長期使用によるリスク】

◆ 多剤耐性菌が保菌（コロナイゼーション）しやすくなる
◆ 多剤耐性菌による感染症が発症しやすくなる
◆ 正常細菌叢の破綻：*C. difficile* 腸炎（偽膜性大腸炎）のリスク↑↑

また，「重症敗血症において，その死亡率と ICU 在室期間は広域薬継続群と De-escalation 群で差がない」というエビデンスレベルの高い報告[1]があります．さらに，「院内肺炎には De-escalation した方が予後がいい」とまで述べる報告もいくつかありますが，De-escalation はエンピリックセラピーが奏功している症例で行われるケースが多いので，そこまでいえるかは意見の分かれるところです．ただいずれにせよ，世界中の感染症のガイドラインで De-escalation は推奨されています．

De-escalation は臨床所見，検査等，総合的な評価を！

当然ながら，培養検査を見ても Target がまったく不明の時は De-escalation は困難です．そのためにも，抗菌薬投与前の微生物検査は絶対にさぼってはいけないのです　臨床所見や種々の検体検査等，総合的な評価をくり返し行い，想定菌をある程度的確に絞れなければ，De-escalation はできません．

POINT 51-2 【De-escalation の条件】

◆ エンピリックセラピーの前に（良質な）検体の採取が行われている
◆ 臨床的に臓器障害，重症度の改善がある
◆ 同定された起炎菌が，より狭域の抗菌薬に感受性である
◆ 他の感染巣が否定できる
◆ 持続する好中球減少症（<1,000/mm^3）等，重篤な免疫不全がない
◆ 選択する狭域抗菌薬が Focus に移行できる

[1] Intensive Care Med 2014; 40: 1399-408）

Stage 52 投与期間

CRP で抗菌薬の継続・中止を決めない！

敗血症	黄色ブドウ球菌：最低 28 日 CNS：7 日 グラム陰性桿菌（GNR）：10 ～ 14 日 カンジダ：血培陰性後 14 日
肺炎	肺炎球菌等市中肺炎，誤嚥性肺炎：5 ～ 7 日（解熱後 3 日） 異型肺炎：7 ～ 10 日 院内肺炎，人工呼吸器関連肺炎：7 日 クレブシエラ等 GNR：10 ～ 14 日 ブドウ球菌：3 ～ 4 週 緑膿菌：3 ～ 6 週 肺化膿症：4 ～ 6 週
咽頭炎	A 群溶連菌：5 ～ 7 日
中耳炎	2 歳未満：10 日，2 歳以上：5 ～ 7 日
副鼻腔炎	5 ～ 7 日　※抗菌薬による
膀胱炎	ST 合剤かニューキノロンで 3 ～ 5 日
腎盂腎炎	10 ～ 14 日，ニューキノロンで 5 ～ 7 日．再発なら 42 日
腹腔内感染	ドレナージ後の腹膜炎：4 ～ 5 日（免疫抑制なし） 偽膜性大腸炎：10 日
胆管炎	7 日
子宮等骨盤内臓器	14 日
感染性心内膜炎 （Stage65）	黄色ブドウ球菌，腸球菌：4 ～ 6 週 連鎖球菌：2 ～ 4 週
化膿性関節炎	淋菌性：14 日 その他：3 ～ 4 週
急性骨髄炎，椎体炎 慢性骨髄炎	6 ～ 8 週間 赤沈正常化まで：時に 3 ヶ月以上
髄膜炎	肺炎球菌：10 ～ 14 日 インフルエンザ菌，髄膜炎菌：7 ～ 10 日 リステリア：21 日→免疫不全ならそれ以上
ドレナージできない 膿瘍	1 ～ 2 ヶ月

抗菌薬投与期間の目安（De-escalation後を含む）

　抗菌薬の投与期間は，炎症所見で決めるのではなく，各感染症によって目安というものがあり，左表のように，Focus，起炎菌，使う抗菌薬，あるいは重症度によって抗菌薬の投与期間は異なってきます．とくに，**血流感染，骨髄炎，膿瘍，黄色ブドウ球菌は4週以上（再発が多いため）**ということは覚えておきましょう．決して，**熱が下がったり，CRPが下がったからといってすぐに切ってしまってはダメ**です．

CRPと抗菌薬

　しつこいようですが，抗菌薬の投与期間はとくにCRPで決めてはダメです．以下，CRPの高低と抗菌薬について下記を覚えておきましょう．

POINT 52-1

【CRPが低値でも抗菌薬を投与すべき場合】
◆ 頻呼吸，血圧低下，意識障害を伴う高体温，低体温，悪寒・振戦など
　→ すなわち敗血症を示唆する場合（血培を採ってすぐ抗菌薬開始）
◆ 以下の感染症はCRPに関わらず標準的投与期間まで抗菌薬を継続（De-escalationは必要）
・黄色ブドウ球菌の敗血症や感染性心内膜炎（4〜6週）
・化膿性関節炎（ブドウ球菌は4週，その他は3週）
・骨髄炎（6週）
・膿瘍（4〜8週）

POINT 52-2

【CRPが高値でも抗菌薬を中止すべき場合】
◆ 炎症所見だけが残り，バイタルサイン，臨床所見，臓器障害が明らかに改善している場合
◆ 薬剤熱が疑われる場合（S48）
◆ 各疾患の標準的な投与期間を過ぎている場合
◆ 上記の場合はいずれにせよ抗菌薬をいったん中止し，48〜60時間以上経過観察後に再評価を行う．再度抗菌薬の投与をするのであればその前に血液培養2セットを採る

Stage 53　感染症治療のまとめ

これが感染症治療の基本的な流れ！

「感染症治療の大まかな流れ」をまとめておきましょう.

　感染症（抗菌）の治療は, うまくいったら De-escalation と投与期間を考慮しましょう. うまくいかなかった場合は, 基本に立ち返ることが重要で, 下記の内容を1つ1つ確認しましょう. 安易に抗菌薬を変えて解決することは稀です.

POINT 53　感染症治療の流れ

①重症度の確認（バイタル, SOFA）
②Focus と起炎菌（Target）の想定
③血培, 検体の採取（細菌検査）
④【エンピリックセラピー】
　・起炎菌の感受性の予想
　　（アンチバイオグラム）
　・臓器移行性
　・投与量, 回数

⑤評価
　臨床効果, 培養結果,
　感受性

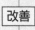

⑥De-escalation
　・原因菌に適した狭域抗菌薬へ
　・投与期間

増悪

【増悪時の確認事項】
・投与量, 回数が十分か？
・感染源への移行性
　（特に中枢神経）
・ドレナージできていない
・体内の異物や, 他の
　Focus の感染
・想定してない微生物の感
　染（ウイルス, 真菌, 異
　型感染, 寄生虫）
・感染症以外で炎症の理由
　がある
・薬物が熱（炎症）の原因
　となっている

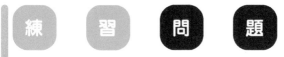

問1 quick SOFA の 3 項目と，SOFA の 6 項目をいえ．

問2 発熱性好中球減少症（FN）とはどのような状態か．

問3 敗血症疑いあるいは FN では，速やかに何と何をすべきか．

問4 血液培養で 1 セットのみ検出された場合，コンタミネーションを疑う菌を 5 つ挙げよ．

問5 肺炎で最も頻度の高い起炎菌を英語と日本語で答えよ．

問6 尿路感染の頻度の高い起炎菌は，どのような細菌群か．また代表菌名をいえ．

問7 エンピリックセラピーとは「何をして抗菌薬を投与すること」か．

問8 分離された細菌が各抗菌薬に対しどのくらいの確率で効く（感受性がある）かを一覧表にしたものを何と呼ぶか．

問9 髄液・骨髄に移行性しない抗菌薬の代表をいえ．

問10 眼内に移行しない抗真菌薬は何系真菌薬か．

問11 一般に経口第 3 世代セフェムが推奨されない理由をいえ．

問12 明らかに腎毒性のある，抗菌薬の系と抗 MRSA 薬を挙げよ．

問13 腎負荷のない第 3 世代セフェム 1 つと，いくつかの抗菌薬を挙げよ．

問 14 Time above MIC に効果が依存する抗菌薬は何系抗菌薬か.

問 15 耐性のない黄色ブドウ球菌（MSSA）に対して第一選択となる抗菌薬は何か.

問 16 *Enterococcus faecalis* に対して第一選択となる抗菌薬は何か.

問 17 膿瘍に対して行う治療は，抗菌薬よりも何が重要か.

問 18 ESBL 産生菌に対して有効と考えられる抗菌薬を 2 種類挙げよ.

解　答

問 1：〔qSOFA〕・呼吸数 22 回/分以上
　　　・意識が清明でない
　　　・血圧 100 以下
　　〔SOFA〕PaO₂/FiO₂（低酸素），血小板数，総ビリルビン，平均血圧，GCS（意識障害），クレアチニン

問 2：好中球が減少（≦ 500/μL）の状態で発熱（38℃以上）した状態

問 3：血液培養や微生物検査検体を採り，広域抗菌薬を投与

問 4：CNS, *Corynebacterium, Bacillus, Clostridioides perfringens, Propionibacterium, Micrococcus*

問 5：*Streptococcus pneumoniae*（肺炎球菌）

問 6：腸内細菌，大腸菌

問 7：起炎菌を想定して抗菌薬を投与す
るること

問 8：アンチバイオグラム

問 9：セファゾリン（CEZ）

問 10：キャンディン系

問 11：生体内利用率（Bioavailability）が悪いため（腸管での吸収率が低いため）

問 12：アミノグリコシド系，バンコマイシン（VCM）

問 13：セフトリアキソン（CTRX），以下 POINT 46-2 参照.

問 14：β ラクタム系抗菌薬（ペニシリン系, セフェム系, カルバペネム系）

問 15：セファゾリン（CEZ）

問 16：アンピシリン（ABPC）

問 17：ドレナージ

問 18：セフメタゾール（CMZ），カルバペネム（メロペネム：MEPM）

Chapter 7

薬剤耐性菌と
耐性化の機序

これまでも薬剤耐性菌はたびたび登場してきました
が，ここで整理し，抗菌薬の作用と耐性化する機序を
勉強しましょう．

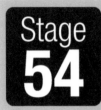

薬剤耐性菌①

そろそろ覚えてしまいましょう！

耐性ブドウ球菌

- MRSA（メチシリン耐性黄色ブドウ球菌），
- MRCNS（メチシリン耐性コアグラーゼ陰性ブドウ球菌）

　ブドウ球菌は動物の皮膚によくいます．その中でメチシリン耐性と呼ばれる菌は結局多剤耐性菌で，抗 MRSA 薬しか効きません（S22, S34）．耐性菌の略称で MR とくれば Multiple Resistant の略であることが多いのですが，ここだけは，Methicillin Resistant ですので注意しましょう．検査でメチシリン耐性か否かの判定するには，オキサシリンという抗菌薬の感受性（メチシリンじゃないのか？と思うかもしれませんが）で判定されます．

　また，**CNS は表皮ブドウ球菌がその代表**です．

腸球菌

- *E. faecalis* 以外の腸球菌（*Enterococcus*）
- VRE（バンコマイシン耐性腸球菌）

　腸球菌も何回も登場してきましたね．*faecalis*（フェカリス）と，それ以外では，効く抗菌薬が大違いなのでした．*faecalis* にはペニシリン系（アンピシリン：ABPC），それ以外には抗 MRSA 薬が第一選択になります．

　VRE は抗 MRSA 薬のバンコマイシン（VCM）にすら耐性をもってしまった腸球菌（多くは *faecium*（フェシウム））で，1 件の検出だけでも結構問題となる菌です．というのも VRE は一般に症状が出ない（保菌だけ）なので，すでにヒトからヒトへ伝搬してしまっていることが多いのです．VRE は海外でよく出るのですが，日本でもたまに地域単位でクラスターが生じることがあります．それでも病気として発症しなければよいのですが，免疫不全の患者に VRE が原因の感染症が発症した場合，かなり厄介です．

ペニシリン耐性肺炎球菌
(PRSP：Penicillin-resistant *Streptococcus pneumoniae*)

Streptococcus（連鎖球菌）は菌の中でも最も抗菌薬に弱い連中といってよいでしょう．今でもペニシリン（PCG）が非常によく効きます．そんな中，名前の通りペニシリンに耐性の肺炎球菌が少し増えてきています．とはいえ，他に効く抗菌薬がいくらでもあるので，「耐性」と名前がついている割にはたいしたことない菌です．

耐性インフルエンザ桿菌
(BLNAR：*β*-Lactamase negative Ampicillin resistance)

インフルエンザ桿菌は昔はアンピシリン（ABPC）が効きやすかったのですが，今ではそれに耐性をもつものがかなり増えてしまいました．耐性をもつ機序の代表として*β*ラクタマーゼの産生を勉強しましたね（S24）．ところがBLNARとは，アンピシリンを壊す*β*ラクタマーゼを産生しないのに（また別の機序で）アンピシリンに耐性をもったインフルエンザ桿菌のことです．BLNARが増えたせいで，内服のペニシリン系はインフルエンザ桿菌に効きにくくなってしまいました(当院のアンチバイオグラム（付録1）では感受性50％以下)．点滴なら第3世代セフェムがよく効くので困らないのですが，内服だと経口第3世代セファムが役に立たないので（S45）使う抗菌薬が難しいのです．当院アンチバイオグラムではインフルエンザ桿菌に対し，マクロライド系のアジスロマイシン（AZM）の感受性が98％なので，内服ではAZMが推奨されます．

POINT 54

◆ 耐性ブドウ球菌 → 抗MRSA薬
・MRSA（メチシリン耐性黄色ブドウ球菌）
・MRCNS（メチシリン耐性コアグラーゼ陰性ブドウ球菌）
◆ 腸球菌
・*E. faecalis* 以外の腸球菌（多くは *E. faecium*）→ 抗MRSA薬
・VRE（バンコマイシン耐性腸球菌）→ VCM以外の抗MRSA薬
◆ ペニシリン耐性肺炎球菌（PRSP：Penicillin-resistant *Strep-tococcus pneumoniae*）
◆ 耐性インフルエンザ桿菌（BLNAR：*β*-Lactamase negative Ampicillin resistance）

Stage 55 薬剤耐性菌②

コリスチンやチゲサイクリンしか効かない菌はかなりやばい!

耐性腸内細菌

- ESBL（Extended-spectrum β-Lactamase：拡張型 β ラクタマーゼ）産生菌（S50）
- AmpC 産生菌
  （アンプ c）

　これらも腸内細菌の耐性菌として頻出です．ESBL 産生菌にはセフメタゾール（CMZ）かカルバペネム，AmpC 産生菌には第 4 世代セフェムまたはカルバペネムが第一選択です．

カルバペネム耐性腸内細菌
(CRE：Carbapenem-resistant *Enterobacter*)

- カルバペネマーゼ非産生型のカルバペネム耐性菌
- メタロ β ラクタマーゼ（MBL）産生菌：NDM-1，IMP-1 等
- KPC 産生菌

　これらはカルバペネム無効の厄介な連中です．とくに，NDM-1，IMP-1，KPC 産生菌はほとんどの抗菌薬に耐性であることが多く（アミノグリコシド，ニューキノロン，ST 合剤等に感受性があればラッキー），**コリスチンやチゲサイクリン**といった最終兵器的な抗菌薬でないと治療できない状況が発生します．カルバペネマーゼ非産生型以外，検出するのは稀ですが,これらは人の手や医療器具を介して伝播するといわれており,見つかったら保菌であっても院内の強力な感染対策が必要となります（患者を隔離したりトイレを区分けする等）．

多剤耐性緑膿菌
(MDRP：Multi-drug resistant *Pseudomonas aeruginosa*)

　緑膿菌はただでさえ有効な抗菌薬が少ないのに，さらに「多剤耐性」などという冠がついたものは本当に効く薬がありません．すなわち，**アミノ**

グリコシド，ニューキノロン，カルバペネムの３つに耐性をもつ緑膿菌をMDRPと呼びます．これもコリスチンやチゲサイクリンといった最終兵器が使用されます．それでも効きが悪いこともあり，MDRPで発症した場合，もう救命できないことがあります．MDRPは広域抗菌薬の使い過ぎで生まれるので，こういう菌を作らないためにもDe-escalationが重要なのです．

多剤耐性アシネトバクター
(MDRA：Multi-drug resistant *Acinetobacter*)

アシネトバクターは土壌などの自然環境中にいる環境菌です．健康な人の皮膚から出ることもありますが，通常は無害（保菌）です．アシネトバクターによる感染症は集中治療室の患者などかなりの重症患者で生じ，市中感染症として見つかることは極めて稀です．MDRAはカルバペネム，ニューキノロン，アミノグリコシド系のすべてに耐性です．また，環境に付着すると最長5ヶ月も生存し，最悪，MDRAを保菌した患者が使用した人工呼吸器などの医療機器（滅菌しにくいもの）は使えなくなります．

Stenotrophomonas maltophilia

この菌も，緑膿菌，アシネトバクター，セラチアのような環境菌です．この菌は「耐性」という名がつかなくともカルバペネムが効きません．この菌が起炎菌となることは稀ですが，人工呼吸器が長期に装着された患者で問題になることがあります．幸いMINO，ニューキノロンはほぼ有効です．

POINT 55

◆ 耐性腸内細菌　・ESBL → CMZ，カルバペネム
　　　　　　　　　・AmpC → 第4世代セフェム，カルバペネム
◆ カルバペネム耐性腸内細菌（CRE）
・カルバペネマーゼ非産生型のカルバペネム耐性菌
　　　　　　　　　　　　　　　→ ニューキノロン等
・メタロβラクタマーゼ（NDM-1，IMP-1），KPC産生菌
　　　　　　　　　　　　→ コリスチン，チゲサイクリン
◆ 多剤耐性緑膿菌（MDRP）　　→ コリスチン，チゲサイクリン
◆ 多剤耐性アシネトバクター（MDRA）
　　　　　　　　　　　　→ コリスチン，チゲサイクリン
◆ *Stenotrophomonas maltophilia* → MINO，ニューキノロン

Stage 56 抗菌薬の作用点

抗菌薬は菌のどこを阻害して効かせるのか？

細菌がどのように耐性をもってしまうのか理解するために，抗菌薬の作用点（効く機序）を知っておきましょう．

細菌の細胞壁（ペプチドグリカン）の合成阻害

- βラクタム系：ペニシリン系，セフェム系，カルバペネム系
- グリコペプチド系：バンコマイシン（VCM），テイコプラニン（TEIC）

細菌の細胞壁にはペプチドグリカンという蛋白（S23）があり，βラクタム系（βラクタム環），グリコペプチドはペプチドグリカンの合成を阻害します．ペプチドグリカンができないと，菌は細胞分裂ができなくなる（静菌作用）か，細胞壁が浸透圧に耐えられず破裂します（殺菌作用）．

DNA 合成阻害

- ニューキノロン系：レボフロキサシン（LVFX）
  シプロフロキサシン（CPFX）

細胞は DNA を合成して分裂・増殖していきますが，細菌はその過程でII型トポイソメラーゼ（DNA ジャイレース）や，IV型トポイソメラーゼという酵素が必要となります．キノロン系は，それらを阻害することで殺菌的に作用します．

- ST 合剤

DNA の複製に必要な葉酸の合成，さらに葉酸の活性化を阻害し菌を殺します．ヒトは食事で葉酸を外から取り込めますが，細菌は自ら葉酸を合成しなければなりません．ST 合剤は S：スルファメトキサゾールと T：トリメトプリムの合剤ですが，前者が葉酸を作る過程で必要な酵素を阻害，後者が葉酸を活性化する酵素を阻害します．

タンパク質合成阻害

- アミノグリコシド系:ストレプトマイシン（SM），カナマイシン（KM），ゲンタマイシン（GM），トブラマイシン（TOB），アミカシン（AMK），アルベカシン（ABK）
- テトラサイクリン系：ミノマイシン（MINO），チゲサイクリン（TGC）
- マクロライド系:エリスロマイシン（EM），クラリスロマイシン（CAM），アジスロマイシン（AZM）
- クリンダマイシン（CLDM）
- リネゾリド（LZD）

　細菌の生命維持や増殖にはタンパク質合成が必要となりますが，タンパク質合成はリボソームという器官で行われています．これらの抗菌薬は細菌のリボソームに結合してタンパク質合成を阻害します．リボソームの30Sサブユニットに結合して合成を阻害するのがアミノグリコシド系，テトラサイクリン系で，50Sに結合するのはマクロライド系，クリンダマイシン（CLDM），リネゾリド（LZD）です．

細胞膜への傷害

- ダプトマイシン（DAP）

　細胞膜を介した細胞内外の物質のやり取りを阻害します．

POINT 56：抗酸菌の作用点

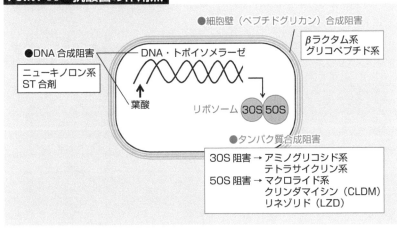

Stage 57 抗菌薬耐性化の機序

菌は何をして耐性化する？

　細菌が耐性化する機序は大きく4つあります．1つの菌が耐性化するのにそれらの機序がいくつか重複することもよくあります．

❶βラクタマーゼ

　これはもうやりましたね．βラクタム系抗菌薬のキモであるβラクタム環を，細菌が産生するβラクタマーゼが破壊してしまうのでした．Stage 24, 54, 55 を復習しましょう．

❷作用点の変異

　前 Stage で抗菌薬の作用点の1つとして DNA 合成阻害を勉強しました．微生物は，抗菌薬が標的とする分子（そのもととなる DNA や RNA）を変異させ，その薬を無効にすることがあります．細菌だけでなく，ウイルス，がん細胞が薬剤から逃れる（耐性をもつための）常套手段です．細菌では以下がその代表例ですが，他にいくらでもあります．

- PBP（ペニシリン結合タンパク）の変異
  - → MRSA，MRCNS，ペニシリン耐性肺炎球菌（PRSP），耐性インフルエンザ桿菌（BLNAR）
- バンコマイシン耐性腸球菌（VRE）
- ニューキノロン耐性菌

❸排出ポンプ（efflux 機構）

　菌に入ってきた抗菌薬を細胞外に排出し，菌内の薬物濃度を下げることで耐性化します．この機序でβラクタム系にも耐性が生じますが，細胞内に入って作用するマクロライド，ニューキノロンはこの機序がメインです．

- 多剤耐性のグラム陰性桿菌：多剤耐性腸内細菌，緑膿菌

❹外膜変化

　菌の外膜の孔（ポーリン）を狭くしたりなくしたりして，少しでも抗菌薬が入ってくるのを防いで耐性化します．とくにグラム陰性桿菌（GNR）では，防御的外膜がペプチドグリカンよりも外周にあるため，ポーリンという穴を通らないとβラクタム系はペプチドグリカンに届かず効きません．また，緑膿菌の外膜にはカルバペネムが入れるポーリンがありますが，カルバペネムに長期にさらされると突然変異が生じ，このポーリンがなくなってしまうことがあります．

・カルバペネム耐性腸内細菌（CRE），多剤耐性緑膿菌（MDRP）

バイオフィルム

　Stage 37 でも勉強しましたが，これは菌の耐性化というより，臨床的に抗菌薬が効かなくなる原因です．典型例は，ムコイド（粘液）産生型クレブシエラ（**写真**）です．バイオフィルムによって抗菌薬が菌体に届きにくくなるので，効きにくくなったり，再発が生じやすくなります．

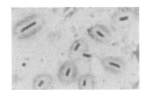

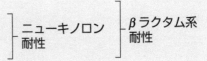

POINT 57：耐性化の機序

❶βラクタマーゼ
❷作用点の変異
❸排出ポンプ（efflux 機構）　┐ニューキノロン ┐βラクタム系
❹外膜変化　　　　　　　　　　┘耐性　　　　　　┘耐性

Stage 58　耐性菌は「強い」のか？

なぜ広域抗菌薬の長期使用はダメなのか？

　医療系の学生さんは病院で実習があると思いますが，病院内には市中にはそれほどいない薬剤耐性菌が院内のあちこちに存在しています．そのため学生さんが実習中にそういう耐性菌に接触することはいくらでもあります．しかしそんな菌の感染症を発症する学生はいません．

耐性菌を増殖させるのは「無意味な長期の抗菌薬投与」！

　耐性菌は，耐性を得るために本来の菌としての能力に何らかの代償を払っていることが多く，幸い，正常細菌叢との生存競争という意味では弱者であることが多いです．ですが，そこにカルバペネムやニューキノロン等広域抗菌薬の「選択圧」（S12，コラム4）が加わってしまうと，薬剤耐性菌以外の細菌が減少し，薬剤耐性菌が増殖しやすい環境ができあがります．それ以外にも，抗菌薬曝露そのものが，βラクタマーゼの過剰産生やDNAの変異など，薬剤耐性獲得の原因となります．すなわち，抗菌薬が投与されていない学生さんに耐性菌がついたとしても，正常細菌叢の方が圧倒的に強いので耐性菌の感染症など起こらないのです．

　一方，広域抗菌薬が長期的に入っている患者に耐性菌がついた場合はどうでしょうか．上記の理由から，**長期の抗菌薬使用者は耐性菌にとって最高の培地**となっているのです．そのため，感染症はできるだけ短期決戦でいきたいのです．長期戦が強いられる場合は，できるだけ広域でなく狭域の抗菌薬にして（De-escalation して），耐性菌が生まれたりついたりするのを防ぎたいのです．

POINT 58

- 耐性菌は正常細菌叢との生存競争という意味では弱者であることが多い
- 長期の広域抗菌薬使用者は耐性菌にとって最高の培地

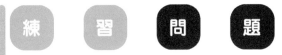

問 1 ブドウ球菌の多剤耐性菌を 2 つ，略称で答えよ．また，その感受性の確認は何という薬剤で判定しているか．

問 2 表皮ブドウ球菌はどんな菌の代表か．英語の略称で答えよ．

問 3 近年, 世界で増加している腸球菌の耐性菌の略称を答えよ．また, 腸球菌の中で，何という菌がそれになっていることが多いか．

問 4 PRSP という耐性菌は何の略か．（カタカナでも可）

問 5 β ラクタマーゼを産生しないのに ABPC（アンピシリン）に耐性をもつインフルエンザ桿菌を何と呼ぶか．略称で答えよ．

問 6 ESBL, AmpC はどのような細菌群で多いか．また，ESBL には有効なことが多く，AmpC には無効なセフェム系抗菌薬の名前をいえ．

問 7 カルバペネム耐性腸内細菌（CRE）には，カルバペネマーゼを産生するものがある．その代表を 3 つ挙げよ．

問 8 上記の菌に対する治療はどのような抗菌薬が必要となることが多いか，2 つ挙げよ．

問 9 多剤耐性緑膿菌（MDRP）はどのような抗菌薬に耐性なもののことをいうか．3 つ答えよ．

問 10 多剤耐性緑膿菌（MDRP），多剤耐性アシネトバクター（MDRA）に有効な抗菌薬を 2 つ挙げよ．

問 11 *Stenotrophomonas maltophilia* に対して無効な広域スペクトラム抗菌薬は何系抗菌薬か. また, どんな抗菌薬であれば有効か.

問 12 細胞壁合成阻害を作用点とする抗菌薬を 2 種類答えよ.

問 13 DNA 合成阻害を作用点とする抗菌薬を 2 種類答えよ

問 14 タンパク質合成阻害を作用点とする抗菌薬のうち, リボソーム 30S を阻害するものを 2 種類答えよ.

解 答

問 1： MRSA, MRCNS. オキサシリン

問 2： CNS

問 3： VRE, *Enterococcus faecium* (フェシウム)

問 4： Penicillin-resistant *Streptococcus pneumoniae* (ペニシリンレジスタントストレプトコッカスニューモニア)

問 5： BLNAR (ブルナー)

問 6： 腸内細菌. セフメタゾール(CMZ)

問 7： メタロ β ラクタマーゼ (NDM-1, IMP-1), KPC

問 8： コリスチン, チゲサイクリン

問 9： アミノグリコシド, ニューキノロン, カルバペネム

問 10： コリスチン, チゲサイクリン

問 11： カルバペネムが無効. ミノマイシン (MINO), ニューキノロン (レボフロキサシン：LVFX) が有効

問 12： β ラクタム系抗菌薬, グリコペプチド系抗菌薬

問 13： ニューキノロン系, ST 合剤

問 14： アミノグリコシド系, テトラサイクリン系

Chapter 8

感染症各論I：
一般感染症

ここから，各臓器別の感染症について解説します．

Stage 59 かぜ症候群，インフルエンザとその周辺

日常診療の感染だが，実は難しい！

以下にかぜの原因となるメジャーなウイルスを頻度順にまとめました．

POINT 59-1：かぜ症候群

- ライノウイルス（30〜50%）→ 夏に多い，鼻水が多い
- コロナウイルス（10〜15%）→ 冬に多い
- インフルエンザ（5〜15%）→ 冬に多い，熱が出やすい
- パラインフルエンザ（5%）→ クループ（犬がほえるような咳）
- RSウイルス（5%）→ 2歳までに罹患．流行しやすい．時に呼吸不全
- アデノウイルス（<5%）：咽頭結膜炎（プール熱），流行性角結膜炎

治療

インフルエンザは抗インフルエンザ薬（ノイラミニダーゼ阻害剤：オセルタミビル，ラニナミビル等）ですが，それ以外には対症療法（解熱剤，咳止め，去痰剤等）で十分です．脱水症状がある場合は輸液をします．ウイルスを疑っているのに「念のために抗菌薬」というのは時代遅れです．

とはいえ，本当にかぜでいいのか？

これは実は難しいのです．バイタル（呼吸数を忘れずに！），咽頭所見，呼吸音を確認し，それらの異常や，重症感があれば他の疾患の鑑別，すなわち検査や救急対応も必要です．例えば，**急性喉頭蓋炎，扁桃周囲炎（膿瘍），気管支喘息（の合併），マイコプラズマ肺炎**などは，増悪すると呼吸不全に陥ることがあるので，若い先生は気になる所見があったら，必ず専門の先生にも確認してもらいましょう．

POINT 59-2

◆ 急性喉頭蓋炎，扁桃周囲炎（膿瘍），気管支喘息（の合併），マイコプラズマ肺炎を見逃すな！

急性咽頭炎

　熱と咽頭痛がメインである急性咽頭炎の場合も，成人ではほぼウイルス性なので，よほどの咽頭所見がなければ風邪としてよいです．しかし小児では，A群β溶連菌が咽頭炎の15〜30％を占めるので，細菌性も疑います．咽頭ぬぐい液を使った溶連菌迅速検査もありますが，感度70〜90％，特異度95％といまいちです（S04）．そのため，陽性の場合はペニシリン系抗菌薬（アモキシシリン：AMPC）を投与します．陰性の場合ははっきりしないので，小児ではさらに咽頭培養が推奨されます．抗菌薬を出すかは重症感によるでしょう．ただし，頸部のリンパ節がコロッと触れたら，AMPCでなくクリンダマイシン（CLDM）を推奨します．その理由は以下です．

伝染性単核球症

　溶連菌と似た症状で，EBウイルスによる伝染性単核球症があります．思春期から若年青年期に多く，唾液感染することからKissing Diseaseなどと呼ばれます．咽頭炎症状のほか，上半身の赤い皮疹，リンパ節腫脹が9割以上，脾腫を半数近くで認めるのでそこに注目します．伝染性単核球症を疑ったら，VCA-IgM，VCA-IgG，EBNAというEBウイルスの抗体や抗原を検査します．治療は対症療法です．ペニシリン系，とくに**アンピシリン（ABPC）を投与すると薬疹で発疹がひどくなるので禁忌です．**

百日咳：*Bordetera pertussis*
ボルデテラ　パーツッシス

　百日咳菌による下気道炎で2週以上咳が続き，吸気時にヒューと笛声音（whoop）がします．乳幼児では重症化しやすいのでワクチン接種します．治療はマクロライド系のアジスロマイシン（AZM）が一般的です．

POINT 59-3：咽頭炎

◆ 成人ならほぼウイルス → 風邪対応
◆ 小児なら，A群β溶連菌が15〜30％ → 抗原キットや培養で確認
　　→ 抗菌薬を出すなら AMPC か CLDM
◆ 思春期〜若年青年なら，伝染性単核球症も鑑別
　　リンパ節腫脹が9割以上，脾腫は半数近く → 対症療法
◆ 咳がひどい → マイコプラズマ肺炎や百日咳を鑑別

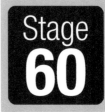

Stage 60 中耳炎，副鼻腔炎

耳鏡は使えるように！

急性中耳炎

　小児に多く，耳鼻科医でなくとも当直でよく経験します．症状は，鼻汁や咽頭痛などの風邪症状（咽頭炎）に続いて生じることが多く，耳痛，耳閉感，耳漏（黄色や白色の耳だれ），発熱です．耳鏡で鼓膜やその周囲を観察すると，発赤，腫脹，膿が見えます（**図60**）．慢性中耳炎（急性中耳炎のくり返し）では鼓膜に穴が開き，耳漏や難聴が生じます．

図60　左：正常の鼓膜，中央：初期の急性中耳炎，右：進行して膿が溜まった中耳炎

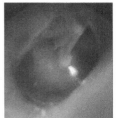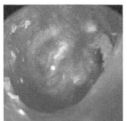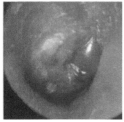

慶応義塾大学病院 KOMPAS から許可を得て転載
https://kompas.hosp.keio.ac.jp/contents/000227.html

　治療は，自然治癒することも多いので，写真中央のように赤みが強く炎症が明らかな場合にのみ，抗菌薬を投与します．原因菌は肺炎球菌とインフルエンザ桿菌が多いのですが，あまり耐性菌は意識せず，アモキシシリン（AMPC）＋アモキシシリン/クラブラン酸（AMPC/CVA）併用を7～10日間投与します．量は，成人でAMPCとして500 mgを1日3回と十分量投与してください．当直で一晩だけやり過ごしたいときは，セフトリアキソン（CTRX）を点滴して翌日耳鼻科の先生に診て頂きましょう．痛みや膿がひどい場合は鼓膜切開が必要となります．

副鼻腔炎

急性副鼻腔炎も風邪に続いて生じることが多く，中耳炎との合併もあります．起炎菌もやはり肺炎球菌とインフルエンザ桿菌が多いです．症状が4週未満の場合は急性副鼻腔炎，12週以上続く場合は慢性副鼻腔炎（蓄膿症）と定義されます．慢性副鼻腔炎は感染性だけでなく，アレルギー性の場合も多いです．いずれにしても症状は，頭重感，頭痛，鼻閉，副鼻腔付近の鈍痛（頬部痛），発熱です．とくに慢性副鼻腔炎では，後鼻漏による慢性的な喉のかゆみ，閉塞感，嗅覚障害，慢性咳嗽やそれに伴う睡眠障害などが生じます．また，鼻茸（鼻ポリープ）の合併を認めた場合は，気管支拡張症やびまん性汎細気管支炎も合併していることが多く，それらはまとめて副鼻腔気管支症候群と呼ばれます．治療は，急性の場合は中耳炎と同じでよいですが，(慢性) 副鼻腔気管支症候群の場合はマクロライド（エリスロマイシンやクラリスロマイシン）の少量長期投与（感染症で使う量の1/4量を3〜6ヶ月）を考慮します（S28）．

ただし，マクロライドの少量長期療法は，症状の改善はかなり認めるものの，やはり抗菌薬の長期投与は耐性菌の問題があり賛否両論あります．

POINT 60

◆ 急性中耳炎，急性副鼻腔炎
　・風邪（症状）に続いて生じることが多い
　・起炎菌：肺炎球菌，インフルエンザ桿菌が多い
　・軽症なら経過観察
　・抗菌薬は AMPC＋AMPC/CVA，または CTRX 点滴
◆ 慢性副鼻腔炎
　・アレルギー性の場合も多い
　・鼻茸（鼻ポリープ）があれば，気管支拡張症，びまん性汎細気管支炎の合併（副鼻腔気管支症候群）を確認
　・マクロライドの少量長期投与を考慮

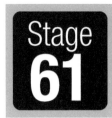

肺炎

市中肺炎以外では起炎菌の予想範囲がかなり拡大！

　肺炎は重症度がピンキリなので，まずはその評価です．SOFA と似たようなものですが，肺炎の重症度を評価する CURB 65（カーブ）が有名です．

POINT 61-1：【肺炎の重症度評価法：CURB65（1項目1点）】

◆ Confusion：意識障害・見当識障害
◆ Urea：BUN > 20 mg/dL
◆ Respiratory rate：呼吸数 ≧ 30 回/分
◆ Blood pressure：収縮期圧 < 90 mmHg または拡張期圧 ≦ 60 mmHg
◆ 65 歳以上

点数	重症度（死亡率）	治療方針
0〜1	軽症（1.5%）	自宅治療（内服治療）可能
2	中等症（9.2%）	外来で（点滴）治療通院，短期入院
3〜5	重症（22%）	入院．4 点以上は ICU での管理を考慮

　次に Target の予想ですが，まずは市中肺炎（普段は元気な人でもかかる）の原因を以下にまとめました．肺炎の場合は，喀痰で起炎菌が見つかりやすいので，抗菌薬は G 染色を確認してから投与するのがベストです．

POINT 61-2：市中肺炎の原因と推奨抗菌薬　※痰の G 染色を参考に！

◆ 肺炎球菌（*Streptococcus pneumonia*）→ ペニシリン系
◆ インフルエンザ桿菌（*Haemophilus influenzae*）
　　→ AZM，第 3 世代セフェム
◆ モラキセラ（*Moraxella catarrhalis*）→ 第 2, 3 世代セフェム
◆ クレブシエラ（*Klebsiella pneumonia*）→ 第 3 世代セフェム
◆ 黄色ブドウ球菌（*Staphylococcus aureus*）
　　→ セファゾリン（CEZ）
◆ 嫌気性菌（誤嚥性肺炎）→ ABPC/SBT
◆ 異型肺炎：マイコプラズマ，クラミジア，レジオネラ（重症が多い）
　　→ MINO，ニューキノロン（LVFX，CPFX）
◆ ウイルス（近年は新型コロナ等）

症例によって予想菌は変わる

肺炎で圧倒的に多いのは肺炎球菌肺炎です．高齢で，嚥下があやしい（むせ込みやすい）人は誤嚥性肺炎も多く，口腔内の嫌気性菌が起炎菌になりやすいので，肺炎球菌と嫌気性菌を狙って ABPC/SBT がよく選択されます．バイタルの安定した市中肺炎には，ABPC/SBT が第一候補です．

院内肺炎（医療・介護関連肺炎）

市中肺炎でないとすれば，入院中や介護施設における肺炎となります．エンピリックセラピーでは，易感染症患者で生じる微生物（日和見感染）や施設内の環境菌も Target として抗菌薬を選ぶ必要があります．

POINT 61-3：院内肺炎，易感染症患者では POINT 61-2 のほか，以下も考慮

- ◆ MRSA → 抗 MRSA 薬（VCM, TEIC, LZD 等）
- ◆ 緑膿菌 → 第 4 世代セフェム，PIPC/TAZ，カルバペネム
- ◆ 真菌（画像所見や β-D グルカン等を考慮してカバーするか判断）

肺膿瘍・膿胸

Stage 48 で述べましたが，膿瘍がある場合はドレナージが重要です．また膿瘍は嫌気性菌が多いのと，移行性の良さからクリンダマイシン（CLDM）またはメトロニダゾール（MNZ）の併用も推奨されます（S31, 32）．治療期間は少なくとも 1〜2 ヶ月かかります．

免疫不全患者にはニューモシスチス肺炎の鑑別を

血液疾患や抗がん剤投与中でほとんど免疫がない（白血球が少ない）患者においては，ニューモシスチス肺炎も考慮しましょう．予防や治療には ST 合剤が必要です（S33, 37）．

POINT 61-4

- ◆ 膿瘍には CLDM または MNZ の追加併用を考慮
- ◆ 免疫不全患者にはニューモシスチス肺炎（ST 合剤）も考慮

Stage 62 抗酸菌感染（結核，非結核性抗酸菌症）

結核は試験に必ず出る！

結核菌と非結核性抗酸菌は同じ *Mycobacterium* という抗酸菌の仲間です．決定的に違うのは，結核は空気感染でヒトにうつりますが，非結核性抗酸菌はヒトからヒトへ感染しません．

小粒状〜粗大な結節 → 結核を疑え

結核の検査・診断については Stage 19 を復習しましょう．抗酸菌感染を疑うきっかけとなるのは症状（長期の咳）や右のような胸部 CT 画像です．抗酸菌による肺の炎症は，小粒状〜粗大な結節を作っていきます（**写真①**）．画像所見としては散布性粒状影，Tree in bud といった所見が有名です．

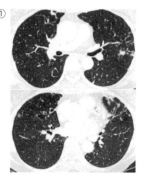

大きな結節は中身が壊死（乾酪壊死）し，その後，液状化した中身が気管支から排出され，空洞化していきます（**写真②**）．このような状況の結核患者はかなり人にうつしやすい状態です．

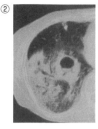

結核菌（*Mycobacterium tuberculosis*）

問診では「すごく昔の話でもいいので，家族や同居していた人が結核，胸膜炎，肋膜炎，肺病になったみたいな話がありませんでしたか？」と聞いてみましょう．そのようなエピソードがあれば，過去に結核菌に暴露されている可能性大です．結核のワクチン（BCG）を打っていても，結核菌が体内に入ると，何十年でも体内に残っています（潜伏感染）．感染してから半年〜2年で発症する人がいる一方，9割以上が発症しないで（気づかないまま）一生を終えます．しかし，高齢や免疫の低下をきっかけに発症する（再燃する）ことがあるので，昔のエピソードが

重要となるのです．結核の治療は，リファンピシン（RFP），イソニアジド（INH），エタンブトール（EB），ピラジナミド（PZA）の4剤を2ヶ月，その後RFP＋INHを4ヶ月投与するのが基本です．EBは視神経障害の副作用があり，ストレプトマイシン（SM）に変えることもあります．

乾酪壊死

　抗酸菌は他の細菌と異なり，ヒトの細胞（特にマクロファージ）の中に侵入します．そのため，細胞性免疫が活性化し，IFN-γが産生され，それによりマクロファージやリンパ球が活性化します〔免疫学〕．活性化したマクロファージは類上皮細胞という細長い細胞になります．抗酸

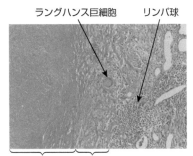

ラングハンス巨細胞　　リンパ球

乾酪壊死　　類上皮細胞層

菌によって生じた大きな結節を病理学的に見ると，乾酪壊死の周囲に類上皮細胞，ラングハンス巨細胞（類上皮細胞が合体して巨大化した細胞），線維芽細胞，リンパ球からなる肉芽組織が見られます（**写真**）．

非結核性抗酸菌症

　多くは *Mycobacterium avium-intracellulare complex* で，MAC症とも呼ばれます．土壌から感染します．CT画像では（違いもあるのですが），結核との鑑別は難しいです．IGRA（S19）は基本陰性ですが，時々偽陽性が出ることがあるので，PCRや抗酸菌培養で確認が必要です．治療は，クラリスロマイシン（CAM）＋抗結核薬2種類を少なくとも1年半（菌の培養陰性から1年間）続ける必要があり，実は結核より大変です．

POINT 62：抗酸菌（*Mycobacterium*）感染

◆ 結核のみヒトからヒトにうつる（空気感染）
◆ 胸部CT：小粒状〜粗大な結節影，散布性粒状影（粟粒影），Tree in bud
◆ 細胞性免疫（IFN-γ）による肉芽種性炎症
　→ 乾酪壊死，ラングハンス巨細胞

Stage 63 尿路感染

外来なら ST 合剤がお勧め！

　尿路感染といっても膀胱炎から腎盂腎炎までありますが，口腔内と同様にただの「尿道〜膀胱の保菌」ということがよくあります（とくにカテーテル挿入時）．そのため，尿培養で菌を認めたり，膿尿（好中球が多い尿）の場合であっても，治療の必要がない場合があります．バイタルの異常や症状がない細菌尿を「無症候性細菌尿」と呼び，抗菌薬の適応にはなりません．炎症が生じている場合は，Target として以下を考えます．

POINT 63-1

◆ 市中尿路感染：腸内細菌が圧倒的に多い
・大腸菌（*Escherichia coli*）← 市中なら 75 〜 95%
・その他の腸内細菌
・*Staphylococcus saprophyticus*（CNS の 1 種）
◆ 院内感染・医療介護施設関連感染であれば以下も考慮
・他の腸内細菌：*Enterobacter*, *Citrobacter*, 腸球菌（*Enterococcus*）
・耐性腸内細菌：ESBL, AmpC
・緑膿菌（*Pseudmonas aeruginosa*）
◆ 性感染症も考慮するなら以下も
・クラミジア（*Chlamydia trachomatis*）
・淋菌（*Neisseria gonorrhoeae*）

膀胱炎でよいか？

　膀胱炎の典型的な症状は，頻尿，残尿感，排尿時痛です．膀胱炎の既往歴のある女性ではかなり診断率が高いです．さらに，発熱，嘔吐，肋骨脊柱角（CVA）叩打痛（鈍痛），膿尿を認める場合は腎盂腎炎の可能性が強くなります（膀胱炎で発熱は稀）．また，CVAの激痛は尿管結石です．一方，帯下（おりも

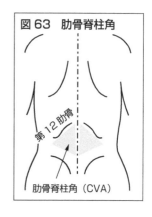

図 63　肋骨脊柱角

第 12 肋骨

肋骨脊柱角（CVA）

の）の増加，陰部掻痒感，性交時痛を認めたら，性感染症を考慮しましょ
う．膀胱炎のみなら無治療でも治るほど軽症が多いです．

腎盂腎炎の発熱・炎症は長引く！

腎盂腎炎は敗血症に発展することがあり油断できません．さらに慢性化
する場合もあります．そのため抗菌薬は少なくとも 10 ～ 14 日間は投与し
ます．また，腎盂腎炎の発熱・炎症は，適切な抗菌薬を投与していても（菌
は死んでも）発熱や炎症（CRP 高値）が５～７日くらい長引くことが
多いです．抗菌薬が効いているのか心配になることが多い感染です．バイ
タルと尿の検査をまめに確認することが重要です．

「尿路感染にニューキノロン」は時代遅れ！

尿路感染の起炎菌は圧倒的に大腸菌が多いです．（弘前大学病院の）大
腸菌に対するレボフロキサシン（クラビット®）の感受性は，外来患者で
67.0％，入院患者で57.5％です(S29)．尿路感染のエンピリックセラピー
にニューキノロンは明らかに不適切です．また，ニューキノロンは長期使
用で耐性化を起こしやすいです．大腸菌をはじめとする腸内細菌には，内
服なら ST 合剤，点滴ならセフメタゾール（CMZ），3 世代セフェムが推
奨されます．内服の 3 世代セフェムが使えない(S45)のが痛いところです．
普通の大腸菌なら 1 世代セファムでも十分なので，セファレキシン（ケフ
レックス®），セファクロル（ケフラール®）もありですが，他の腸内細菌
に対して心許ないので膀胱炎で使いましょう．また，当院では，AMPC/
CVA（オーグメンチン®）に大腸菌の感受性 91％です．

POINT 63-2

◆無症候性細菌尿 → 経過観察
◆女性で，頻尿，残尿感，排尿時痛だけ → 膀胱炎
◆発熱，嘔吐，CVA 叩打痛（鈍痛），膿尿 → 腎盂腎炎
◆腎盂腎炎の発熱，炎症は長引く（5 ～ 7 日）ことが多い
◆大腸菌等の腸内細菌には，内服なら ST 合剤，点滴ならセフメタゾー
　ル（CMZ）や第 3 世代セフェムが推奨
◆普通の大腸菌には，セファレキシン（CEX），セファクロル（CCL），
　アモキシシリン/クラブラン酸（AMPC/CVA）が有効率高い（膀
　胱炎で推奨）

Stage 64 髄膜炎・脳炎

リステリアを忘れずに！

髄膜炎・脳炎（以下，髄膜炎）は，Stage 16 の髄液検査で勉強したようにウイルス性，細菌性，結核性，真菌性がありますが，いずれにしても緊急を要する感染症なので，疑ったら直ちに検査と治療が必要です．

髄膜炎を疑う所見

髄膜炎患者の95％で発熱，頭痛，意識障害，項部硬直のうち2つ以上が見られるとされていますが，発熱と頭痛は他にいくらでもあるので，やはり，意識障害と項部硬直が重要です．項部硬直とは，仰向けにした患者の頭部を前屈させようとすると，それに抵抗して頭部と胸部が一緒に持ち上がる（または強い痛みを訴える）所見です．髄膜炎，脳炎，くも膜下出血等で認められる髄膜刺激症状です．髄膜刺激症状には①項部硬直のほか，②ジョルト・サイン，③ケルニッヒ徴候，④ブルジンスキー徴候がありますが，とくにジョルト・サインはわかりやすく，感度が高いので必ずやりましょう．髄膜刺激症状が見られたらすぐに頭部CT（できればMRI）をとり，上級医または専門の先生に相談しましょう．

POINT 64-1：髄膜刺激症状：髄膜炎，脳炎，くも膜下出血等で出現

①項部硬直
　仰向けにした患者の頭部を前屈させようとすると，抵抗して頭部と胸部が一緒に持ち上がる（または強い痛みを訴える）

②ジョルト・サイン（Jolt accentuation sign）
　子どもが「イヤイヤ」をするように，素早く頭部を左右に振らせると，頭痛が増悪する（感度90％以上と高い）

③ケルニッヒ（Kernig）徴候
　仰向けの状態で下肢を曲げ伸ばししようとすると，抵抗や疼痛を感じる

④ブルジンスキー徴候
　仰向けにした患者の胸を手で押さえ，頭部をゆっくり前屈させると両下肢が自動的に股関節と膝関節で屈曲する

また，いずれにせよ血液培養は必須です．血液培養で出た菌が起炎菌であることも多いからです．

髄膜炎に対するエンピリックセラピー

菌の同定を待つ時間はありません．髄液と血培を採って即，以下の抗菌薬（抗ウイルス薬）を投与します．また，中枢神経の炎症は後遺症を残しやすいため，副腎皮質ステロイド薬（デキサメタゾン）を併用します．

POINT 64-2

◆ 髄膜炎を疑った際のエンピリックセラピー
・セフトリアキソン（CTRX）＋バンコマイシン（VCM）
・高齢者，妊婦，乳児，免疫不全，透析患者には，リステリアに対しアンピシリン（ABPC）も併用
◆ ヘルペス脳炎を疑う場合（意識障害，人格障害，幻覚等の脳症）
・アシクロビル 10 mg/kg
◆ 中枢神経感染症ではステロイド（デキサメタゾン）を併用

細菌性髄膜炎の起炎菌

髄液検査で，GPC なら肺炎球菌（連鎖球菌），GNC 双球菌なら髄膜炎菌，GPR ならリステリア，GNRなら（いろいろありますが）インフルエンザ桿菌等を頭に浮かべる必要があります．

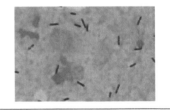

図 64　髄膜炎患者の血液培養で見つかったリステリア（グラム陽性桿菌：GPR）

POINT 64-3：細菌性髄膜炎の起炎菌と抗菌薬

◆ 肺炎球菌（*Streptococcus pneumonia*）→ ペニシリン（系）
◆ インフルエンザ桿菌（*Heaemophilus influenza*）→ セフトリアキソン
◆ リステリア：グラム陽性桿菌なのが特徴 → アンピシリン
　　→ とくに 50 歳以上，妊婦，乳児，免疫不全，透析患者
◆ B群連鎖球菌（*Streptococcus agalactiae* 等）→ ペニシリン（系）
◆ 稀だが注意するもの
・髄膜炎菌（*Neisseria meningitidis*）→ 厳重な感染対策が必要！
・ブドウ球菌（*Staphylococcus*）

Stage 65 感染性心内膜炎

長期戦か大手術をせまられる！

　感染性心内膜炎は心臓内の弁や壁などに菌がへばりついた感染症で，適切に治療しないと死にます．心臓弁膜症，先天性心疾患，免疫不全，透析，糖尿病患者，歯の衛生状態のよくない人で生じやすく，悪くなると心不全になります．感染性心内膜炎の完治は大変です．抗菌薬の選択も，菌の種類や人工弁の有無で異なるため，抗菌薬の選択は複雑で，かつ長期的な投与が必要です．実際にはガイドラインや精通した医師や薬剤師と相談して治療を行います．

症状・所見

　なかなか下がらない熱が出ます．感染症を疑う（あるいは血培陽性）なのにその Focus が見つからない場合は，心内膜炎を鑑別に挙げます．その他の症状は，頻脈，疲労，息切れ，冷汗，食欲不振，体重減少，貧血などがありますがはっきりしない場合も多いです．身体所見は，心雑音と，小さな赤い斑点（点状出血）が手足（**写真①**），眼に出ることがあります（**写真②**）．赤い線（線状出血）が爪の下に出現することもあります．これらの点状または線状出血は，心臓弁で生じた血栓（血の塊）などが剥がれて血流に飛んだことによって生じます．血栓が脳の血

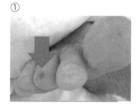

①

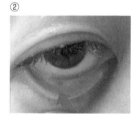

②

（出典：医學事始）

管に飛んだ場合，脳梗塞，感染性脳動脈瘤を合併し重症となります．他の臓器にも飛んでその臓器障害を引き起こすこともあります．

疣贅
ゆうぜい

　心臓超音波検査（心エコー）で心臓の弁，腱索など，心臓内に疣贅と呼

ばれる細菌の塊が見えればほぼ確定なのですが，うまく見つからないこともあります．その際は食道にカメラを入れてそこから超音波検査を行う経食道心エコーをやると見つかる可能性がかなり上がります．

感染性心内膜炎は長期的な血流感染（菌血症）

心臓の中の感染なので，すなわち血流感染であり，血液培養が非常に重要です．一般に血液培養は2セットですが，心内膜炎を疑ったら，3セット以上の血液培養をそれぞれ別の部位から採取します．起炎菌は以下を想定します．

POINT 65-1：感染性心内膜炎の起炎菌

◆ 黄色ブドウ球菌：*Staphylococcus aureus*（MRSA も含む）
◆ 連鎖球菌：*Streptococcus viridance* グループ等
◆ 腸球菌：*Enterococcus faecalis*
◆ HACEK → たまに感染性心内膜炎を起こすグラム陰性桿菌グループ
Haemophilus 属（ヘモフィルス），*Actinobacillus* 属（アクチノバシラス），*Cardiobacterium* 属（カルディオバクテリウム），
Eikenella 属（エイケネラ），*Kingella* 属（キンゲラ）

抗菌薬

血培で出た菌によりますが，大まかに以下が使われます．

POINT 65-2：感染性心内膜炎の抗菌薬（4 ～ 6 週投与）

◆ 第一選択
セフトリアキソン(CTRX) or メロペネム(MEPM)＋抗 MRSA 薬
・人工弁の場合は，さらに＋リファンピシン（RFP）
◆ 連鎖球菌の場合
ペニシリン（PCG）or アンピシリン（ABPC)＋ゲンタマイシン(GM)
◆ 黄色ブドウ球菌（MSSA）の場合
セファゾリン（CEZ）
・人工弁の場合は，さらに＋RFP＋GM

手術適応

抗菌薬治療でらちが明かないときは，菌の塊ごと手術で取り，弁を置換する大手術が必要となります．

Stage 66 カテーテル関連血流感染症（CRBSI）

起炎菌かコンタミか迷う！

　カテーテルとは細長いチューブのことで，点滴を持続的に入れる必要があるときに，カテーテルが皮膚から血管内へ留置されます．そのカテーテルが原因となって起こる血流感染が CRBSI（Catheter-related bloodstream infection）です（現場ではカテーテル感染と呼ばれます）．カテーテル感染の対応が遅れると，感染性心内膜炎や敗血症・多臓器不全となるため，カテーテル留置患者の発熱やバイタル異常時にはすぐに血培2セットを採りましょう．原因菌は，皮膚から侵入した常在菌が多くを占めます．カテーテルが入っている患者で，挿入部に赤みが生じていたり，以下の菌が血液培養から出た場合は，カテーテル感染を考えます．逆に，カテーテル感染が否定的なら，皮膚の常在菌はコンタミの可能性が高くなります．

POINT 66-1：カテーテル感染の起炎菌

◆ *Coagulase-negative staphylococcci*（CNS），MRCNS
　→ カテーテル感染でなければ，ほとんどコンタミ
◆ *Staphylococcus aureus*（MSSA，MRSA）
◆ *Enterococcus*
◆ 腸内細菌：大腸菌，クレブシエラ，エンテロバクター等
◆ 緑膿菌（*Pseudomonas aeruginosa*）
◆ *Candida*

人工物による感染はその抜去が原則

　抗菌薬を投与しても，カテーテルにへばりついた菌を根絶やしにすることはできません．感染を疑ったらそのカテーテルは抜いて，必要なら別の場所から入れ直すのが原則です．カテーテルに限らず，体内に入った人工物に菌がついた感染はすべてそうです．ただ，前 Stage でやった心臓の人工弁など，大手術になる場合は，長期戦を覚悟して抗菌薬で頑張ります．

◆ カテーテル抜去
◆ エンピリックセラピー
・バンコマイシン（VCM）＋第４世代セフェム（セフェピム：CFPM）
◆ 起炎菌が判明したら De-escalation

カテーテル感染を起こさないために

　カテーテル感染の起炎菌は厄介なものが多く，起こさないことが一番です．そのためには，以下が重要です．

- 同じカテーテルの長期使用を避ける
- 鼠径部（下半身）からの挿入を避ける
- 挿入時はマキシマル・バリア・プリコーションで！
- 挿入時の消毒に時間をかける → 消毒液を乾かすためにあおぐ等は論外！
- カミソリを用いた剃毛は行わず，はさみで行う（または除毛が必要な場所から挿入しない）

　マキシマル・バリア・プリコーションとは中心静脈などのカテーテル挿入の際，術者が手指衛生を行い，マスク，キャップ，滅菌ガウン，滅菌手袋を着用し，大きなドレープを使用することです．すなわち，手術時レベルの感染対策をすることです．また，カミソリを用いた剃毛は皮膚に肉眼で見えないほどの微細な傷をたくさん作ってしまいます．そういうところには，消毒液の効果が消えた途端に微小の感染が生じやすくなるのです．

POINT 66-3：カテーテル感染のリスク因子

◆ カテーテルの留置期間が長い
◆ 鼠径部からのカテーテル挿入
◆ 長期的な抗菌薬の使用 → MRCNS，MRSA，腸球菌，緑膿菌，*Candida*
◆ 悪性腫瘍，白血病，骨髄移植後
◆ 他の部位で *Candida* 感染（保菌）→ *Candida*

Stage 67 腹腔内感染

血液培養のくり返しが重要！

腹腔内の感染症は，胆嚢炎・胆管炎，虫垂炎，腹膜炎等がありますが，どれも起炎菌は腸内のグラム陰性桿菌（GNR）がほとんどで，とくに大腸菌は外せません．腹腔内感染はFocus検体が採りにくいので，血液培養2セットが超重要で，陰性の場合は，くり返し採取することが重要です．

POINT 67-1：腹腔内感染の起炎菌

◆ 大腸菌（*Escherichia coli*）
◆ クラブシエラ（*Klebsiella*）
◆ プロテウス（*Proteus mirabilis*）
◆ *Enterobacter*
◆ *Citrobacter*　　　　　　　　　　　＞ 腸内の常在菌
◆ 嫌気性菌（とくに *Bacteroides*）
◆ 腸球菌（*Enterococcus*）
◆ 緑膿菌（*Pseudomonas aeruginosa*）→ 環境菌だが，時に保菌
◆ 真菌：*Candida*　　　　　　　　　　→ 保菌が多い

胆嚢炎・胆管炎

右上腹部痛，画像所見で診断します．採血では胆道系酵素（ALP，γ-GTP，ビリルビン等）が上昇します．Murphy徴候（右季肋部を圧迫しながら深呼吸させると，痛みのために途中で息がとまる）も重要です．原因は胆石が最多です．治療は，急性胆嚢炎の第一選択は手術または胆嚢・胆管ドレナージです．抗菌薬は，GNR（上記の赤字）と嫌気性菌のカバーのために，セフメタゾール（CMZ）が推奨されますが，緑膿菌もカバーするならPIPC/TAZやカルバペネムです．ただし，緑膿菌，腸球菌，真菌のカバーは，血液培養で検出された場合や重症度が高い場合には必要ですが，ルーチンでは不要です．また，PIPC/TAZやカルバペネムは広域なので，後にDe-escalationを行います．

腹膜炎

急性腹膜炎と慢性腹膜炎に分類でき，急性では，突然の激しい腹痛が起こります．慢性では，痛みが出たり消えたりしてよくわからないこともあります．また，腹膜炎を放置すると敗血症となり，命にかかわります．所見は，腹部の圧痛，ブルンベルグ徴候（反跳痛：腹壁を手で圧迫し，その手を急に離すと鋭い痛みを感じる），筋性防御（腹部を触診した際，腹壁の筋肉が緊張して硬くなる）が認められます．上記のような腹膜刺激症状は，虫垂炎や子宮外妊娠でも見られます．抗菌薬は前頁と同じです．

虫垂炎

虫垂炎は治療しないと膿瘍，腹膜炎を生じることがあります．女性で卵巣や卵管にも感染すると，不妊の原因になります．典型的な症状は，最初は心窩部痛または臍周囲痛，悪心，嘔吐から始まり，だんだん右下腹部に痛みが限局し，熱が出てきます．McBurney 点（臍と右腸骨棘を結ぶ線の外側3分の1の点）や，

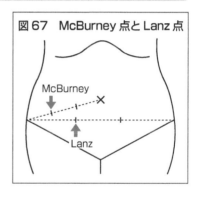

図67　McBurney 点と Lanz 点

Lanz 点の圧痛やブルンベルグ徴候が有名ですが，典型的なこの所見が出る人は半分もいません．治療は手術で虫垂を切除するのが一般的ですが，軽症だと抗菌薬（前頁と同じ）で治る場合もあります．

POINT 67-2

◆ 胆嚢炎・胆管炎
　・右上腹部痛，胆石の合併，Murphy 徴候
◆ 腹膜炎
　・腹部の圧痛，ブルンベルグ徴候，筋性防御，腸雑音低下
◆ 虫垂炎
　・最初は心窩部痛または臍周囲痛，悪心，嘔吐
　　→右下腹部に痛みが限局
　・McBurney 点，Lanz 点の圧痛やブルンベルグ徴候
◆ 抗菌薬は，GNR とくに大腸菌に強い CMZ，PIPC/TAZ 等

Stage 68 蜂窩織炎，壊死性筋膜炎，熱傷

壊死性筋膜炎は死亡率 30％！

蜂窩織炎
（ほうかしきえん）

　蜂窩織炎は皮膚とそのすぐ下の組織で広がる細菌感染です．一般に細菌は，傷，熱傷，皮膚真菌症等でできた小さな皮膚の穴から侵入してきます．ですが，蜂窩織炎は傷のない正常な皮膚にも起こることがあります．

　典型的な症状は，皮膚が赤くなって熱を帯び，触ると圧痛があります．軽く腫れて，オレンジの皮のようにデコボコになります．ときに水疱がみられることもあります．蜂窩織炎は皮下で感染が広がっているので，軽症のように見えます（**写真①**）が，発熱，悪寒，頻脈，頭痛，精神症状などがみられた場合は

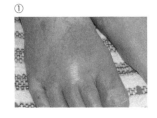

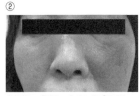

（出典：①フォトライブラリー，②飯田孝志）

すでに敗血症で重症です．また，A群連鎖球菌による顔面（片側が多い）の蜂窩織炎は「丹毒」とよばれています（**写真②**）．

壊死性軟部組織感染症（壊死性筋膜炎）

　蜂窩織炎と似ていますが，こちらはかなり重症で，死亡率は約30％です．典型的には好気性菌と嫌気性菌の混合感染で，筋膜を含む皮下組織の壊死が生じた状態です．好発部位は四肢（とくに足：**写真③**），会陰部です．

POINT 68-1：蜂窩織炎，壊死性軟部組織感染の起炎菌

- A群連鎖球菌 *Streptococcus* → 顔の蜂窩織炎（丹毒）
- 黄色ブドウ球菌：*Staphylococcus aureus*（MSSA）
- 嫌気性菌（*Clostridioides, Bacteroides, Peptostreptococcus* 等）
- 腸内細菌（上記との混合感染）

患部組織は発赤，熱感，腫脹し，重度の蜂窩織炎と似るのですが，見た目と釣り合わない激痛が生じます．しかし，糖尿病等の末梢神経障害で痛みが感じにくい部位で

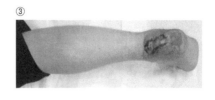

は，痛みが軽いことがあります．水疱，捻髪音（軟部組織のガス，すなわち皮下気腫），壊疽が生じ，中の組織が溶けて灰色の浸出液が出ます．病状は急劇に悪化し，高熱，頻脈，アシドーシス，精神異常，血圧低下を来します．

　敗血症の合併もあり，積極的な治療を速やかに行わないと数日以内に命を落とします．中でも「劇症型」溶血性連鎖球菌（溶連菌）は，2010 年以降急増しており，その毒素によってあっという間に組織を破壊するので**「ヒト食いバクテリア」**と呼ばれ話題となっています．

　抗菌薬は**躊躇せず速やかに，広域抗菌薬を開始**しましょう．さらに外科的に，**デブリドマン**（感染巣や腐った部分を切り取ること）も緊急で依頼します．場合によっては足の切断も必要です．

POINT 68-2：壊死性軟部組織感染（壊死性筋膜炎）

◆ 超緊急の対応が必要な感染（死亡率 30％）
◆ 皮膚は赤く腫れ，熱感と激痛
◆ 皮下はグズグズ（皮下気腫等）で，灰色の臭気のある浸出液が多量
◆ 急激に増悪し，高熱，頻脈，アシドーシス，精神異常，血圧低下
◆ 検体，血培の提出の後，速やかに広域抗菌薬を開始
◆ デブリドマン，場合により四肢の切断

熱傷の感染

　たとえ熱傷の範囲が狭くても，敗血症を起こしやすく注意が必要です．皮膚の防御機能不全，組織の壊死が，細菌の侵入・増殖を促進します．

POINT 68-3：熱傷の感染

◆ 熱傷は敗血症を非常に起こしやすい
◆ 最初の起炎菌は，皮膚のレンサ球菌やブドウ球菌
◆ 5 〜 7 日以降は GNR だが，重症ではほぼ混合感染

Stage 69　化膿性関節炎，骨髄炎

骨の感染は長期戦！

関節痛が感染症によるものかの見極めが重要

　関節痛は老化，疲労，膠原病など，感染による痛みではないことも多いので，その中から化膿性関節炎を診断しなくてはなりません．しかも化膿性関節炎を湿布や痛み止め等でごまかしていると，関節破壊が進行して機能的に元に戻らなくなるため注意が必要です．

化膿性関節炎の約半分は黄色ブドウ球菌

　症状としては，関節痛のほかに，関節の腫脹，熱感，圧痛が重要です．とくに急激な痛みの場合は要注意です．上記が見られたら，化膿性関節炎，痛風，偽痛風を鑑別に上げましょう．検査は，画像検査，一般的な採血と，やはり血液培養2セットが重要です．血液検査では好中球が異常高値，また血沈の上昇も顕著です．骨の炎症の場合はCRPより赤沈（赤血球沈降速度）の方が顕著に出やすいといわれています．また，化膿性関節炎では急速に関節が破壊されるために，敗血症を伴っている場合が多いので血培が必須です．内科的には上記の検査を行って整形外科の先生に診て頂きましょう．化膿性関節炎が疑われると関節穿刺され，関節液のグラム染色と培養，WBC等の検査が行われます．関節液中のWBC≧5万/μLなら感度62％，特異度92％なので，陽性ならほぼ間違いなく，さらに起炎菌らしい菌が検出されたら確定診断です．起炎菌の約半分が黄色ブドウ球菌，次に連鎖球菌（肺炎球菌を含む），グラム陰性桿菌（腸内細菌）が続きます．性感染症を合併している患者では淋菌の場合もあります．

抗菌薬も重要だが，ドレナージが前提！

　まずは，膿っぽい関節液の場合はドレナージが最優先です．そして起炎菌を確認して適切な抗菌薬を投与したいところですが，すでに抗菌薬が

入っていたりすると培養でも検出されないことがあって困ります．やはり細菌検査の前に抗菌薬を入れてしまうのは良くないですね．

エンピリックセラピーとしては，MRSA も考慮して，〔バンコマイシン（VCM）＋セフトリアキソン（CTRX）〕を投与しますが，MSSA と判明したらセファゾリン（CEZ）に，連鎖球菌ならペニシリン系，それ以外なら CTRX 単剤に De-escalation します．

骨の感染症は完治に時間がかかり（再発しやすい），炎症所見に関わらず，抗菌薬は 3 〜 4 週間は投与します（淋菌なら 1 〜 2 週で可）（S52）．

骨髄炎はとにかく起炎菌の同定が最優先！

原因は，骨周囲の感染，人工関節の感染から発展，開放創（汚染された開放骨折または骨の手術による），深い褥瘡などです．重病のわりに症状ははっきりしません．熱や体痛（背部痛）が多いという程度です．

骨髄炎は抗菌薬の長期投与が必要となります．そのため，起炎菌が判明する前に，安易にエンピリックセラピーとして広域スペクトラム抗菌薬を入れてしまうと，De-escalation が困難となり，その長期投与によって多剤耐性菌の餌食になりかねません．ですから骨髄炎の場合はぜひとも起炎菌を判明させておきたいのです．検査は血培は当然で，それが陰性なら，骨生検や，病変部の CT ガイド下穿刺も行って起炎菌の同定を試みます．

また，ドレナージが重要であること，起炎菌の頻度や抗菌薬の選択は化膿性関節炎とほぼ同じです．違うのはその投与期間で，6 〜 8 週間とかなり長期間となります．とくに MRSA の場合は少なくとも 8 週間投与しないと再発しやすいと報告されています．

POINT 69：化膿性関節炎・骨髄炎

◆ 血培 2 セットは必須！
◆ 起炎菌：黄色ブドウ球菌が約半分，連鎖球菌，腸内細菌，淋菌
◆ 化膿性関節炎
　・関節痛，関節の腫脹，熱感，圧痛 → 関節液の穿刺
　・ブドウ球菌なら CEZ，連鎖球菌ならペニシリン系，それ以外は CTRX
◆ 骨髄炎
　・とにかく起炎菌の同定が最優先
　・くり返しドレナージ，抗菌薬は 6 〜 8 週．MRSA なら 8 週以上

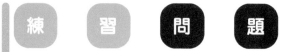

問1 インフルエンザ以外で風邪症状を呈するウイルスを4つ挙げよ.

問2 風邪症状の患者でとくに注意すべき疾患や合併症を3つ挙げよ.

問3 小児の急性咽頭炎の15〜30%を占める細菌感染の原因菌は？

問4 急性咽頭炎と似た症状で比較的若年に多いウイルス感染は？

問5 中耳炎の起炎菌として頻度の多い細菌名を2つ挙げよ.

問6 市中肺炎の起炎菌として頻度の多い細菌名を4つ挙げよ.

問7 誤嚥性肺炎で第一選択となることの多い抗菌薬を何か.

問8 非定型肺炎を起こす微生物を3つ答えよ.

問9 院内肺炎や免疫不全患者の肺炎では，市中肺炎の起炎菌のほかにどのような細菌，微生物を考慮する必要があるか（3種類）.

問10 一般に膿瘍の中にはどのような菌が生息しやすいか. また，それに対しよい適応となる抗菌薬を2つ挙げよ.

問11 血液疾患やがん患者等，免疫抑制状態の患者において，ST合剤を予防的に投与する感染症は何か.

問12 肺結核の肉芽腫性病変で中心部が壊死しやすい特徴的な病変のことを何と呼ぶか.

問13 肺結核の標準的治療薬を4つ挙げよ. またその中で視神経障害が

生じやすいものはどれか.

問 14 尿路感染の起炎菌となりやすいのはどのような細菌群か. またその中で圧倒的に頻度が高いものをいえ.

問 15 院内尿路感染で考慮すべき, 環境菌をいえ.

問 16 腎盂腎炎の炎症所見にはどのような特徴があるか.

問 17 尿路感染に対するエンピリックセラピーとして, 近年ニューキノロンが不適切と考えられる理由を述べよ.

問 18 腎機能正常な患者の尿路感染に対し, 推奨される経口抗菌薬は?

問 19 髄膜刺激症状である項部硬直とジョルト・サインを説明せよ.

問 20 高齢者, 妊婦, 免疫不全患者の髄膜炎で考慮すべきグラム陽性桿菌の菌名とそれに対する第一選択の抗菌薬をいえ.

問 21 感染性心内膜炎の起炎菌として頻度の高いグラム陽性球菌を 3 つ挙げよ.

問 22 カテーテル感染の治療で, 抗菌薬投与のほかに必要なことは何か.

問 23 腹腔内感染の起炎菌は, グラム染色でどのような菌が多いか.

問 24 蜂窩織炎, 壊死性軟部組織感染の起炎菌として頻度の高いものを 3 種類挙げよ.

問 25 壊死性軟部組織感染 (壊死性筋膜炎) の治療において抗菌薬投与以外で速やかに行うべきことは何か.

問26 骨髄炎の抗菌薬投与の標準的治療期間をいえ．また MRSA の場合はどうか．

解　答

問1：ライノ，コロナ，パラインフルエンザ，RS ウイルス

問2：急性喉頭蓋炎，扁桃周囲膿瘍，気管支喘息，マイコプラズマ肺炎

問3：A 群 β 溶連菌

問4：伝染性単核球症

問5：肺炎球菌，インフルエンザ桿菌

問6：肺炎球菌，インフルエンザ桿菌，モラキセラ，クレブシエラ

問7：アンピシリン・スルバクタム（ABPC/SBT）

問8：マイコプラズマ，クラミジア，レジオネラ

問9：MRSA，緑膿菌，真菌

問10：クリンダマイシン（CLDM），メトロニダゾール（MNZ）

問11：ニューモシスチス肺炎

問12：乾酪壊死

問13：リファンピシン（RFP），イソニアジド（INH），エタンブトール（EB），ピラジナミド（PZA）．視神経障害：EB

問14：腸内細菌，とくに大腸菌

問15：緑膿菌

問16：炎症が長引きやすい

問17：大腸菌のニューキノロンに対する感受性が低下した（耐性菌の割合が増えた）

問18：ST 合剤

問19：POINT 64-1 参照

問20：リステリア，抗菌薬：アンピシリン（ABPC）

問21：黄色ブドウ球菌，連鎖球菌，腸球菌

問22：カテーテルの抜去

問23：グラム陰性桿菌（腸内細菌）

問24：A 群連鎖球菌，黄色ブドウ球菌，嫌気性菌

問25：デブリドマン

問26：6〜8 週間．MRSA では 8 週間以上

Chapter 9

感染症各論Ⅱ：
性感染症，食中毒

この章では性感染症と食中毒，渡航感染の各疾患を解
説します．とくに近年，日本における性感染症は急激
に増加しており，臨床的に非常に重要です．

Stage 70 性感染症❶：性器クラミジア，淋病

必ずパートナーに知らせよ！不妊症のリスクにも！

性感染症（Sexually transmitted disease / infection：STD または STI）は性的接触により罹患する感染症です．若い皆さんにとって他人事ではないので，詳しく勉強しましょう．

性器クラミジア感染症

日本で最も多い性感染症で，*Chlamydia trachomatis*（クラミジア トラコマチス）が病原体です．日本の若い女性で急増しています．最近では初交年齢の低下に伴い，10代の女性の感染率の高さが将来の不妊につながると心配されています．女性では診断治療に至らないことも多く，無自覚のうちに男性パートナーへ感染させてしまいます．また，口腔性交による咽頭への感染もよくあります．

【臨床症状・診断】

男性では尿道炎の症状，すなわち排尿痛，尿道不快感，掻痒感が出ます．淋菌性尿道炎に比べて潜伏期間が長く，2〜3週間です．女性では自覚症状がないことも多いのですが，悪くなると子宮頸管炎，骨盤内付属器炎，肝周囲炎等から不妊の原因にもなります．次の淋菌性尿道炎との重複感染が多く，そちらの治療にもかかわらず症状が改善しない場合は，クラミジアが疑われます．咽頭への感染では，しばしば頸部リンパ節腫脹を認めます．確定診断にはクラミジア抗原や PCR 等の遺伝子検査を行います．

【治療・予防】

非定型感染なので，マクロライド，テトラサイクリン，ニューキノロン系しか効きません（S18）．予防はコンドームの使用，身元があやしい人との性交渉を避けることです．

淋菌感染症（淋病）

淋菌（*Neisseria gonorrhoeae*（ナイセリア ゴノレエ））は弱い菌なので日光，乾燥，温度変化等で簡単に死にます．そのため性交以外で感染することは稀です．日本では

20代が最も多く，クラミジアと同様，女性は自覚症状に乏しいせいか，女性の報告数が男性より極端に少ないです．

【臨床症状・診断】

　男性は主に淋菌性尿道炎（進行すると精巣上体炎），女性は子宮頸管炎（進行すると淋菌性骨盤内感染症：PID）として発症します．男性では尿道に淋菌が感染すると，2～9日の潜伏期の後，一般に膿が出てきて，排尿時痛が生じますが，時に無症状の場合もあります．女性では男性より症状が軽くて自覚されないまま経過することが多く，放置すると上行性に感染が広がり淋菌性骨盤内感染症（PID）となります．PIDは，子宮頸部，子宮，卵管，卵巣の複数菌感染症で，膿瘍が生じることもあります．一般的な症状は，下腹部痛，頸管分泌物（おりもの），および不正性器出血です．不妊の原因にもなります．検査・診断は，膿のグラム染色でグラム陰性球菌として見つかりますが，PCRで確定診断します．

【治療・予防】

　セフトリアキソン（CTRX）の点滴か，アジスロマイシン（AZM）＋ゲンタマイシン（GM）併用（妊娠の可能性がないとき）が一般的です．ニューキノロンは近年感受性の低下（耐性）が著しくなっているのでダメです．

　予防はコンドームと，やはりあやしげな相手との性交をしないことです．

　淋菌の保菌者と1回の性交で感染する確率は30～50％と高く，放置すると上記のように重症化します．そのため，見つかった患者だけでなくそのパートナーに伝え，早期治療を行うことが重要です．淋菌は何度でも再感染するのでパートナーの双方が完全に治癒しなければなりません．

POINT 70

◆ 性器クラミジア感染症（*Chlamydia trachomatis*）
・男性は尿道炎，女性は症状が軽く，進行すると子宮頸管炎，骨盤内付属器炎，肝周囲炎，不妊の原因
・治療：テトラサイクリン，マクロライド，ニューキノロン
・淋菌感染の重複が多い
◆ 淋菌感染症（*Neisseria gonorrhoeae*）
・男性は尿道炎，女性は子宮頸管炎（進行すると淋菌性骨盤内感染症：PID）
・膿からグラム陰性球菌が見つかり，PCR等遺伝子検査で診断
・治療：CTRX または AZM＋GM 併用
◆ 性感染症は，必ずパートナーに伝え，ともに治療することが重要

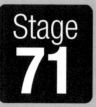

Stage 71 性感染症❷：性器ヘルペス，尖圭コンジローマ

不妊にはならないが厄介な陰部のウイルス感染！

性器ヘルペスウイルス感染症

単純ヘルペスウイルス2型または1型（HSV：Herpes simplex virus type 2 or type 1）による性感染症で，日本で2番目に多い性感染症です．HSV-2型は性器ヘルペス，HSV-1は口唇ヘルペスが多いです．

【臨床症状・診断】

HSVの初感染によって起こる初発（急性型）と，潜伏感染していたHSVの再活性化によって起こる再発型，また非初感染初発（誘発型：過去に感染していたが無症状で，免疫低下を契機としてウイルスが活性化し，初めて病変を経験する場合）の3つの臨床型に分けられます．検査は，陰部病変部（ぬぐい液）のHSV抗原を確認します．

- 急性型：症状が最も強く，感染から2〜21日後に外陰部の不快感，掻痒感の前駆症状の後，発熱，全身倦怠感，所属リンパ節腫脹，強い疼痛を伴う潰瘍や水疱が急激に出てきます．病変部位は男性では包皮，亀頭，女性では外陰部や子宮頸部です．無治療でも2〜4週間で治ることもありますが，放置して重症化すると髄膜炎を合併することもあります．

- 再発型：心身の疲労，月経，性交その他の刺激が誘因となって起こりますが，急性型に比べて症状は軽く，1週間以内に治ることが多いです．再発は月2〜3回から年1〜2回とさまざまです．HSV-type 2の方がより再発が多いです．

- 誘発型：患者の免疫の状態により，症状の強さが異なります．

【治療・予防】

ヘルペスの抗ウイルス薬であるアシクロビル（ウイルスのDNAポリメラーゼ阻害剤）の内服か，症状が強い場合はその点滴を行います．予防はコンドームと，やはり無意味な性交を避けることです．

尖圭コンジローマ：*Condyloma acuminatum*

ヒトパピローマウイルス 6，11 型（HPV：Human Papilloma virus-6, 11）が性交により，生殖器，肛門，口唇に感染することで発症します．

【臨床症状・診断】

3 週から 8 ヶ月（平均 3 ヶ月）ほどの潜伏期の後（ほぼ忘れた頃），**陰部にピンク〜褐色のとがったイボ（尖圭）**ができ，それが**トサカ状，カリフラワー状に巨大化してきます**（**右図・写真**）．未治療でも半数以上は 1 年ほどで自然治癒しますが，短期間で次々と新しいイボが増殖するため，普通は気味が悪くなって受診します．また治療しても他の部位への接触転移が多く再発をくり返すことが多いです．典型的だと，その特徴的なイボイボを見ただけで診断できますが，HPV の PCR で確定します．

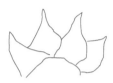

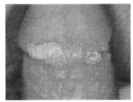

（出典：中外医学社/本田まりこ，2003）

【治療・予防】

外科的には CO_2 レーザー治療が一般的ですが，電気メスや液体窒素で焼く方法があります．薬はイミキモド軟膏を塗布します．細胞診で HPV が陰性となれば治癒と判定します．再発しやすいので治療終了後も最低 3 ヶ月は厳重な経過観察が必要です．次々と再発する場合には長期的な忍耐が必要です．もちろんパートナーの受診も必須です．双方が完治するまで性交はできません．

亀頭周囲に沿って粒のそろった 1 mm 程度の小さいイボができて，尖圭コンジローマを心配する男性がいますが，それは陰茎小丘疹と呼ばれる問題のないブツブツです．尖圭コンジローマはもっとグロい印象です．

POINT 71

- ◆ 性器ヘルペス：単純ヘルペスウイルス（HSV-2 または -1）
- ・急性型：陰部の不快感，掻痒感の後，発熱，リンパ節腫脹，陰部に強い疼痛を伴う潰瘍や水疱
- ・治療：アシクロビル（抗ヘルペスウイルス薬）
- ◆ 尖圭コンジローマ：ヒトパピローマウイルス（HPV）6，11 型
- ・陰部にピンク〜褐色のとがったイボ → トサカ状，カリフラワー状に

Stage 72 性感染症❸：梅毒

日本でヤバいほど急増中！

梅毒は最近，異常なペースで増加しています．後遺症が残ることもあるので，皆さん本当に注意しましょう．性行為のすべて，キスですら感染しえます．コロナと同様，自分だけはかからないと思ったら大間違いです．

梅毒トレポネーマ（*Treponema pallidum*）

梅毒は螺旋状の細菌によるものです（**写真①**）．昔，遊郭の女性の多くが梅毒にかかり，長期間苦しんで死んでいきました．ペニシリンが当たり前に普及する（1950年代）まで歴史上ずっと悩まされた性病です．

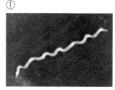
①

【臨床症状】無治療だと相当長い経過となります．

・第Ⅰ期（局部の症状）：感染3週間後に，陰部や口内に，かたまり（初期硬結：**写真②**）硬性下疳（潰瘍：**写真③**）ができます．その潰瘍は痛くないのが性器ヘルペスと異なる点です．無治療でも数週間で軽快するため，それで治ったと誤解され，治療が遅れることにつながります．

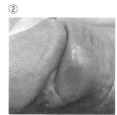
②

・第Ⅱ期（全身性に移行）：感染3ヶ月以降，Ⅰ期の症状軽快から1～2ヶ月後，手足や体幹のバラ疹（**写真④**）と呼ばれる全身性の発疹が現れます（75％以上）．赤く目立つ発疹が手や足の裏から全身に広がり，顔面にも出ます．他にも，リンパ節腫脹（50％以上），扁平コンジローマ，神経症状，発熱，筋・関節症状，脱毛など多彩な症状が出ます．Ⅰ期と同様，数週間～数ヶ月で無治療でも症状が軽快します．

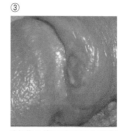
③

（出典：①国立感染症研究所，②③尾上泰彦）

・潜伏期：第Ⅱ期の症状が消えた後，また潜伏期に入りますが，数年はⅡ

期の症状の再発があります．その後，数年から数
十年の長い潜伏期となります．

- 第Ⅲ期：感染後 3 ～ 10 年．皮膚や筋肉，骨など
  にゴムのような腫瘍（ゴム腫）が発生しますが，
  先進国では稀です．
- 第Ⅳ期：感染後 10 年以降，多くの臓器に腫瘍が
  発生したり，脳や脊髄神経が侵されて（神経梅毒
  の成れの果てで）死亡します．

④
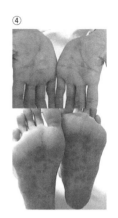

先天梅毒

梅毒は直接には不妊の原因になりません．先進国では妊婦の梅毒検査を
するので日本では稀ですが，妊婦が梅毒だった場合，胎盤を介して（産道
で接触感染するのではなく），児が梅毒となります．児が FTA-ABS 法（後
述）で IgM 抗体が上昇していれば活動性の先天梅毒といえます．

スクリーニング検査：RPR 法（STS 法の 1 つだ が現在ではほぼ同義）

RPR（Rapid plasma reagin）法は，梅毒に感染すると上昇する**カルジオ
リピン（リン脂質）**の抗体を測定しているのですが，梅毒に特異的な検査
ではありません．そのため，カルジオリピンが上がる他の病気でも陽性と
なります．すなわち RPR 法は偽陽性が起こりやすいということです．
RPR 法で偽陽性が出やすい疾患は試験で超頻出です！

POINT 72-1

◆ **梅毒検査**：RPR 法（STS 法）で**偽陽性が出やすいもの**
- 全身性エリテマトーデス（SLE），抗リン脂質抗体症侯群等の膠原病
- 麻疹，水痘 ・妊婦

梅毒特異的抗体検査：TPHA，FTA-ABS

梅毒トレポネーマに特異的な検査は，TPHA（トレポネーマ受身赤血球
凝集反応：*Treponema pallidum* hemagglutination assay），FTA-ABS（蛍光抗
体吸収法：Fluorescent Treponemal Antibody-Absorption）の 2 つあり，どち

らも梅毒の抗体を検査するものです．TPHA の方が一般的ですが，初期感染では感度が低いため，「RPR 陽性，TPHA 陰性」をすぐに偽陽性と判断してはダメで，FTA-ABS を行う必要があります．そして，FTA-ABS が陽性ならば梅毒の初期感染と考え，陰性ならば RPR の偽陽性を疑います．

それなら最初から特異抗体の 2 つをやればと思うかもしれませんが，TPHA と FTA-ABS は治療後も低下せず陽性となり続けます．すなわち感染の既往を意味します．そのため，梅毒と診断された後の治療の評価には RPR を用います．結局，特異抗体が陽性で，RPR が 16 倍（自動検査では 16RU）以上の場合は治療の適応となります．治療後は 8 倍（8RU）以下になれば治癒と判断します．ただ，梅毒の評価は検査より問診や既往歴，症状の方がずっと重要であることを念頭に置いてください．

治療・予防

経口ペニシリン薬，すなわちアモキシシリン（AMPC）を長期間（第Ⅰ期で 2 〜 4 週間，第Ⅱ期で 4 〜 8 週間）投与します．プロベネシドという痛風の薬がペニシリンの血中濃度を維持するので併用します．神経梅毒の場合には点滴でベンジルペニシリン（PCG）を 10 〜 14 日間，もしくはセフトリアキソン（CTRX）を 14 日間投与します．予防としては，感染者（感染力の強い第Ⅰ期とⅡ期）との性行為を避けるしかありません．

memo TPLA（*T. pallidum* ラテックス凝集法）検査もあり，TPHA とほぼ同じです．

POINT 72-2

◆ Ⅰ期（局部の症状）3 週間後：陰部，口に，無痛性硬性下疳（潰瘍）
◆ Ⅱ期（全身性に移行）3 ヶ月以降：リンパ節腫脹，手足から全身にバラ疹，神経症状，発熱，脱毛など多彩
◆ TPHA や FTA-ABS かつ RPR≧16 で治療，≦8 で治癒
◆ ペニシリン系が第一選択

性感染症❹：トリコモナス膣炎・尿道炎

性行為以外でも感染！

腟トリコモナス（*Trichomonas vaginalis*）原虫

　腟や，尿路の性感染症の原因としてよくみられます．主に性行為可能年齢にある女性がトリコモナス膣炎・尿道炎を発症しますが，性行為以外でも，便器や浴槽，不潔なタオルから（性行為のない女性や幼児）も感染する場合があります．症状は，泡状で黄緑色の生臭いおりものが生じ，陰部の過敏性や痛みが生じます．男性では無症状が多いのですが，まれに陰茎から泡状の分泌物が出て，排尿時に軽度の痛みが生じることがあります．

検査・診断

　検査は原則，顕微鏡での検出です．分泌物をギムザ染色で見ると，オタマジャクシ状，ミジンコ状で動く鞭毛をもつ原虫（**写真**）を認めます．培養や PCR も可能です．

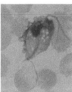

（出典：吉田幸雄・日本寄生虫学会/図説
人体寄生虫学/改訂 10 版/ 2021 /南山堂）

治療はメトロニダゾール（MNZ）とパートナー

　女性の場合は MNZ の単回投与で治癒しますが，男性の場合は 5 〜 7 日間服用する必要があります．トリコモナスも，クラミジアや淋菌感染の合併が多いため，他の性感染症の検査も行います．また同時にパートナーの治療を行います．性感染症のお決まりのパターンですね．

POINT 73：トリコモナス膣炎・尿道炎

◆ 泡状，黄緑色の生臭いおりもの，陰部の過敏性や痛み
◆ 鞭毛をもったオタマジャクシ，ミジンコ状
◆ メトロニダゾール（MNZ）が第一選択

Stage 74 性感染症❺：後天性免疫不全症候群（AIDS）

日和見感染が大炎上する免疫不全

性感染症で最も厄介なのが AIDS です．

HIV は CD4＋T 細胞に感染する

後天性免疫不全症候群（AIDS：acquired immunodeficiency syndrome）は，ヒト免疫不全ウイルス（HIV：human immunodeficiency virus）の感染によって生じる疾患です．HIV はレトロウイルス科の RNA ウイルスです．一般に，ウイルスが侵入・感染できる細胞はウイルス自身が結合できる蛋白を表面にもっている細胞だけです．HIV は CD4 陽性細胞すなわち，主にヘルパーT 細胞に侵入・感染します．ヘルパーT 細胞は免疫の司令塔の役割を果たす〔免疫学〕のですが，HIV によってそれが攻撃されると，数が減ってしまいます．そのため免疫が働かず，すべての病原微生物に対して弱くなります．そして HIV は徐々に増殖し，CD4＋T 細胞を減少させた結果，数年から十数年後に（多くは感染症として）発症します．AIDS が発症するとさまざまな感染症や悪性腫瘍が発症します．

潜伏期は数年～十年以上も

潜伏期が長いということは，それだけ，感染していても気づかない期間が長いということです．あなたの元彼，元カノ，そのまた元彼がどんな性生活だったかなんてわからない人が多いでしょう．誰かのちょっとした遊びから巡り巡っていつの間にか感染していることだってあるのです．

免疫反応の低下 → 日和見感染

HIV に感染してもそれだけで重症となるわけではありません．CD4 陽性 T 細胞の低下により免疫が機能低下していき，さまざまな日和見感染症が発症します．例えば健康で正常な免疫反応がある人ならほとんど発症することのない真菌症，ニューモシスチス肺炎，サイトメガロウイルス

（CMV）感染，結核，口腔毛様白斑症等々，さまざまな感染症が発症し，その感染症で命を落とすことが多いのです．

検査・治療

　HIV 抗体を測るのは，それなりのエピソードがあった場合や，「この感染症おかしいな」と感じたときです．例えば感染症の治りが異常に悪い，日和見感染が連発，再発する，血算データ（血球の数）がおかしいなどです．実際には，性感染症が見つかった場合，HIV 抗体も検査することで見つかることが多いです．HIV 抗体が陽性の場合は，さらに Western blot 法による HIV 抗体検査陽性，PCR 検査（HIV の RNA の定量）で確定診断します．

　治療は専門の先生にお願いしますが，ART 療法（Anti-Retroviral therapy：抗レトロウイルス療法）という名前は知っておきましょう．

HIV の感染力は強くない

　HIV 感染の経路については結構正確な情報が出ているのでみなさんも知っていると思いますが，HIV の感染力はそれほど強いわけではありません．例えば近くにいたり，唾液が入ったくらいではうつりません．問題となるのは避妊具なしの性行為や血液を介する感染であることは有名ですね（近年，普通の性行為では感染しにくいと報告されています）．

HIV による腫瘍

　HIV 感染では腫瘍も生じやすいです．カポジ肉腫，脳リンパ腫，非ホジキンリンパ腫等です．

POINT 74：AIDS

- ◆ HIV が CD4+T 細胞に侵入・感染することが原因
- ◆ 真菌症，ニューモシスチス肺炎，サイトメガロウイルス（CMV）感染，結核等，さまざまな日和見感染
- ◆ カポジ肉腫，脳リンパ腫，非ホジキンリンパ腫等の腫瘍
- ◆ HIV は細胞潜伏中にも変異を起こしてその抗原性を次々に変化 → 細胞性免疫の対応が追いつかない．ワクチンの作成も困難
- ◆ ART 療法（Anti-Retroviral therapy）

Stage 75 性感染症❻：B型ウイルス性肝炎

医療系国試の超頻出問題！

　B型肝炎は性感染症ですが，血液媒介もあるウイルス性肝炎です．性行為以外では，衛生レベルの低い入れ墨，薬物注射の使いまわし，針刺し事故などです．治療については専門の先生にお願いしましょう．

　ウイルス性肝炎の診断とその抗原・抗体の変化は，医療系国試の超頻出問題です．とくに，患者さんに使った針を自分に刺してしまった場合（医療者なら一生に1回は経験します！），どういう検査をしてどう評価・対応するのかは絶対に知っておかなければなりません．

B型肝炎の診断と検査

　B型肝炎ウイルス（およびD型肝炎）の感染経路は血液媒介（母子の垂直感染も含む）や性行為です（C型はほぼ血液媒介で，AとEは経口感染）．B型肝炎ウイルス（HBV）はDNAウイルス（他は全部RNAウイルス）で，抗原としてHBs抗原，HBe抗原，HBc抗原をもっています．免疫反応としてその3つに対する抗体が作られますが，その順番（時期）とそれに対する評価がよく問われます．まずその時期については図75を頭に叩き込んでください．抗体はc→e→sの順で上がっていきます．抗原としてはHBs抗原，HBV-DNA（ただしこれらはキャリアの状態でも陽性），抗体としてはHBc抗体（IgM）が診断（ウイルスの活動による発症）の指標となります．HBs抗体は何ヶ月も経ってから上がってきて，体内にずっと居続けます．HBs抗体が上がったということはHBVに対する免疫が確立した（治った）と評価できます．

針刺し事故後，すぐにやる検査とその評価，対応

　一方，針刺し事故等でウイルスの侵入から数時間以内の場合は，抗体はもちろん，抗原すらまだ増えていない（潜伏期初期の）場合があります．血液媒介するのはB型・C型肝炎ウイルス，AIDSウイルス（HIV）なので，

とりあえず，HBV では HBs 抗原と HBs 抗体，HCV では HCV 抗体，HIV では HIV 抗体を測定しておきます．なぜ，時期的にまだ作られているはずのない（ウインドウ期のはずの）HBs 抗体を測定しておくのかわかりますか？　それはまず，B 型肝炎ワクチンをちゃんとやっていて HBs 抗体がすでに高い人は，HBV に対する免疫がある（のでまず心配ない）と確認できるからです．一方，HBV ワクチンをやっていないのに，もし HBs 抗体が高ければ，それは今回の針刺しによるものではなくて，過去に HBV の感染があったと判定されます．母子感染，性行為，血液媒介等で過去に HBV に曝露していたということです．HCV 抗体，HIV 抗体も針刺し直後に測定するのは「針刺し前からすでにキャリアという人ではなかった」ということを証明しておくためです．

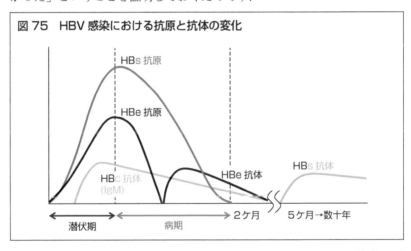

図 75　HBV 感染における抗原と抗体の変化

患者が HBs 抗原陽性で，曝露者（医療者）の HBs 抗原，HBs 抗体いずれも陰性であれば，発生後 24 時間以内に HBV ワクチンと「抗 HB ヒト免疫グロブリン」製剤の投与を受けます．

POINT 75

◆ B 型肝炎：HBs 抗原，HBV-DNA，HBc 抗体（IgM）
　発症の指標は HBc 抗体（IgM）が重要
◆ HBV の抗体は，HBc → HBe → HBs 抗体の順で上昇
◆ HBs 抗体の上昇は HBV に対する免疫の確立（治癒）を意味する
◆ 針刺し事故後：まず HBs 抗原，HBs 抗体，HCV 抗体，HIV 抗体の検査 → 曝露者への対応：HB ワクチンと抗 HB ヒト免疫グロブリン製剤の投与

Stage 76 性感染症❼：アメーバ赤痢

海外渡航，男性同性愛者で要注意！

赤痢アメーバ（原虫）

　アメーバ状のシスト（嚢子）に汚染された食物摂取
と，肛門性交を含む性行為から感染します．発展途上
国で多く，先進国では男性同性愛者で見つかります．
他の性感染症の合併も多く，日本でも増加中です．潜
伏期は数週間〜数年のこともあり，忘れたころの発症
もあります．シストは腸に達する間に栄養型に成長し，
増殖して大腸に達します（**写真上**）．PAS染色で円形
またはアメーバ状でつぶつぶを内包して見えます（**写**

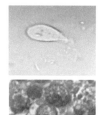
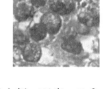

真下）．大腸に潰瘍性病変を作り，イチゴゼリー状の粘血便，下痢，テネ
スムス（しぶり腹：排便後もすっきりせず，またトイレに行きたくなる），
腹痛などの大腸炎を発症させます．治療はメトロニダゾール（MNZ）が
第一選択です．

発熱を伴う肝膿瘍

　肝膿瘍となることも多く，発熱，上腹部痛，肝腫大，盗汗など生じます．
発病初期は風邪やインフルエンザなどと誤診されやすいですが，やがて，
上腹部痛が出現し，画像診断から肝膿瘍が疑われ「あれ？」ということに
なります．なお，アメーバ性肝膿瘍の50％は下痢や粘血便などの腸管症
状がありません．すなわち，腸管症状がなくても，赤痢アメーバは否定で
きません．

POINT 76：アメーバ赤痢

◆ シスト（嚢子）を海外での飲食や肛門性交から摂取することで感染
◆ イチゴゼリー状粘血便を伴う大腸炎，発熱を伴う肝膿瘍で疑う
◆ メトロニダゾール（MNZ）が第一選択

「ノロウイルス感染でないという
診断書を下さい」

　次の Stage から食中毒に入っていきます．その代表であるノロウイ
ルスの話ですが，外来で「下痢なのですが，私は食品関係の仕事なの
で，検査してノロウイルス感染でないという診断書を下さい（上司に
そういわれた）」と頼まれることがあります．たしかに，ノロウイル
スの抗原を調べる簡単な検査はあります．ですがそういう時は，「感
染しているという診断書は出せますが，感染していないという診断書
は出せません」と答えてください．この意味は，Stage 02 を勉強した
皆さんには理解できると思いますが，感度，特異度の問題です．ノロ
ウイルスの抗原検査（イムノクロマト法）の感度は 66 ～ 79％です．
よく見積もって 80％としても，10 人の感染者のうち，2 人は陰性と
なる検査なのです．そのため，検査が陰性であってもノロウイルスを
否定できないのです．それで「感染していない」などという診断書を
出してしまったら，大変な事故を誘発しかねません．また，そもそも，
下痢などの症状があるのですから，原因が何であれ，正しい行動は「食
品に関わる仕事は休む」ことです．食中毒を引き起こす微生物はノロ
以外にも腐るほどあるのです．一方，この検査の特異度は 96 ～
100％です　すなわち，陽性ならまず感染している（偽陽性は 4％未満）
といえます．その検査結果の捉え方は，新型コロナの検査と同様です．
　一般の人は（実は医療者も？）検査というものを誤解しがちです．
とくに感染症のたいていの検査は，原因を早く見つけたり，確定させ
るために行うものであり，除外するために行うものではないのです．
除外してもいい検査があるとすれば，感度が 99％以上の検査（見逃
す率が 1％未満）ですが，そこまで精度のいい検査はあまりありません．

【ノロウイルスの抗原検査キットの保険適応】
・3 歳未満の患者　　　　　　　　　　・65 歳以上の患者
・悪性腫瘍の診断が確定している患者　・臓器移植後の患者
・抗がん剤，免疫抑制剤，または免疫抑制効果のある薬剤を投与中の
　患者

Stage 77 市中下痢症（食中毒）❶
下痢止めや抗菌薬は原則使わない！

　ここでは日本での食中毒を中心とした下痢症をまとめました．感染性腸炎に対して全般的にいえるのは，治療は補液のみで，原則，止痢剤（下痢止め）や抗菌薬の投与は推奨されません．止痢剤を使わないのは，腸内の微生物を出してしまう方が良いからです．抗菌薬を使わないのは，腸内の細菌を完全に排除することができない上に，結果として薬剤が効かない耐性菌を誘導してしまうからです．検査は，便培養とPCRがほとんどです．

ノロウイルス等，ウイルス性胃腸炎

　日本で最も多い食中毒です．ノロウイルスは牡蠣やホタテなどの2枚貝の生食で発生します．生牡蠣がいくら新鮮で美味しくても当たるときは当たります．潜伏期は数日で，ひどい下痢と嘔吐，強いだるさが生じ，脱水状態になりやすいので高齢者や乳幼児では重症化することもあります．かなり苦しむ割に治療は輸液のみです．ウイルス性胃腸炎は他にも，ロタウイルス，アデノウイルス等たくさんあり，とくにこの2つは乳幼児でよく見られます．ノロ，ロタ，アデノは3つともエンベロープなしのウイルスなので，アルコールがほとんど効かないことを覚えておきましょう（S06）．嘔吐物や便の扱いには注意が必要です．

カンピロバクター（*Campylobacter*）腸炎

　細菌性では日本で最も多い食中毒です．多くの動物が保菌しています．食中毒としては生肉（または半生）による感染が多いです．牛レバーについてはレバ刺しの禁止によってだいぶ感染が減りました．

　細菌性食中毒（腸炎）の症状は，まず先に熱が出て，その後下痢，腹痛，嘔気・嘔吐と，腸

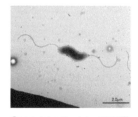

Campylobacter jejuni の電子顕微鏡像（出典：さいたま市健康科学研究センター）

炎ならどれも似たような症状なので原因微生物の鑑別は困難です．カンピロバクターは比較的軽症なのと，潜伏時間が2～7日と長いことが特徴です．忘れたころに熱が出て，消化器症状が出てから「そういえば先週にバーベキューをした」というエピソードが出てくることがよくあります．

また，**カンピロバクターに感染した数週間後に**，手足の麻痺や顔面神経麻痺，呼吸困難を起こす**ギラン・バレー（Guillain-Barré）症候群**を発症する場合があります．

治療は一般に補液のみです．重症の場合や免疫不全者にはアジスロマイシン（AZM），レボフロキサシン（LVFX）を投与することもありますが，後者のニューキノロンは近年耐性が増えています．

サルモネラ腸炎（*Salmonella typhi* 以外の *Salmonella*）

サルモネラ菌は，家畜，野生動物，犬・猫・鳥などのペット，カメのような爬虫類など広く生息しています．一般に，サルモネラ菌は，動物に由来（生卵，生肉，生乳）して感染します．生卵を安全に食べられるのは日本くらいです（殻を消毒してあるから）．ペットや動物と接触することでも感染します．比較的軽症で済むことが多いですが，動物や生肉を触ったら必ず手を洗い，アルコール消毒もしましょう．動画などで，赤ん坊とペットを絡ませるものがありますが，筆者は衛生上良くないと思います．

症状は他と似たような腸炎の症状（発熱，腹痛，下痢，嘔吐）です．潜伏期はカンピロバクターより短く，1～3日です．多くは自然に治癒します．

POINT 77

◆ 感染性腸炎に対し，原則，止痢剤や抗菌薬の投与は推奨されない
◆ ノロウイルス
　・潜伏期：数日．2枚貝の生食から
　・軽症から重症まである
◆ カンピロバクター
　・潜伏期：2～7日．忘れたころに熱が出て，その後腹部症状
　・軽症が多い（不顕性感染も）
　・感染数週間後，ギラン・バレー症候群（神経症状）の可能性あり
◆ サルモネラ（非チフス性）
　・潜伏期：1～3日．生肉や動物との接触から
　・軽症が多い（不顕性感染も）

※ *Salmonella typhi*（チフス）については Stage 80 参照．

Stage 78 市中下痢症（食中毒）❷
子どもに生肉は食わせるな！

腸炎ビブリオ（*Vibrio parahaemolyticus*）

原因は生の魚介類やまな板からです．潜伏は半日前後で，症状は堪え難い腹痛，水様性・粘液性のひどい下痢です．重症だと血便も出ます．下痢などの主症状は1，2日で軽快することがほとんどですが，脱水がひどい場合など，高齢者では低血圧，心電図異常などが生じ，死亡例もあります．魚介類からの感染で重症度に個人差があるのはノロウイルスと似ています．

ウェルシュ菌（*Clostridioides perfringens*）

大量の食事を取り扱う給食，仕出し，旅館，飲食店で生じやすい食中毒です．カレー，肉団子，煮物などが加熱調理された後，常温で数時間以上放置されたものが危険です．*Clostridioides*属は芽胞（殻に包まれた）状態があり，**芽胞だと家庭での加熱やアルコールで滅菌できません**．そのため，ウェルシュ菌の芽胞は加熱後も生存し，常温で増殖します．また，冷凍しても再加熱で芽胞が増殖するので，解凍後はすぐ食べましょう．潜伏時間は通常6〜18時間，主な症状は腹痛と下痢です．

ボツリヌス食中毒（*Clostridioides botulinum*）

昔，製造時に加熱が甘かった真空レトルト食品（辛子レンコン）からの感染で有名となりました．飯鮓（発酵させた魚）や，ハチミツからも感染があるので，赤ちゃんにハチミツは厳禁です．**芽胞を殺すには120℃，4分以上の加熱が必要**です．芽胞についてはウェルシュ菌と同様です．症状は，この菌が産生するボツリヌス神経毒素によって筋に麻痺が出ます．

腸管出血性大腸菌

大腸菌は，ヒトを含む動物の腸内に必ずいます．ほとんどの大腸菌は無

害（保菌）ですが，下痢を引き起こすものは**病原性大腸菌**と呼ばれ，その代表が腸管出血性大腸菌です．**ベロ毒素（Shiga toxin：志賀毒素）**を産生し，激しい腹痛，水様性下痢，血便を特徴とし，特に小児や老人では，溶血性尿毒症（HUS）や脳症（けいれんや意識障害等）を引き起こしやすいのが特徴です．菌体表面の O 抗原によって分類され，食中毒の原因として多いのは，O157，次いで O26，O111 です．日本では，ユッケ等生肉の摂取であちこちで食中毒が起こり，子どもの死亡者も出て話題となりました．重症者はやはり**ベロ毒素による溶血性尿毒症（HUS）**になっていました．人により軽症〜重症まで差があるのですが，典型的には 3 〜 4 日の潜伏期をおいて，高熱はあまり出ず，1 〜 3 日の水様便の後に，血便が出ます．抗菌薬を推奨する意見と，推奨しない意見（菌体から毒素が一挙に排出され危篤化するリスクがあるため）の両方があり，難しいところです．

溶血性尿毒症症候群(HUS：Hemolytic-uremic syndrome)

腸管出血性大腸菌感染者の 6 〜 9 ％，とくに 10 歳以下の小児では 15 ％とより高率で HUS が発症します．下痢など症状出現から 5 〜 10 日後に出現し，**溶血性貧血，血小板減少，急性腎障害**を 3 主徴とし，中枢神経障害を合併することもあります．子どもに生肉は絶対やめましょう．検査では，破砕赤血球，LD の上昇（溶血所見），血小板の減少，腎不全所見です．

POINT 78

◆ 腸炎ビブリオ：生の魚介類から．症状はノロと似る
◆ ウェルシュ菌（*Clostridioides perfringens*）
　・大量の作り置き，カレー，仕出しなど
　・芽胞状態の *Clostridioides* は加熱しても死なない
◆ ボツリヌス食中毒（*Clostridioides botulinum*）
　・加熱不足のレトルト，発酵寿司，ハチミツから神経毒素 → 麻痺症状
◆ 腸管出血性大腸菌
　・ユッケ等の生肉から，O157，O26，O111 等
　・高熱はあまり出ず，1 〜 3 日の水様便の後に，血便
　・発症から 5 〜 10 日後に溶血性尿毒症症候群（子どもでは 15 ％）
　　→ 溶血性貧血，血小板減少，急性腎障害，中枢神経障害

Stage 79 旅行者下痢症

海外で水道水は飲むな！飲むなら煮沸を！

　海外旅行に行った人の半数以上が旅行先・帰国後に下痢になります．まとめて「旅行者下痢症」といいますが，原因で一番多いのは，前 Stage の病原性大腸菌群で，次に多いのは本 Stage の細菌性赤痢です．性感染症でやったアメーバ赤痢（S76）も海外の飲食から生じます．さらに，日本で見られる食中毒（S77-78）はすべて海外の方が生じやすいです．

細菌性赤痢（*Shigella*）

　寄生虫のアメーバ赤痢（S76）ではなく，*Shigella* 属の細菌による腸炎です．赤痢菌にはいくつか種類があるのですが，この赤痢菌もベロ毒素（Shiga toxin）を産生し，血便，下痢，腹痛，テネスムス（しぶり腹）など，アメーバ赤痢と似た症状を引き起こします．A 群以外は軽症です．潜伏期は 1 ～ 3 日です．細菌性赤痢は日本でも発生していますが，世界中どこでも，特に衛生状態の悪い国で多くみられます．旅行中は，生水（水道水），氷，生もの（とくに屋台で）の飲食は避けましょう．治療は症状が強い場合のみニューキノロン系の抗菌薬を考慮します．

コレラ（*Vibrio cholerae*）

　海外，特に発展途上国での飲食で感染します．前 Stage で腸炎ビブリオを勉強しましたが，コレラもビブリオ属です．腸炎ビブリオは日本の海産物でも発生しますが，コレラはほぼ輸入感染症です．潜伏期は半日～ 3 日程度です．菌が産生するコレラ毒素により，大量の水様便(米のとぎ汁様)，嘔吐がみられますが，元来健康な人の場合，軽い下痢だけか無症状のこともあります．高熱や激しい腹痛を伴うことはまれです．死亡リスクは一般に 5％以下ですが，アフリカや東南アジアなど医療アクセスに乏しい地域では 50％と跳ね上がり，半日で死んでしまうこともあります．重症化した場合，脱水で目がくぼみ，ガリガリに痩せた顔つきとなる「コレラ様顔

貌」が特徴です．ちなみに，「人がコロリと死ぬ」のコロリは，コレラが語源だそうです．海外旅行での注意点は細菌性赤痢と同様です．治療は症状が強い場合，ニューキノロン系の抗菌薬を投与します．

コレラ菌を発見したのは**コッホ**（Robert Koch）という人ですが，この人は偉大で，菌の培養や染色法を確立するなど，現在の細菌検査法の基礎を築いたほか，**結核菌，炭疽菌の発見者**でもあります．

ジアルジア症（ランブル鞭毛虫症）

海外，特に発展途上国での飲食（水道水も）と，男性同性愛者に多い寄生虫感染です（アメーバ赤痢と似ていますね）．写真のような可愛い顔が特徴の原虫です．症状は下痢（必発），衰弱，体重減少，腹痛，悪心や脂肪便などです．検査は便から顕微鏡でこの顔を見つけます．治療はメトロニダゾール（MNZ）が一般的です．

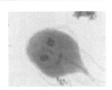

（出典）国立感染症研究所

クリプトスポリジウム（原虫）

海外，特に発展途上国での飲食（水道水），川・湖での水泳でも経口感染します．ヒトや動物の腸管に寄生しており，その糞便に汚染された食物または水を摂取することで感染します．症状はジアルジア症と似ています．健康な人の場合は下痢，腹痛，倦怠感，悪心などで，軽度の発熱を伴う場合もあります．診断は，検便でオーシスト（殻に閉じこもった状態）を検出します．治療は一般に対症療法しかありません．

POINT 79：旅行者下痢症（経口感染）：途上国での水に注意！

◆ 日本で見られる食中毒のすべて（病原性大腸菌，ノロウイルス，カンピロバクター，サルモネラ，腸炎ビブリオ）
◆ 細菌性赤痢：ベロ毒素（Shiga toxin）：血便，腹痛，しぶり腹
◆ コレラ：コレラ毒素による白色水様便，腹痛はまれ
◆ アメーバ赤痢（性感染症でもある）：イチゴゼリー状便 → S76
◆ ジアルジア（ランブル鞭毛虫）（性感染症でもある）
◆ クリプトスポリジウム：症状はジアルジアと似る．検便でオーシスト

Stage 80 腸チフス，パラチフス

ニューキノロンの時代は終わった

腸チフス，パラチフス

　両方 *Salmonella* 属のチフス菌とパラチフス菌による細菌感染症です．これらの菌は珍しくヒトを固有宿主とし，原則として他の動物にいません．感染したヒトの便や尿に汚染された水，氷，食べものから感染します．食中毒で非チフス性サルモネラ（S77）が出てきましたが，チフスの方は下痢よりも全然下がらない高熱が目立ちます（便秘になることもあるくらいです）．菌は腸管に入った後，すぐに血液中に侵入します．

チフスの3主徴

　腸チフスとパラチフスの症状や重症度はほぼ同じです．感染して1〜3週間の潜伏期の後，稽留熱（最高38℃以上，日内差1℃以内の熱），頭痛，下痢または便秘，高熱時に数時間現れる体幹のピンク色の発疹「バラ疹」，熱が高い割に脈が遅い「比較的徐脈」が典型的な症状です．治療が遅れ重症化すると，腸で出血したり，腸に穴が開いたり（穿孔）することがあります．「脾腫」を認めることがあります．「バラ疹」「比較的徐脈」「脾腫」は腸チフスの3主徴といわれますが，実は3つ揃うことは滅多にない（とくにバラ疹は稀）のようです（じゃあ主徴じゃないよね…）．

便培より血培！

　検査・診断は，感染初期は便培養よりも血液培養の方が感度が高く，高熱が Max になる頃に便培養でも出やすくなります．PCR もあるので，確定診断にはそちらの方が手っ取り早いのですが，培養で抗菌薬の感受性を見ることが絶対に必要です．その理由を以下に述べます．

治療：ニューキノロンの時代は終わった

　以前はニューキノロンが第1選択とされていましたが，近年，ニューキノロンの感受性がチフス菌で約40％，パラチフス菌で約30％（すなわち耐性菌がそれぞれ60％，70％）とひどいことになってしまいました．とくに，南アジア（インド，パキスタン，バングラデシュ，スリランカ，ネパール等）由来だとニューキノロン耐性菌が95％を超えており，まったく使い物になりません．治療は感受性の確認が必要ですが，まずは第3世代セフェムの点滴がよいでしょう．

予防：海外で「生〇〇」はすべて危険！

　旅行者下痢症でもそうでしたが，チフスに限らず，衛生レベルの低い国ではとにかく，生水・氷，生肉，生魚，生野菜を口に入れないことです．とくに屋台では食中毒を起こすものが入っている可能性大で，レストランのカットフルーツですら感染の可能性は余裕であります．

　また，腸チフスのワクチンは存在しますが，国内未承認のため，輸入できる施設でないと打てません．

POINT 80：腸チフス・パラチフス

- ◆ ヒトを固有宿主とし，原則として他の動物にいない
  → 感染したヒトの便や尿に汚染された飲食物から感染
- ◆ 高熱，しかも稽留熱（最高38℃以上，日内差1℃以内の熱）
- ◆ 3主徴：バラ疹，比較的徐脈，脾腫　というがバラ疹はまれ
- ◆ ニューキノロンは効かないと考えた方がよい
- ◆ 衛生レベルの低い国での飲食に注意

memo

熱の特徴

稽留熱：熱が高いまま（変動1℃以内）：チフス
弛張熱：37℃以上で変動のある熱：よくある感染症，悪性腫瘍
間欠熱：37℃未満に下がる周期的な高熱：マラリア

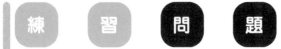

問1 日本で最も多い性感染症は何か.

問2 上記疾患は非定型感染である．治療薬を3つ挙げよ.

問3 問1の疾患と合併しやすい細菌性の性感染症は？

問4 性感染症の治療で重要なことはその患者の治療の他に何が重要か.

問5 日本の性感染症で2番目に多いウイルス感染症は何か.

問6 問5の症状として，発熱，所属リンパ節の腫脹の後，陰部にどのような症状が出てくるか.

問7 問5の疾患の治療に用いる抗ウイルス薬は何か.

問8 尖圭コンジローマの原因となるウイルスは何か. 2つtypeをいえ.

問9 梅毒の第Ⅰ期で生じる陰部の無痛性の塊のことを何と呼ぶか.

問10 梅毒が全身性に感染（第Ⅱ期）して生じる症状を3つ以上いえ.

問11 梅毒のRPR法は何の抗体を測定してるか.

問12 RPR法で偽陽性が生じやすい疾患（状態）を4つ答えよ.

問13 梅毒の特異的抗体検査の2つ英語の略称で答えよ.

問14 梅毒の治療の第一選択は何か.

問 15 性感染症で見られる動く鞭毛をもつ原虫の名前をいえ．また，治療薬の第一選択薬をいえ．

問 16 HIV はヒトのどんな細胞に感染するか．

問 17 HIV のスクリーニング抗体が陽性であった場合，確定診断のために行う検査を 2 つ答えよ．

問 18 HIV 感染による日和見感染の代表を 4 つ挙げよ．

問 19 HIV 感染に伴う腫瘍性の合併症を 3 つ挙げよ．

問 20 B 型肝炎，C 型，A 型・E 型の主な感染経路をそれぞれ答えよ．

問 21 B 型肝炎の発症の診断に重要な抗原と抗体をいえ．

問 22 HBV の 3 つ抗体において上昇する順番を答えよ．

問 23 アメーバ赤痢の症状を 3 つ挙げよ．またその治療薬を答えよ．

問 24 アメーバ赤痢に合併しやすい臓器感染は何か．

問 25 日本で最も多い食中毒は何か．またその潜伏期はどのくらいか．

問 26 問 25 の疾患に合併しやすい神経疾患は何か．

問 27 （非チフス性）サルモネラ腸炎の感染経路で多いのは何か．

問 28 腸炎ビブリオの感染経路で多いのは何か．

問 29 *Clostridioides*（*Clostridium*）属が加熱やアルコールに強い理由は述べよ．

問 30 ボツリヌス食中毒の注意が必要な食べ物を 2 つ挙げよ．

問 31 腸管出血性大腸菌が産生する外毒素は何と呼ばれるか．またその毒素により重症化して生じる疾患名をいえ．

問 32 とくに海外旅行者の下痢症で大腸菌以外によるものを 4 つ挙げよ．

問 33 腸チフス，パラチフスに特徴的な熱型を答えよ．

問 34 近年，腸チフス，パラチフスに有効性が失われた抗菌薬は何か．

解 答

問 1：性器クラミジア

問 2：テトラサイクリン，マクロライド，ニューキノロン

問 3：淋菌感染（淋病）

問 4：パートナーに伝え，ともに治療すること

問 5：性器ヘルペス

問 6：陰部に痛みのある潰瘍や水疱

問 7：アシクロビル

問 8：ヒトパピローマウイルス 6，11型

問 9：硬性下疳

問 10：バラ疹，リンパ節腫脹，神経梅毒（髄膜炎や眼症状），発熱等

問 11：カルジオリピン（リン脂質）

問 12：全身性エリテマトーデス(SLE)，麻疹，水痘，妊婦

問 13：TPHA（TPLA），FTA-ABS

問 14：ペニシリン系抗菌薬

問 15：トリコモナス原虫，メトロニダゾール（MNZ）

問 16：CD4 陽性 T 細胞

問 17：Western blot 法による HIV 抗体検査，PCR 検査

問 18：真菌症，ニューモシスチス肺炎，サイトメガロウイルス（CMV）感染，結核

問 19：カポジ肉腫，脳リンパ腫，非ホジキンリンパ腫

問 20：B 型：性感染，C 型：血液感染，A 型・E 型：経口感染

問 21：HBs 抗原，HBc 抗体（IgM）

問 22：HBc → HBe → HBs 抗体の順で上昇

問 23：イチゴゼリー状の粘血便，下痢，テネスムス等．メトロニダゾール

問 24：肝膿瘍

問 25：カンピロバクター腸炎．潜伏期：2 ～ 7 日

問 26：ギラン・バレー（Guillain-Barré）症候群

問 27：生肉や動物との接触

問 28：生の魚介類の摂取

問 29：芽胞（の状態）があるから

問 30：発酵寿司，ハチミツ

問 31：ベロ毒素（Shiga toxin），溶血性尿毒症候群（HUS）

問 32：細菌性赤痢，コレラ，ジアルジア（ランブル鞭毛虫），クリプトスポリジウム

問 33：稽留（けいりゅう）熱

問 34：ニューキノロン系抗菌薬

Chapter 10

感染症各論Ⅲ：
ウイルス感染症とワクチン

この章ではメジャーなウイルス感染を解説します．幼少期にワクチンを打つものがほとんどです．

Stage 81 麻疹（Measles）
ミースルス

赤ちゃんには絶対かからせたくない！

「はしか」とも呼ばれる麻疹ウイルス（Paramyxovirus 科）は空気感染（飛沫核感染），飛沫感染，接触感染（S97）もある，感染力が最強のウイルスです．麻疹ウイルスは全身のリンパ組織を中心に増殖し，一過性に強い免疫抑制状態を生じるため，麻疹だけでなく別の感染症が合併して重症化することがあります．

症状

【前駆期（カタル期）】（カタルとは一般に熱や風邪症状のこと）

感染 10 〜 12 日後，38℃前後の発熱が 2 〜 4 日続き，上気道炎症状（咳嗽，鼻漏，咽頭痛）と結膜炎症状（結膜充血，眼脂，羞明）が現れ，次第に増強します．乳幼児では 8 〜 30％に下痢，腹痛を伴います．次の【発疹期】の 1 〜 2 日前に口内の頬粘膜に，周囲の赤い約 1 mm 径の白色小斑（コプリック斑）（写真①）が出現しますが，数日でなくなります．カタル期が最も感染力が強くヒトにうつしやすい状態です．治療は対症療法（症状緩和の薬や輸液）のみです．

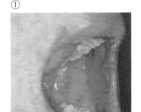

①

（出典：中外医学社／勝岡憲生）

【発疹期】

カタル期の熱がやや低下した後，半日くらいして再び高熱（多くは 39.5℃以上）が出て，特有の発疹（写真②）が顔，首，体幹，四肢へと数日で全身に広がります．それまで高熱が 3 〜 4 日続きます．発疹は最初は赤いだけですが，まもなくボツボツと隆起し，融合して不整形斑状となり，次第に茶褐色（写真③）となります．

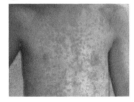

②

【回復期】

高熱が下がり，まだらで汚い発疹が残るもの

の，元気になってきます．色素沈着はしばらく
続きますが，10日後には全部治っていきます．

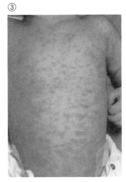
③

(出典：堀俊彦)

検査はペア血清と PCR

発症4日目には麻疹 IgM 抗体が上昇します．
一般に，血清を2回採って，その抗体価の変化
を見ることを**ペア血清**といいますが，その方法
で診断することもあります．PCR 検査も可能
です．

亜急性硬化性全脳炎(SSPE：Subacute sclerosing panencephalitis)

2歳未満の赤ちゃんが麻疹にかかると，稀ではありますが，4〜8年後
すなわち，6〜10歳頃に亜急性硬化性全脳炎という怖い病気として再発
することがあります．麻疹ウイルスが中枢神経に何年も潜んでいるのです．
知能障害，運動障害が徐々に進行し，ミオクローヌス（ピクッと痙攣する）
などの神経症状が出ます．成人ではさらに稀ですが，非典型的でよくわか
らない神経症状となるため，若年発症の認知機能障害が認められた場合で
は亜急性硬化性全脳炎を鑑別する必要があります．また，なぜか男性が女
性より2〜3倍多い疾患です．

ワクチン

上記のため，麻疹は絶対予防しておきたいものです．現在（2023年）で
は，1歳児と年長さん（6才になる年）に麻疹風疹混合ワクチン（MR ワ
クチン）を2回打たせることが予防接種法で決められています．ところが
最近，ワクチン接種済にも関わらず，成人が感染してしまう（特に外国で
もらってしまう）ことがあり，それが地域で流行して困ることがあります．

POINT 81：麻疹

◆熱（風邪症状：カタル期）→ 発疹，コプリック斑 → また高熱，汚
　い発疹
◆ペア血清，PCR で診断．治療は対症療法
◆肺炎，脳炎の合併
◆まれだが，忘れたころに亜急性硬化性全脳炎（中枢神経症状）
◆成人では外国で感染する例が多い

Stage 82　風疹（ルベラ Rubella）

妊婦さんに絶対感染させるな！

　風疹ウイルスは Togavirus 科の RNA ウイルスで，エンベロープのあるウイルスです．症状が発熱，発疹，リンパ節腫脹と，麻疹と似るため「3日はしか」とも呼ばれます．

症状

　感染から 2, 3 週の潜伏期の後，発熱，発疹，リンパ節腫脹（とくに耳の後ろ，後頭部，頚部）が生じますが，発熱は約半数しか出ず，また不顕性感染（症状のない感染）が 15 〜 30％程度存在します．特発性血小板減少性紫斑病（ITP），関節炎，まれに脳炎を合併することがあります．

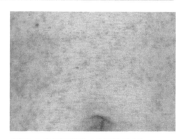

（出典：中外医学社/本田まりこ）

　発疹はピンク色で，小さく，少しだけポツポツと隆起しており（**写真**），全身に広がる麻疹より遅く，数日かかります．麻疹のように色素沈着や落屑（ガサガサして汚くなる）発疹にはなりません．リンパ節は発疹より数日前より腫れはじめ，3 〜 6 週間持続します．カタル症状（発熱，倦怠感，上気道炎症状），**眼球結膜の充血**もありますが，やはり麻疹より軽症です．ウイルスの排泄期間は発疹出現の前後約 1 週間（解熱するまで）が目安です．

検査はペア血清で IgM をみる

　咽頭ぬぐい液や血液から風疹ウイルスを PCR 法で検出するのが最も早期に診断できますが，どこでもできる検査でないので，ペア血清診断が一般的です．急性期と回復期のペア血清で，抗体価の陽転または有意な上昇をみて診断します．急性期に風疹 IgM 抗体が検出されれば，単一血清で

の診断も可能ですが，発疹出現3日以内では陽性にならない場合（偽陰性）もあるので結局，発疹出現後4日以降に再検査が必要です．一方，風疹以外でも弱陽性になる場合（偽陽性）もあります．そのため診断にはやはり臨床所見が重要で，臨床医の腕の見せ所です．

先天性風疹症候群

風疹自体は軽症な病気ですが，最大の問題は，妊婦さんが20週頃までに感染すると，胎児がさまざまな症状を呈する**先天性風疹症候群**となる可能性があることです．妊娠中の感染時期により重症度，症状の種類はさまざまです．先天異常として発生するのは，**先天性心疾患**（動脈管開存症が多い），**難聴**，白内障，色素性網膜症などが挙げられます．先天異常以外に新生児期に出現する症状としては，低出生体重，血小板減少性紫斑病，溶血性貧血，黄疸，間質性肺炎，髄膜脳炎などが挙げられます．また，進行性風疹全脳炎，精神運動発達遅滞，糖尿病などが見られることがあります．とにかく妊婦さんには絶対風疹を感染させてはいけません．

予防・治療

麻疹と同時に（MRワクチン），予防接種法で2回のワクチンが定められています（S85）．治療は対症療法しかありません．

POINT 82：風疹

◆3主徴：発熱，発疹（麻疹のように汚くならない），リンパ節腫脹
◆不顕性感染がある
◆ペア血清，PCRで診断．治療は対症療法
◆妊婦の感染 → 児が，先天性心疾患（動脈管開存症等），難聴，
　　　　　　　　　眼疾患
◆MR（麻疹・水痘）ワクチン2回

Stage 83 水痘・帯状疱疹

帯状疱疹は神経痛の残存が厄介！

　水痘（Varicella）は一般に子どもがかかる「水ぼうそう」です．帯状疱疹は大人でもよく発症する水疱を伴う痛い神経炎です．水痘・帯状疱疹ウイルス（VZV：varicella zoster virus）はヘルペスウイルス科の DNA ウイルスです．

水痘

　潜伏期は約 2 週間で，子どもでは発疹が初発症状です．発疹は全身性でかゆく，紅斑，丘疹を経て短時間で水疱（**写真①**右上）となり，痂皮化（かさぶた化）します．最初に頭皮，次いで体幹，四肢に出ますが，体幹が一番ひどくなります（**写真①**）．新しい発疹が次々と出るので，

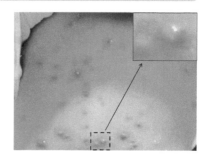

急性期には紅斑，丘疹，水疱，痂皮のそれぞれの段階の発疹が混在することが特徴です．経過は一般的に軽症で，倦怠感，掻痒感，38℃ 前後の発熱が数日間続きます．1 〜 14 歳での死亡率は 10 万人に 1 人ですが，30 〜 49 歳では 25.2 人と，成人ほど重症化しやすいのも特徴です．合併症は，脱水や，他の細菌感染を合併した肺炎，中枢神経症状などです．

帯状疱疹

　水痘はまず再発しません．しかし，ウイルスが神経に潜伏して体内に残り，免疫が弱ったときに活動を再開し，帯状疱疹（神経に沿った痛い水疱，**写真②**）として発症することが

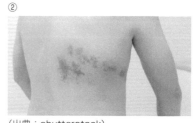

（出典：shutterstock）

あります．また，頭痛や肋間神経痛などの神経痛を伴います．発疹は体の片側に出るのが特徴的です．適切に治療を行っても，かなり痛い神経痛が残ることがあります．

検査，治療・予防

通常は臨床的所見から診断されますが，近年では PCR 検査も可能です．

水痘には白いセメントのような亜鉛化リニメント（カチリ）を顔の発疹にポツポツ塗られるのですごく目立ちます．重症水痘や帯状疱疹では，抗ヘルペスウイルス薬のアシクロビル，バラシクロビルが第一選択です．

水痘はヒト–ヒト感染によるので，予防はやはりワクチンです．MR ワクチンと同時に打つのが一般的です．

ライ症候群（ウイルス感染全般に）

ごくまれに，ウイルス感染＋アスピリンの使用が引き金となり，脳炎や肝機能障害が生じる「ライ症候群」があります．激しい嘔気，嘔吐，錯乱，反応の鈍化がみられるのが典型的で，ときに昏睡に至ることもあります．免疫が低下している場合の水痘では，命の危険を伴うことがあります．ウイルス感染症，とくにインフルエンザ症例の解熱剤は**アセトアミノフェンが安全**で第一選択です．

POINT 83：水痘・帯状疱疹

- ◆ 全身性の赤い発疹が，丘疹を経て短時間で水疱となり，痂皮化
- ◆ 水痘 IgM 抗体，PCR で診断
- ◆ 水痘は再発症しないが，帯状疱疹として再発 → 水疱，神経痛
- ◆ 水痘は亜鉛化リニメント，重症例や帯状疱疹ではアシクロビル
- ◆ ライ症候群：ウイルス感染とアスピリンの使用が引き金となり，脳炎や肝障害が生じる → アセトアミノフェンが無難
- ◆ 水痘ワクチンは MR と同時に接種させるのが一般的

Stage 84 ムンプス（流行性耳下腺炎）
おたふくかぜは髄膜炎と生殖器に注意！

流行性耳下腺炎（おたふくかぜ）を引き起こすムンプスウイルスは，麻疹と同じ Paramyxovirus 科（パラミクソウイルス）の RNA ウイルスです．

症状

基本的には軽症で，3割以上は不顕性感染です．2 ～ 3 週間の潜伏期の後，唾液腺の腫脹・圧痛，嚥下痛，発熱が生じ，1 ～ 2 週間で軽快します．

唾液腺腫脹は両側（または片側）の耳下腺にみられますが，顎下腺，舌下腺にも起こることがあり，まさしく「おたふく」のような顔になります．合併症として，軽症ですが**無菌性髄膜炎**があり，発症者の約 10％に出現するといわれています．思春期以降の感染では，**男性で約 20 ～ 30％に睾丸炎**（男性不妊の原因となる），**女性では約 7％に卵巣炎**を合併するとされている．また後天的に，片方の難聴や膵炎を合併することがあります．

検査・治療・予防

急性期に IgM 抗体を検出するか，ペア血清で IgG 抗体価の有意な上昇にて診断されます．最近では PCR でウイルス遺伝子を検出することが可能です．治療は対症療法です．ヘルペスウイルス科でないのでアシクロビルは効きません．予防はワクチンですが，なぜかムンプスだけは任意です．ワクチンで無菌性髄膜炎がかなり起こりにくくなります．

POINT 84：ムンプス（流行性耳下腺炎）
- ◆ 3 割以上は不顕性感染
- ◆ 唾液腺の腫脹・圧痛，嚥下痛，発熱
- ◆ 合併症：無菌性髄膜炎，男性では睾丸炎が多い．後天性一側性難聴
- ◆ ムンプスワクチンは任意だが，MR と同時に接種させるのが一般的

Stage 85 小児のワクチン（予防接種法）

国試頻出！

　インフルエンザは毎年流行するタイプ（抗原性）が変わるので，毎年打たなければなりません．一方，生まれたばかりの赤ちゃんは**胎盤を通過できる母親のIgG**によってある程度免疫（抗体）をもっています．しかしそのIgGも生後3～6ヶ月でなくなります．そのため，子どもには各種のワクチンが必要となるのです．日本では「予防接種法」で以下のワクチン接種が定められています（努力義務なのですが，親としての常識的な義務です）．

　これは国試の頻出問題なので頑張って暗記してください！

POINT 85：予防接種法の定期接種（2023年現在）

◆ 生後2ヶ月～1歳未満
・B型肝炎，ロタウイルス
◆ 生後2ヶ月～5歳未満
・Hib（*Haemophilus influenzae* B型細菌）
・肺炎球菌
◆ 生後3ヶ月～1歳までに3回，1年後にもう1回の計4回
・4種混合：DPT-IPV（ジフテリア・百日咳・破傷風，ポリオ）
　*D：diphtheria（ジフテリア），P：pertussis（百日咳），T：tetanus（破傷風）
◆ 生後5～8ヶ月
・BCG（結核ワクチン）
◆ 1歳になったらすぐと，5～6歳（年長さん）→計2回
・MR（麻疹・風疹），水痘（ムンプスだけ任意！）
◆ 髄膜炎菌不活化ワクチン：2歳～（55歳までに1回→任意）
◆ 3～4歳の間に2回（1期），1年後（1期追加），9歳以降（2期）
・日本脳炎　　　　　　　　　　　　　　　　　　→計4回
◆ 11歳（6年生）
・2種混合：DT（ジフテリア・破傷風）
◆ 生ワクチン：BCG，MR，ムンプス，水痘 → 妊娠中は打てない

Stage 86 ジフテリア, 百日咳, 破傷風
DPT ワクチンの重要性

これらは細菌感染ですが，DPT ワクチンの流れでここで学びましょう．

ジフテリア（Diphtheria）

嫌気性菌である *Corynebacterium diphtheriae*（ジフテリア）による感染症です．*Corynebacterium* はヒトの皮膚や口腔内の常在菌として有名（S41）です．昔はジフテリアによる呼吸不全で多くの人（とくに子ども）が亡くなりました．日本では 1958 年から予防接種がはじめられたため，現在ジフテリアの発症を見ることはほぼなくなっています．

百日咳（Pertussis）

百日咳菌による感染症で小児に多いのですが，近年成人患者が増加しています．ワクチンが普及する前は年間 10 万人が感染し，その 10％（ほぼ 1 歳未満の赤ちゃん）が亡くなっていました．最初の 2 週間はかぜ症状（カタル期）で次第に咳が激しくなります．その後, 発作性けいれん性の咳（痙咳）と，吸気時にヒューという音が出る（笛声：whoop）の咳発作をくり返す，レプリーゼ（くり返し）となります．診断は Bordet-Gengou（ボルデー ジャング）培地で菌を検出するか PCR です．治療はマクロライドが第一選択です．

破傷風（Tetanus）

Clostridioides tetani（破傷風菌）は，芽胞という殻に包まれていて，土壌に存在します．土で汚れた傷から破傷風菌が入ると, 傷の中で菌が増え，神経毒素を出します．その神経毒素は，全身の筋肉の痙攣や硬直を生じさせます．日本でも年間 5 人ほど死亡しています．

【症状】舌のもつれ，開口障害から始まり，構音・嚥下障害，痙笑（顔面筋の痙攣により笑っているようにみえる），喉頭痙攣から呼吸障害，全身痙攣, 後弓反張（頭部から背中まで弓なりにそり返る）が生じます．また，

交感神経の過活動により頻脈・徐脈，血圧異常，多汗などの症状が認められます．一方，意識は清明のため逆に苦しいのが怖いところです．致死率は 10 ～ 20％と高率です．

【検査】グラム染色では，芽胞が特徴的な「太鼓バチ状」の**グラム陽性桿菌**（**図**）として見られますが，診断のための意義はなく，破傷風は臨床所見から診断します．というのも，創部からの *Clostridioides tetani* 培養検査は陰

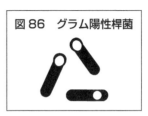

図86　グラム陽性桿菌

性であることが多い上に，破傷風ではない患者の創部からでも *C. tetani* が分離されることもあるため，創部の培養検査は感度，特異度ともに低すぎてあてにならないからです．

【治療】①喉頭などの呼吸筋痙攣のため，人工呼吸器による呼吸管理が必要となることがあります．**抗痙攣薬・筋弛緩薬であるベンゾジアゼピン系薬が必須**です．②すでに神経に結合している毒素には無効ですが，血中の神経毒素を中和する目的で，**抗破傷風ヒト免疫グロブリン**が使用されます．③光や音などの感覚刺激が痙攣を誘発するため，暗く静かな部屋で治療を行います．④創傷部があれば洗浄消毒し，必要であればデブリドマン（外科的に汚い組織を切りとる）を行います．⑤**メトロニダゾール（MNZ）**等，嫌気性菌を Target に抗菌薬治療を行います．

　破傷風にかかる人は，ワクチン接種をしていない人がほとんどです．1968 年以降に生まれた人は子どもの時に破傷風トキソイド（破傷風ワクチン）を打っているはずです（S85）．しかし，土で汚れた深い傷や，組織の損傷が大きい患者には，ワクチン済でも**破傷風トキソイドを再度接種**することがあります．トキソイド未接種または不明の患者には，トキソイド接種とともに，抗破傷風ヒト免疫グロブリンを注射する必要があります．

POINT 86：破傷風菌（*Clostridioides tetani*）

◆ 開口障害，嚥下困難，痙笑，喉頭痙攣 → 全身痙攣，後弓反張（頭部から背中まで弓なりにそり返る）→ 呼吸困難として認められる
◆ 交感神経の過活動：頻脈・徐脈，血圧異常，多汗．一方，意識は清明
◆ 治療：抗痙攣薬，人工呼吸管理，メトロニダゾール
　破傷風トキソイド，抗破傷風ヒト免疫グロブリン
　→ この 2 つは予防にも

Stage 87 かぜのウイルス

かぜ症状を起こすウイルスは腐るほどいる！

ライノ，コロナ，RS，インフルエンザウイルスは，すぐ微妙に変異するので，何回でもかかります．たまに大きな変異があると大流行につながります．また，稀に重症化する例（肺炎，髄膜炎・脳炎）があることは，どんなウイルス感染でもあることです．

ライノウイルス

頻度の最も多い鼻かぜのウイルスで，かぜの 30 〜 40％を占めます．春〜秋に多いですが年中無休です．子どもも大人もかかります．軽症です．

コロナウイルス

新型でないコロナは，かぜの 10 〜 15％を占める冬に流行しやすいウイルスです．これが大きく変異したのが，SARS, MERS, 新型コロナ(S89)です．

RS ウイルス

1 歳までに半数以上が，2 歳までにほぼ100％の乳幼児が感染しますが，何度も感染をくり返します．非常に感染力が強く，保育園・幼稚園，小児科病棟での流行に注意が必要です．気管支炎・肺炎にまでなると「ゼーゼー，ヒューヒュー」という喘鳴を伴った呼吸困難が生じます．

ヒトメタニューモウイルス

1 〜 3 歳での流行が多いのですが，大人にも感染します．基本はかぜですが，乳幼児や高齢者では気管支炎や肺炎となり重症化することがあります．気管支炎・肺炎が生じるとやはり喘鳴が生じます．

ヘルパンギーナ（エンテロウイルス属）

1 歳での感染が多く，5 歳以下で全体の 90％以上を占めます．夏に流行

しやすいかぜの代表です．主な症状は咽頭炎のほか，口腔内の水疱性発疹です．エンテロウイルス属（のコクサッキーウイルス）が主な原因です．

手足口病（エンテロウイルス属）

これもエンテロウイルス属（の中のコクサッキーウイルス A16，エンテロウイルス 71）が原因です．2歳以下が多く，4歳位までの幼児でとくに夏に流行します．手，足，口腔粘膜に水疱性発疹が出ます．熱は軽度です．飛沫感染や，便中のウイルスによる経口感染，水疱内容物からの感染などがあるので，ちびっ子同士でうつって流行します．

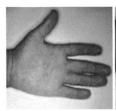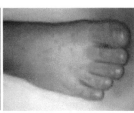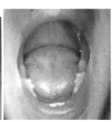

（出典：国立感染症研究所）

伝染性紅斑（リンゴ病）：ヒトパルボウイルス B19

5〜9歳で多く，ついで4歳以下での発症が多いです．冬に多く，ほっぺが赤くなるのでリンゴ病とも呼ばれます．手，足，体幹には網目状・レース状の発赤疹が出ることもあります．軽症なのですが，妊婦さんがかかると胎児への影響や流産の可能性があるのでそこは注意が必要です．

咽頭結膜炎（プール熱）：アデノウイルス

熱，咽頭痛，結膜炎（目の充血）が生じます．プールでの接触やタオルの共用により感染するので，夏に多いですが年中起こります．

POINT 87：かぜのウイルス

◆ ライノ：かぜの 30 〜 40%，コロナ：10 〜 15%
◆ RS，ヒトメタニューモ：重症化すると喘鳴，呼吸困難
◆ ヘルパンギーナ：口内水疱，手足口病 → エンテロ属（コクサッキー）
◆ 伝染性紅斑（リンゴ病）→ パルボウイルス B19
◆ 咽頭結膜炎（プール熱）→ アデノウイルス

Stage 88 ヘルペスウイルス，その他
突発は赤ちゃんの最初の試練

突発性発疹

発症は 0 〜 1 歳が 99 ％で，突然の高熱と解熱前後に全身発赤疹が出ます．原因は，単純ヘルペスウイルス -6, 7（HSV-6，HSV-7）がほとんどです．HSV-6 と -7 で 2 回かかることもあります．自然に治るので特別な治療は必要ありません．

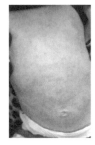

（出典：子どものホームケアの基礎）

ヘルペスウイルス科のまとめ

ヘルペスウイルスは，その種類によりいろんな病気が出てきましたので，ここで整理しましょう．ヘルペスウイルスは，エンベロープをもつ 2 本鎖 DNA ウイルスです（S06）.

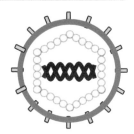

- 単純ヘルペスウイルス-1（HSV-1）
  口唇ヘルペスと呼ばれる口の周りに痛痒い発疹，水疱ができるいわゆるヘルペスです．歯肉口内炎，カポジ水痘様発疹，ヘルペス脳炎の原因にもなります．
- 単純ヘルペスウイルス-2（HSV-2）
  性器ヘルペス（S71）は HSV-2 が圧倒的に多いですが HSV-1 でも生じます．
- 水痘・帯状疱疹ウイルス（VZV：varicella zoster virus）
  VZV 感染症として，水痘と帯状疱疹（S83）をやりましたね．
- サイトメガロウイルス（CMV）
  AIDS 等で発生する日和見感染の代表であるサイトメガロウイルス感染もヘルペスウイルス科です．

- EB ウイルス
  伝染単核球症（S59），Burkitt リンパ腫（S92）
- 単純ヘルペスウイルス-6, 7（HSV-6，HSV-7）
  突発性発疹
- カポジ肉腫関連ヘルペスウイルス（HSV-8）
  AIDS（S74）で発生するカポジ肉腫は単純ヘルペスウイルス8型（HSV-8）
  によります．単純ヘルペスのカポジ水痘様発疹とは別物です．

ロタウイルス

　小児の急性胃腸炎の約半分はロタウイルスが原因です．水のような下痢，嘔吐，発熱，腹痛が生じ，脱水症状がひどくなると点滴や入院が必要です．
　世界（とくに発展途上国）では子どもが年間に何十万人も亡くなっています．日本ではロタウイルスワクチンが2020年10月から定期接種となりました．下痢の印象が強いウイルスですがウイルス性脳炎の原因にもなります．

日本脳炎ウイルス

　日本脳炎は，蚊によって感染します．以前は子どもや高齢者に多くみられた病気です．突然の高熱，頭痛，嘔吐などで発病し，意識障害や麻痺等の神経系の障害を引き起こす病気で，後遺症を残すことや死に至ることもあります．ワクチンの普及で，現在日本ではほぼ見かけません．

POINT 88

◆ ヘルペスウイルス科（エンベロープあり，2本鎖DNA）
・HSV-1：口唇ヘルペス，性器ヘルペス，歯肉口内炎，カポジ水痘
　　　　　様発疹，ヘルペス脳炎
・HSV-2：性器ヘルペス，口唇ヘルペス
・水痘・帯状疱疹ウイルス（VZV：varicella zoster virus）
・サイトメガロウイルス（CMV）
・EBウイルス：伝染単核球症．Burkittリンパ腫や上咽頭癌に関与
・HSV-6，HSV-7：突発性発疹
・HSV-8：AIDSのカポジ肉腫
◆ 抗ヘルペスウイルス剤：アシクロビル，バラシクロビル，ガンシ
　　　　　　　　　　　　　クロビル（CMVに）

Stage 89 新型コロナウイルス肺炎

重症感染症の本質を理解しよう！

「感染症で致命的となる」状態とは？

　感染症とは微生物の体内の異常増殖ですが，それがヒトに致命傷を与えるというものではありません．たしかに微生物は毒素を出したりしますが，それが直接臓器を破壊してヒトを殺すというパターンはむしろ稀です．微生物の異常増殖に対しては，よほどの基礎疾患（白血病や AIDS）でない限り免疫が発動します．免疫は微生物と戦うべく，サイトカイン等で好中球やリンパ球を活性化し，炎症（戦い）を生じさせます．しかし，炎症によって微生物をある程度死滅させたら，免疫は炎症を終わらせる方向に向かう必要があります．例えば，感染で生じた熱が延々と出続けては困りますよね．サイトカインやその辺については免疫学の勉強が必要ですが，結論からいうと，感染症が致命傷となる原因は，微生物の毒性や量よりも，**過剰な（終われない）炎症反応**によります．過剰な炎症が，自分の臓器を破壊したり，血管を目詰まりさせたりして臓器の機能不全を引き起こすのです．感染症（微生物）は，その過剰な炎症のきっかけとなっただけである場合が多いのです．免疫は「強ければいい」という単純なものではなく，ちょうどいいくらいまで戦い，いいところで終わるという難しい調節が必要なのです．

感染症として「発症するか否か」には免疫が重要

　こう話すと，「ワクチンは免疫を強めてるんでしょ？」と矛盾を感じるかもしれません．たしかに，新型コロナワクチンはそのウイルスに対する免疫を高めています．免疫といっても複雑でいろいろあるのですが，ワクチンは「ウイルスが体内に入っても大量に増殖できないようにする免疫を高めること」が目的です．そうしておけば，ちょろっとウイルスが侵入しても発症しないか，軽症（小さな炎症）で終わらせることができます．

新型コロナの「重症化」はまさに「過剰な炎症」

　新型コロナの治療薬は大きく，①抗ウイルス薬，②中和抗体，③過剰な炎症を抑える薬，の3つがあります．①抗ウイルス薬は，血中のウイルスを不活化（増殖できないように）するものです．一般に発症日から5日以内がその適応です．②中和抗体は血中のウイルスに結合して，まだ感染していない細胞にウイルスが侵入するのを防ぎます．こちらは発症から7日以内が適応です．なぜ，適応の期間が決まっているかというと，その期間以上に炎症が進んでしまった人に投与しても意味がないからです．

　①，②はどちらも今後のウイルス増殖を防ぐための薬です．しかし，発症後7日もたって重症化している人に，その治療は意義が少ないのです．すでに小さな戦いで終わらせることに失敗しており，免疫反応としては戦争状態になっているのです．そのような大きな戦いでは炎症性サイトカインが嵐のように体内に産生されており，それは**サイトカイン・ストーム**と呼ばれています．そういう症例には，炎症の遷延や増悪を抑える治療が必要で，それが③ステロイドや免疫抑制剤ということになります．

コロナウイルスで死ぬのではない．ARDSや細菌感染で死ぬ

　新型コロナの恐ろしさは，これまでのコロナウイルスより圧倒的にサイトカイン・ストームを引き起こしやすいところにあります．肺を中心としたサイトカイン・ストームが生じると，過剰な炎症で肺はボロボロになり，急性呼吸窮迫症候群（ARDS）という低酸素状態になります．また，ステロイドや免疫抑制剤は炎症を抑える必要がある反面，細菌感染には弱くなるので，たいてい細菌性肺炎が合併します．それによりさらに低酸素になります．新型コロナで亡くなる症例はそういうパターンです．

POINT 89：新型コロナ肺炎（重症化）

・感染症が致命傷となる原因は，過剰な（終われない）炎症
　→ 新型コロナはその典型
・さんざんウイルス感染した後の①抗ウイルス薬や②中和抗体は無効
　→ ③ステロイド，免疫抑制剤で炎症を抑えることが重要
・新型コロナはサイトカイン・ストーム → 過剰な炎症になりやすい
・急性呼吸窮迫症候群（ARDS）＋細菌性肺炎の合併で致命的となる

Stage 90 成人のワクチン

医療者なら可能な限り接種を！

肺炎球菌ワクチン

　統計の条件にもよるのですが，市中肺炎の20％以上は肺炎球菌が原因です．そして，市中肺炎で亡くなる方のほとんどが65歳以上です．そのため日本では65歳から5年ごとに肺炎球菌ワクチンの接種が推奨されています．ほとんどの自治体で無料です．肺炎球菌は肺炎だけでなく，髄膜炎，耳鼻科領域の感染症，敗血症など多くの原因にもなります．また，何らかの理由で脾臓を摘出された方にはとくに推奨したいワクチンです．小児用ワクチンもあり（S85），WHO（世界保健機関）は最重要ワクチンの1つとして，すべての国で定期接種にすべきと勧告しています．小児では肺炎よりも髄膜炎の予防として接種しておきたいものです．

B型肝炎ワクチン（HBVワクチン）

　HBVワクチンは小児でも行われていますが，WHOでは，以下のPOINTで示した人を対象として成人でのHBVワクチンが推奨されています．成人におけるHBVワクチン接種は，「初回・1ヶ月後・6ヶ月後」の3回接種が基本です．医療者はHBV抗体価を確認し，低ければ必須です．

POINT 90-1

◆ 肺炎球菌ワクチン → 65歳以上，5年毎
◆ HBVワクチンを成人で接種した方がよい人
　・医療関係者
　・B型肝炎の人と性的パートナーの人や同居家族
　・複数の性的パートナーをもつ人
　・頻繁に輸血や血液製剤を投与する必要のある人
　・透析患者
　・臓器移植を受けた人

季節性インフルエンザワクチン

　ある時期のインフルエンザに一度かかったら，それにもう一度かかることはまずありません．しかし，インフルエンザやかぜ，新型コロナウイルスは微妙にその抗原性を変化させているのです．つまりそれらのウイルスは，一定期間で少し新種のウイルスとして発生しているのです．生物がその遺伝子を微妙に変化させて新しいタイプになることを「変異（mutation）」といいます．

　季節性インフルエンザワクチンについては，

- ワクチンは外来にくる（くらい症状が強く出る）インフルエンザ患者を10 ～ 60％減らす効果がある → すなわち，重症化を減らしている．
- その効果は健康な青年で最も効果的，65歳以上では効果が低い．

　といわれています．

新型コロナウイルスのワクチン

　新型コロナでは，新しい株（変異株）の名前が次々と出てきましたね．それでワクチンの効果が変わってきてしまいました．それでも，ワクチンは（感染予防効果はともかく），重症化を防ぐ効果は間違いなくあります．自分のためにも，医療者は免疫不全の患者のためにも打っておきましょう．

海外渡航前のワクチン

　海外に長期渡航する人は，以下に挙げる予防接種をお勧めします．国によってはその証明が求められる（アフリカ等）場合もあります．

memo　ワクチンとは関係ありませんが，海外では「蚊」に要注意です！

POINT 90-2

- ◆ 季節性インフル，かぜ，新型コロナは変異しやすい
  - → ワクチンの感染予防効果は数か月以降低下するが，重症抑制効果はかなり続く
- ◆ 長期海外渡航前のワクチン（とくに衛生環境の悪い地域）
  黄熱（アフリカ地域），破傷風，A型・B型肝炎，狂犬病，ポリオ（急性灰白髄炎），日本脳炎，髄膜炎菌

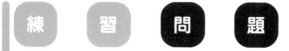

問 1 麻疹のカタル期に生じる口腔内の白色白斑を何と呼ぶか.

問 2 麻疹の発疹期から回復期に向かうと発疹はどう変化するか.

問 3 ペア血清とはどのような検査法か.

問 4 麻疹の治癒後 4 ～ 8 年後に生じることのある神経疾患の名は？

問 5 妊婦が風疹に罹患すると児のどんな疾患が懸念されるか.

問 6 水痘において，初期の発疹はどのような所見（3つ）で，経過とともにどう変化するか.

問 7 帯状疱疹の発疹の状態をいえ. その後遺症としては何があるか.

問 8 重症水痘や帯状発疹に用いる抗ウイルス薬は？

問 9 ムンプスウイルス感染に合併しやすいものを 2 ついえ.

問 10 生後 3 ヶ月～ 1 歳までに 3 回，1 年後に 1 回の，計 4 回接種する 4 種混合ワクチンは，何を予防するワクチンか. 4 つ答えよ.

問 11 生後 5 ヶ月に接種する結核に対するワクチンの名前は？

問 12 1 歳になってすぐと，5 ～ 6 歳で 1 回，計 2 回接種すべき 4 種類のワクチンを答えよ.

問 13 3 ～ 4 歳の間に 2 回，その 1 年後に 1 回，9 歳以降に 1 回の，計 4 回接種するワクチンをいえ.

問14 百日咳に特徴的な咳の所見を2ついえ. また, 百日咳菌に対する第一選択薬は?

問15 破傷風の外毒素と, それによる初期症状を2つ以上いえ.

問16 破傷風の治療で用いる, 抗痙攣薬, メトロニダゾール以外の2つを答えよ.

問17 かぜ症候群で最も頻度の高い (特に夏に多い) ウイルスは何か.

問18 喘鳴を伴う2歳までに多くの小児が罹患するかぜのウイルスは?

問19 手足口病の原因となるウイルスの属名は?

問20 ヒトパルボウイルスB19が原因となる小児のウイルス疾患は?

問21 咽頭結膜炎を起こしやすい夏に流行性しやすいウイルスは?

問22 0〜1歳までに生じる高熱と発疹が特徴的なウイルス疾患は?

問23 口唇ヘルペスの原因に最もなりやすいウイルス名は?

問24 性器ヘルペスの原因に最もなりやすいウイルス名は?

問25 Varicella zoster virusが原因となる感染を2つ答えよ.

問26 ヘルペスウイルス科でAIDS患者で重篤となる感染症は?

問27 EBウイルスによる感染症名とそれに関与する腫瘍名をいえ.

問28 突発性発疹はどのようなウイルスが原因か.

Chapter 10 | 感染症各論Ⅲ：ウイルス感染症とワクチン

問 29 AIDS のカポジ肉腫の原因となるウイルスは？

問 30 ロタウイルス感染の症状の最たるものは？

問 31 新型コロナウイルス感染が重篤化すると，免疫学的にどのような状況が生じるか．カタカナで答えよ．

問 32 新型コロナウイルス感染の中等症以上の治療において，抗ウイルス薬や中和抗体以外にどのような薬剤を使うか，2 種類答えよ．

解 答

問 1：コプリック斑
問 2：融合して不整形となり，次第に茶褐色となる
問 3：血清を 2 回採って，その抗体価の変化を見る検査
問 4：亜急性硬化性全脳炎（SSPE）
問 5：先天性風疹症候群
問 6：紅斑，丘疹，水疱 → 痂皮化
問 7：水疱．（帯状疱疹後）神経痛
問 8：アシクロビル，バラシクロビル
問 9：無菌性髄膜炎，男性では睾丸炎，女性では卵巣炎
問 10：ジフテリア，百日咳，破傷風，ポリオ
問 11：BCG
問 12：MR（麻疹・風疹），水痘，ムンプス
問 13：日本脳炎
問 14：発作性けいれん性の咳（痙咳），吸気時にヒューという音が出る（笛声．アジスロマイシン(AZM)

問 15：神経毒素．開口障害，構音・嚥下障害，痙笑
問 16：破傷風トキソイド，抗破傷風ヒト免疫グロブリン
問 17：ライノウイルス
問 18：RS ウイルス
問 19：エンテロウイルス属
問 20：伝染性紅斑
問 21：アデノウイルス
問 22：突発性発疹
問 23：単純ヘルペス 1 型（HSV-1）
問 24：単純ヘルペス 1 型（HSV-2）
問 25：水痘，帯状疱疹
問 26：サイトメガロウイルス感染
問 27：伝染単核球症，Burkitt リンパ腫
問 28：単純ヘルペス 6，7 型（HSV-6，HSV-7）
問 29：単純ヘルペス 8 型（HSV-8）
問 30：重度の下痢（水様便）
問 31：サイトカイン・ストーム
問 32：ステロイド，免疫抑制剤

208

Chapter 11

感染症各論Ⅳ：
その他の重要な感染症

この章では，ここまで紹介できなかった残りの重要な感染症を紹介します．あと少しなので頑張りましょう！

Stage 91 悪性腫瘍を引き起こす微生物①

予防に勝る治療なし！

ヘリコバクター・ピロリ（*Helicobacter pylori*）

　胃に生息するらせん型の細菌で，単にピロリ菌とも呼ばれます．世界人口の半分以上でピロリ菌が定着（保菌）しているといわれています．胃液は pH 1 の強酸性なので，従来は細菌が生息できないと考えられていました．しかし，ピロリ菌はウレアーゼという酵素を産生しており，この酵素で胃粘液中の尿素をアンモニアに分解し，そのアンモニアで局所的に胃酸を中和することによって胃に定着しています．

　他に胃酸に強い菌といえば，結核菌や非結核性抗酸菌といった抗酸菌があります．ピロリ菌は感染症として悪さするわけではないのですが，**慢性胃炎，胃・十二指腸潰瘍のみならず，胃癌**や **MALT リンパ腫**やびまん性**大細胞型 B 細胞性リンパ腫**の原因となるほか，**特発性血小板減少性紫斑病**，小児の鉄欠乏性貧血，慢性蕁麻疹など，胃外性疾患の原因となることが明らかとなっています．ピロリ菌の検査はいろいろありますが，便中のH. pylori 抗原検査が簡便です．除菌には，カリウムイオン競合型アシッドブロッカー（P-CAB）またはプロトンポンプ阻害薬（PPI）とアモキシシリン（AMPC）＋クラリスロマイシン（CAM）を組み合わせた「（P-CABor PPI）＋AMPC＋CAM」の 3 剤併用療法で，7 日間服用します．

ヒトパピローマウイルス(Human papillomavirus：HPV)

　性経験のある女性の 50 ～ 80%が一度は感染するという一般的なウイルスです．年頃になれば男女を問わず，多くの人々が HPV に感染します．ですが，**子宮頸癌の 95%以上は，HPV 感染が原因**です．HPV は，肛門癌，膣癌，尖圭コンジローマ等の発生にも関わっています．感染してから子宮頸癌に進行するまでの期間は，数年～数十年といわれています．HPV による前癌病変は「子宮頸癌検診」で見つけられます．しかし，がん検診を

受診しないと，気づかないまま，前癌病変から子宮頸癌に進行することがあります．

　発癌性 HPV の中で，**HPV16型，HPV18型**は特に前癌病変や子宮頸癌へ進行する頻度が高く，スピードも速いといわれています．しかし，それらの感染は，HPV ワクチンによって防ぐことができます．そのため子宮頸癌は最も予防しやすいがんなのです．にもかかわらず，子宮頸癌は日本で年間約 1 万人が罹患し，約 3,000 人が死亡しており，患者数・死亡者数とも近年増加傾向にあります．特に，若い世代での子宮頸癌が増加しています．先進国の中で日本は HPV ワクチンの普及が論外に遅れていることが問題となっています．HPV ワクチンによって後遺症が残ったという訴訟があり，メディアが科学的根拠なしに「HPV ワクチンの副反応」として印象づける報道を続けたからでしょう．2023 年現在，これまでの HPV ワクチンに関する多くの臨床研究を統合解析したコクランレビュー（エビデンスレベルが非常に高い）では，HPV ワクチンによって短期的，局所的な副作用はあるものの，全身的な事象や重篤な副反応は増加しないと報告されています．医学的なリスクとベネフィットを考えれば，娘さんに HPV ワクチンを接種させることを強く推奨します．

POINT 91

- ◆ ヘリコバクター・ピロリ（*Helicobacter pylori*）
  - ・らせん状のウレアーゼを産生する胃酸に強い菌
  - ・慢性胃炎，胃・十二指腸潰瘍，胃癌，MALT リンパ腫，びまん性大細胞型 B 細胞性リンパ腫，特発性血小板減少性紫斑病，小児の鉄欠乏性貧血，慢性蕁麻疹　等多くの疾患に関与
  - ・除菌は「胃酸抑制剤＋AMPC＋CAM」
- ◆ ヒトパピローマウイルス（HPV）
  - ・子宮頸癌の 95%以上，肛門癌，膣癌，尖圭コンジローマ等の発生
  - ・HPV16，18 型はとくに前癌病変や子宮頸癌へ進行しやすい
  - ・HPV ワクチンで上記は予防できる
  - ・HPV ワクチンによって全身的な事象や重篤な副反応は増加しないと報告されている．そのエビデンスレベルは非常に高い

Stage 92 悪性腫瘍を引き起こす微生物②

気づかないうちにウイルスのキャリアになっている！

HTLV-1 (Human T-cell leukemia virus type 1)

　HIV ウイルスと同じレトロウイルスの仲間で，名前の通りの白血病（Leukemia）の原因となります．具体的には，成人 T 細胞白血病・リンパ腫（Adult T-cell leukemia：ATL），HTLV-1 関連脊髄症（HTLV-1 associated myelopathy：HAM），HTLV-1 ぶどう膜炎, 高 Ca 血症などを引き起こします．HTLV-1 キャリアや関連疾患は，なぜか九州・沖縄地方など南西日本にとくに多く見られます．キャリアの大部分は無症状で，生涯発症率は約 5% といわれています．HTLV-1 の主な感染経路は，母親から子どもへの母乳を介した母子感染です．性行為による感染もありますが，キスや唾液ではうつりません．また輸血では，献血の段階（血液センター）で確認を行っているので，心配ありません．

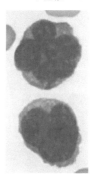

　成人 T 細胞白血病・リンパ腫（ATL）として発症すると予後は悪く厳しいです．HTLV-1 が T 細胞に感染し，がん化した細胞（ATL 細胞）が増殖することで発症します．ATL 細胞は，核の部分が花びらのような形をしている「Flower cell（花細胞）」であることが特徴です（**写真**）．治療は，白血病の治療と，高 Ca 血症にはビスホスホネート製剤を投与します.抗ウイルス薬はありません.

POINT 92-1

◆ HTLV-1 (Human T-cell leukemia virus type 1)
　・HIV ウイルスと同じレトロウイルス
　・成人 T 細胞白血病・リンパ腫（ATL），HTLV-1 関連脊髄症（HAM），HTLV-1 ぶどう膜炎, 高 Ca 血症
　・ATL ではがん化した T 細胞が花弁状の核を見せる（Flower cell）
　・母乳で感染

EB ウイルス（Epstein-Barr virus）

　ヘルペスウイルスの1つです．大部分の日本人は乳幼児期に感染し，一般に症状が出ないため気づきません．思春期以降に初めて感染すると，伝染性単核球症（S59）が発症します．それだけならいいのですが，EB ウイルスは Burkitt リンパ腫や上咽頭癌の発生因子となることが明らかになっています．

C 型肝炎ウイルス（HCV）

　肝臓癌の 65%は C 型肝炎が原因です．C 型肝炎に感染すると約 70％で慢性肝炎に移行すると報告されています．治療をせず放置していると，自覚症状がなくても，肝臓が線維化する「肝硬変」や，「肝臓癌」へ進行します．HCV は，感染者の精液や腟分泌液，血液などに含まれていますが，感染力が弱いので，普通の性行為により感染することはほとんどありません．肛門性交や生理中の性行為など，粘膜の損傷や出血を伴う性行為は感染の危険性は高いと考えられます．その他は，針刺し事故などで，すなわち，血液感染がほとんどです．B 型肝炎ウイルス（HBV）でも割合は少ないものの，上記と同様のことが生じます．HBV は針刺しよりも性感染症が多いです（S75）．HBV にはワクチンがありますが，HCV にはワクチンがありません．

POINT 92-2

◆ EB ウイルス
　・伝染性単核球症
　・Burkitt リンパ腫や上咽頭癌の発生因子
◆ C 型肝炎ウイルス（HCV）
　・約 70%で慢性肝炎に移行 → 肝硬変 → 肝癌へ
　・血液感染（針刺し等），粘膜の損傷や出血を伴う性行為も
　・B 型肝炎ウイルス（HBV）も同様だが HCV ほど慢性化しない
　・HBV にはワクチンがあるが HCV にはワクチンがない

Stage 93 寄生虫：マラリア，トキソプラズマ

マラリアは寄生虫の王様

　ここまでですでに勉強した寄生虫は，アニサキス線虫，回虫，肺吸虫，裂頭条虫（S21），赤痢アメーバ原虫（S76），トリコモナス原虫（S73），ジアルジア症（ランブル鞭毛虫）（S79）です．さらに，絶対に知っておくべき寄生虫疾患を挙げていきます．

マラリア（原虫）

　海外では超重要な感染症です．近年でも年間のマラリア患者は2億人以上，死亡者は60万人以上と報告されています．蚊（ハマダラカ）に刺されることで感染します．潜伏期（感染から発症するまで）が1週～4週間と長いので，海外から帰国して症状が出ることがよくあります．最初の症状は，悪寒と振戦（ふるえ）に続いて発熱，頭痛，全身痛，消化器症状など多彩ですが，重症化すると，脳症（痙攣，意識障害等），腎不全，DIC（播種性血管内凝固），肺水腫・ARDS，高度の貧血，肝機能障害等多臓器不全で死亡します．

　マラリアには，熱帯熱マラリア，三日熱マラリア，四日熱マラリア，卵形マラリアがあります．三日熱は48時間ごと，四日熱は72時間ごとに発熱（間欠熱）が出ます．半数を占める熱帯熱マラリアは早めに治療しないと1週間程度で死にます．海外渡航者と聞いたらまず鑑別に挙げましょう．マラリア原虫は赤血球内に感染するのが特徴です．ギムザ染色で血液を染め，赤血球内のリング状（輪状体：**写真上**）または，分裂体の原虫（**写真下**）を見つけることで診断されます．一般に**輪状体は熱帯熱 or 三**

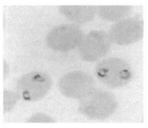

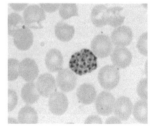

日熱，分裂体は熱帯熱以外と覚えてください．

　予防は，蚊に刺されないようにすること，東南アジア，インド，アフリカ，南米へ行く時には予防（治療）薬（アトバコン/プログアニル合剤）をもって行くことが重要です．治療はクロロキン等を投与します．

POINT 93-1

◆ マラリア原虫
・東南アジア，インド，アフリカ，南米で蚊に刺され感染
・悪寒，発熱，全身痛，消化器症状 → 貧血，腎不全，肝機能障害，
　　　　　　　　　　　　　　　　　　　　　　　　　脳症へ
・間欠熱：三日熱は 48 時間ごと，四日熱は 72 時間ごと
・熱帯熱マラリアは重症化しやすい
・赤血球内に原虫 → 輪状体：熱帯熱 or 三日熱
　　　　　　　　　→ 分裂体：熱帯熱以外
・予防：アトバコン/プログアニル合剤
・治療：クロロキン，メフロキン，ファンシダール等

トキソプラズマ（原虫）

　猫の糞便や豚肉にトキソプラズマの卵がいることがあり，それが口に入ることで感染します．通常は無症状（不顕性感染）ですが，免疫不全の患者ではリンパ節の腫れ，発熱，咽頭痛，または視力障害，眼痛，羞明（眼トキソプラズマ）が現れることもあります．とくに AIDS 患者では，トキソプラズマ脳炎が生じることがあり，脱力，錯乱，けいれん，昏睡が生じます．妊婦が感染すると，胎盤を通じて胎児が感染し（先天性トキソプラズマ），死産・流産，精神遅滞，視力障害，脳性麻痺などが生じることがあります．検査はトキソプラズマ抗体を調べます．

POINT 93-2

◆ トキソプラズマ原虫
・健康な人は不顕性感染
・免疫不全患者で，発熱，リンパ節腫脹，視力障害
・AIDS 患者では，トキソプラズマ脳炎
・妊婦の感染によって，児が先天性トキソプラズマ

Stage 94 ウイルス性出血熱（1類），デング熱（4類）

1類はまず会わないが，デング熱は注意！

エボラ出血熱，マールブルグ病，ラッサ熱，南米出血熱，クリミア・コンゴ出血熱

　この5つはすべて，感染症法で1類（Stage 99）に指定されているかなりやばい病気です．エボラとマールブルグは致死率30～90％，その他は40％以下といわれていますが，それは医療を受けられた人の割合ですから，現地では死亡率がもっと高いかもしれません．南米出血熱以外は，ほとんどアフリカで発生しますが，クリミア・コンゴ出血熱は，アフリカだけでなく東欧，中近東，中央アジアでも発生を認めます．コウモリやネズミからヒトに感染し，さらにヒトに感染します．これらウイルスに感染すると，最初は熱と筋肉痛くらいですが，血液の凝固異常が出現し，播種性血管内凝固（DIC）が発生します．それにより血小板減少が生じ，皮下，粘膜，消化管等から出血が生じます．そして多臓器不全で致命的となります．

POINT 94-1：ウイルス性出血熱（感染症法1類）

エボラ出血熱 マールブルグ病 ラッサ熱	アフリカ	コウモリ，ネズミ →ヒトからヒト	発熱，筋肉痛 ↓ 播種性血管内凝固（DIC）による出血症状：皮下出血（紫斑），粘膜出血，臓器出血 ↓ 多臓器不全
南米出血熱	南米		
クリミア・コンゴ出血熱	アフリカ，東欧，中近東，中央アジア	ダニ →ヒトからヒト	

デング熱（感染症法4類）

　熱帯・亜熱帯地域ではどこでもかかる感染症です．これは日本でも旅行後の発熱患者でみかける疾患ですのでよく覚えておきましょう．熱帯シマカ・ヒトスジシマカなどの蚊によって感染するデングウイルス感染症です．

蚊といえば，マラリア（これも4類）が有名でしたね．

【症状】通常4〜7日の潜伏期間の後，38〜40℃の発熱（5〜7日続く），激しい頭痛，関節痛，筋肉痛，発疹が現れます．発疹は治りかけ（解熱前後）に出現します．致死率は低いのですが，症状はかなり辛いです．血小板減少が強いと，出血症状，まれに臓器障害，播種性血管内凝固（DIC）がみられ重症化することがあります．

【検査】発症から7〜8日くらい白血球と血小板が低下するのが典型的です．デング熱，チクングニア熱，ジカウイルス感染症は，症状や血液検査所見が酷似しており，これらをまとめて検査しましょう．診断のための検査は① PCR 法，②デングウイルスの NS1 抗原の検出，③デングウイルス IgM 抗体の検出（ペア血清による抗体陽転または上昇）があります．

【治療】ワクチンや抗ウイルス薬はありません．対症療法となります．

チクングニア熱，ジカ熱，黄熱（すべて4類）

　感染経路（蚊），症状や採血検査がデング熱と酷似します．検査法も同様です．頻度はデング熱よりずっと少ないです．黄熱は重症化すると肝機能障害で黄疸が生じるためその名がつきました．ただ，ウイルス感染の多くは重症化すると肝機能障害が生じやすいです．

memo　黄熱は昔，熱帯地域で流行し多くの人命を奪いました．野口英世もその一人です．現在は黄熱ワクチンによってかなり減りましたが，海外では今でもかかります．

POINT 94-2：デング熱，チクングニア熱，ジカ熱，黄熱 →4類

◆ 熱帯・亜熱帯地域で蚊に刺され感染
◆ 4〜7日の潜伏期間の後，高熱，頭痛，関節痛，筋肉痛，最後に発疹
◆ 白血球↓，血小板↓まれに重症化 → 出血症状，DIC，多臓器不全
◆ 検査は，各ウイルスの PCR，抗原，ペア血性 IgM 抗体
◆ ワクチンや治療薬はない
◆ マラリア（4類）の鑑別も忘れずに

POINT 94-3：蚊が媒介する感染症（以下，すべて4類）

マラリア，デング熱，チクングニア熱，ジカ熱，黄熱，日本脳炎，ウエストナイル脳炎

Stage 95 ダニ感染症, ダニ媒介感染症
小さなかさぶたを見逃すな！

疥癬（かいせん）

　ヒゼンダニ（**写真①**）が皮膚の角質層に寄生し，ヒトからヒトへ感染します．通常疥癬と角化型疥癬に分けされますが，ダニの量・重症度の違いだけです．病院，高齢者施設などでアウトブレイクが後を絶ちません．通常疥癬の患者が単独で見つかることの方が稀で，角化型の患者（寝たきり老人で多い）から周囲が感染し，「かゆい」という人が何人も出てやっと気づくというパターンです．最初に赤い丘疹，結節，かさぶた（**写真②, ③**）や疥癬トンネル（皮下の細長い穴：**写真④**）が出て，しだいに白い垢（あか）が厚くなったような状態（角質増殖）へと進行します．診断は，患部を一部採り，顕微鏡で虫体や卵を確認することなのですが，これが軽症のうちは見つけにくいのです．そのため皮膚科の先生に何回も診てもらうことが重要です．1度の診察・検査で「疥癬はいなかった」という結果でも除外してはいけません．

　感染症は原因がわかるまでくり返し検査，評価することが大原則です．

【対策】 疥癬は死ぬ病気ではありません．届け出の必要もありませんし，隔離する必要もありませんが，しっかり対策しないといつまでたっても終

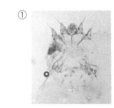

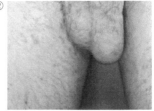

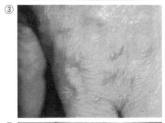

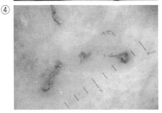

息しません．まず，周囲の患者やスタッフの診察が重要です．とにかく疥癬は早期に発見し，患者のリネンを毎日交換し，50℃ 10分以上の加熱，入念な乾燥が必要です．入浴，部屋の掃除機清掃も毎日です．感染スタッフは完全に治癒するまで手袋必着です．治療は，フェノトリンまたはクロタミトンの塗布，イベルメクチンの内服です．予防内服は意味がありませんが，角化型の人に接触し，疑わしい症状がある場合は内服を推奨します．

POINT 95-1：**疥癬**

・ヒゼンダニの寄生 → かゆみ，丘疹，結節，トンネル → 角質増殖
・通常型 → 角化型：推定100万匹以上，角質の増殖
・リネンは毎日交換，50℃ 10分以上，または入念な乾燥
・内服治療：イベルメクチン

重症熱性血小板減少症候群（SFTS）

致死率が10〜30％と極めて高い感染症です．近年，中国，韓国，日本で流行しており，日本では西日本で多いです．家のマダニ（**写真**）を介したSFTSウイルスの感染ですが，血液等の体液との接触による感染や，ペットのネコやイヌに咬まれたり，遊んでいるうちに感染した例も報告されています．5〜14日の潜伏期の後，発熱，頭痛，下痢・嘔吐，意識障害等で発症します．採血検査では，血小板減少，白血球減少，肝機能障害，CK，フェリチンの上昇を認めます．重症例では骨髄検査でマクロファージによる血球貪食像（血球貪食症候群）の所見が認められます．播種性血管内凝固症候群（DIC）から出血傾向，多臓器不全を伴うことが多く，壮年・高齢者で症状が重くなる傾向があります．治療は対症療法しかありません．診断は難しく，疑った場合は，保健所に報告し検査を依頼します．地方の衛生研究所や国立感染症研究所においてウイルス学的検査が実施されます．

POINT 95-2：**重症熱性血小板減少症候群（SFTS）**

・家やペットのマダニからSFTSウイルスが感染
　→ 発熱，頭痛，下痢・嘔吐，意識障害
・血小板↓，白血球↓，肝機能障害，CK↑，フェリチン↑
　→ DICや多臓器不全

Stage 96 天然痘（痘そう），サル痘，ペスト，スペイン風邪

スペイン風邪は当時の新型インフルエンザ！

天然痘（痘そう）（1 類）

　天然痘は 1980 年に WHO から世界根絶宣言されました．根絶に成功した人類史上初にして唯一の感染症です．天然痘ウイルスはヒトに対してのみ非常に強い感染力をもち，豆粒状の丘疹が全身に広がり，膿疱化します．致死率は 20％ ～ 50％と非常に高いものでした．1798 年，ジェンナーは「牛痘ならヒトに感染しても軽い症状で済み，その後天然痘に感染しなくなる」ことから，牛痘をヒトに接種する種痘法を発表しました．これにより天然痘は根絶できたのですが，当時は，「接種した部位から牛になる」とか「4つ足で歩くようになった」などと，非科学的な批判が殺到したそうです．新型コロナワクチンの時と同じですね．

サル痘（4 類）

　サル痘はまだよくわかっていないことも多いのですが，アフリカで時々人の命を奪う感染症でした．ところが 2022 年から欧米で（アフリカへの渡航歴がない人にも）流行しはじめ，日本でも年間 10 名程度感染者が出ています（2022 ～ 2023 年）．先進国での死亡者はいません．ヒトからヒトへの感染は稀ですが，濃厚接触（性行為）による感染や，リネンを介した医療従事者の感染の報告があります．

　症状は発熱と発疹で，多くは数週間で自然に回復します．一般に皮膚病変の痂皮化までが他者への感染性がある期間と考えられています．

ペスト（黒死病）（1 類）

　細菌では歴史上最悪の感染症です．数回の世界的大流行(パンデミック)が記録されており，14 世紀のヨーロッパを中心とした大流行では，当時の世界人口の 1/5 にあたる 1 億人が死亡したともいわれています（昔なの

で正確さは不明）．1894 年に香港で流行した際，**北里柴三郎**がその原因となる**ペスト菌**を発見しました．近年でもアフリカや中南米でペストの感染は続いています．

　ペストはまずネズミに流行（大量死）が見られた後に，イヌ，ネコ，ノミなどを介してヒトに感染し拡大するとパターンが多いと考えられています．ペスト菌に効く抗菌薬がある現代でも致命率は 10％と高く，無治療だと 60 ～ 90％とほぼ死にます．

スペイン風邪（当時の新型インフルエンザ）

　人類史上最も多くの死者を出したこの感染症は，1918 年から 1920 年にパンデミックとなったスペイン風邪と呼ばれる当時の新型インフルエンザ（H1N1）です．世界人口のおよそ 1/3 が感染し，死亡者は数千万～ 1 億人以上と推定されています．このパンデミックがどのように終息したのかが重要なところですが，まだ解明されていません．

新型インフルエンザ

　例年の季節性インフルエンザも，ちょっとは変異しているから流行するのであって，そういう意味では毎年新型なのですが，それほど感染被害が大きくないと「新型」とはいわれません．今までと抗原性が大きく異なるインフルエンザで，それがヒト−ヒト感染するものだと，パンデミック（世界的流行）となります．その周期はおよそ 10 年から 40 年といわれています．これまでの経験上，トリが感染する鳥インフルエンザが，ヒトにも感染できるようなると新型が誕生すると考えられ，とくに鳥インフルエンザ H5N1 と H7N9 はトリ → ヒトへの感染が報告されており，マークされています．そのためこの 2 つは感染症法で 2 類に分類されています．それ以外の鳥インフルは 4 類です．

POINT 96

- ◆ 天然痘（痘そう）：ジェンナーによる種痘～ 1980 年に根絶
- ◆ サル痘：近年流行．発熱と発疹．軽症が多い
- ◆ ペスト（黒死病）：北里柴三郎が原因菌を発見
- ◆ スペイン風邪：昔の新型インフルエンザ
- ◆ 新型インフルエンザ：多くは鳥インフルエンザがヒト−ヒト感染に変異

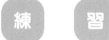

問1 ヘリコバクター・ピロリが関与する腫瘍性疾患を3つ挙げよ.

問2 ヒトパピローマウイルスで子宮頸癌を生じやすい型を2ついえ.

問3 HTLV-1 が生じる疾患，病態を4つ挙げよ.

問4 HTLV-1 の感染経路として多いものは何か.

問5 マラリアの感染の原因（感染経路）は何か.

問6 マラリアが重症化すると生じる病態を4つ答えよ.

問7 マラリア原虫は赤血球内でどのように見えるか. 2ついえ.

問8 チクングニア熱，ジカ熱，黄熱に共通する感染経路は？

問9 疥癬の治療に用いる内服薬は？

問10 重症熱性血小板減少症候群（SFTS）は何を介する感染か.

問11 天然痘（痘そう）が根絶できた原因として，誰の何の発見がきっかけとなったか.

解答

問1：胃癌，MALT リンパ腫，びまん性
　　　大細胞型 B 細胞性リンパ腫
問2：HPV16，18型
問3：成人 T 細胞白血病・リンパ腫
　　　（ATL），HTLV-1 関連脊髄症，
　　　HTLV-1 ぶどう膜炎，高 Ca 血症
問4：母乳からの感染

問5：蚊（ハマダラカ）
問6：貧血，腎不全，肝機能障害，脳症
問7：リング状（輪状体），分裂体
問8：蚊による感染
問9：イベルメクチン
問10：ダニ
問11：ジェンナーによる種痘法

Chapter 12
感染対策と法律

最後に，国試に出る感染対策と法律の知識を整理して終わりです．

Stage 97 感染経路

飛沫感染するものは余裕で接触感染する！

接触感染

感染者が触れた物，病原体を含む排泄物や吐物等（汗を除くすべての体液）との接触による感染です．病原体がついた手指で目をこすったり口に入れて感染します．特に要注意は多剤耐性菌とノロウイルスです．

飛沫感染

咳やくしゃみの「しぶき」すなわち，飛沫が眼や口に入って感染します．風疹，ムンプスのほか，髄膜炎菌，呼吸器感染症のほとんどがこれです．

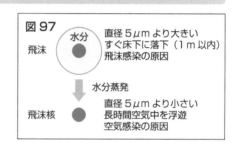

図 97

飛沫　水分　直径 5 μm より大きい
すぐ床下に落下（1 m 以内）
飛沫感染の原因

水分蒸発

飛沫核　直径 5 μm より小さい
長時間空気中を浮遊
空気感染の原因

空気感染（飛沫核感染）

飛沫は一般に水分に覆われていますが（図），それが蒸発すると病原体そのもの（飛沫核）が空気中にふわふわ浮かんでいる状態となります．それを吸い込んで感染するのが空気感染で，同じ部屋にいるだけで感染します．空気感染するのは，麻疹，水痘，肺結核です．必ず暗記してください．

POINT 97-1

◆ 接触感染：手指や口を介して感染
　・ほぼすべての微生物．多剤耐性菌とノロウイルスに注意
◆ 飛沫感染：飛沫が眼や口に入り感染
　・風疹，ムンプス（流行性耳下腺炎），髄膜炎菌，呼吸器感染症
◆ 空気感染（飛沫核感染）：飛沫核を吸い込んで感染
　・麻疹，水痘，肺結核

感染経路は1つとは限らない！

　空気感染でうつるような感染は，飛沫でも接触でも余裕で感染します．飛沫感染するものは接触でも当然感染します．新型コロナは飛沫感染ですが，マスクやアイガードをしていても感染する例がいくらでもありました．それは，感染者と共有したパソコン，ドアノブ，トイレなどいくらでも接触感染の機会があったからです．すなわち対策としては，

- 接触感染：接触感染予防策
- 飛沫感染：接触感染予防策＋飛沫感染対策
- 空気感染：接触感染予防策＋飛沫感染対策＋空気感染対策

と理解しましょう．マスクやアイガードは飛沫感染の予防策です．**感染対策で最も重要な手指消毒がおろそかだと，すべての感染症が防げません．**「接触感染予防策」とは「標準予防策」をより強化したものですが，まずは以下を覚えましょう．

POINT 97-2

◆ 標準予防策（スタンダードプリコーション）
「感染症の有無に関わらず，すべての人に対して，汗を除くすべての体液，組織，排泄物を，感染の可能性があると考え対応すること」
　・手指衛生（手洗い，アルコール手指消毒）を頻回に行う
　・体液に触れる可能性がある場合，PPE（個人防護具）※を着用

◆ 接触感染予防策
標準予防策は当然とした上で，
　・キーボード，マウス，トイレの各所，ドアノブ，手摺，スイッチ等，多くの人が触るところを定期的に消毒
　・多剤耐性菌保菌者やノロウイルス患者の区分け

◆ 飛沫感染予防策
　・サージカル（不織布）マスク，アイガード，個室管理，咳エチケット

◆ 空気感染予防策
　・N95マスク※，陰圧室管理

※PPE（Personal protective equipment）：手袋，マスク，キャップ，ガウン，エプロン，アイガード（フェイスシールドやゴーグル），場合により＋シューカバー．
※N95マスクは医療者がつけるもので，感染者はサージカルマスクです．

Stage 98 感染制御チーム（ICT）と医療法
嫌われ役だけど病院のため！

感染制御チーム（ICT：Infection control team）

ICT は院内で起こる感染症から患者，家族，職員の安全を守るための活動を行う組織です．医師，看護師，薬剤師，臨床検査技師，医療事務などの職種が集まり，院内はもちろん，近年は院外の感染対策活動も行います．具体的には以下の仕事を行います．

【院内感染発生に関するサーベイランス】

サーベイランスとは，ある微生物が（どこで）何件発生しているか数えておくことです．「最近，MRSA が多いなあ」と感じても，常日頃から月に何件出ているか数えておかないと，たまたまなのか，統計学的に異常なほど増えているのかがわかりません．後者であれば，その原因と対策を考えなければなりません．

【適正な微生物検査の推進，監視培養】

適切な細菌検査の提出，とくに血液培養の提出率とその 2 セット率はその病院の感染症診療レベルのバロメーターといってよいでしょう（近年，成人では 2 セットが常識となりましたが，いまだに 1 セットしか出さない医師もいます）．また，上記のサーベイランスで異常な頻度が認められた場合（すなわちアウトブレイク）が起きた場合，その病棟のあちこちをぬぐった検体を培養し，異常発生している菌が環境のどこかにいないかを調べる監視培養を行います．

【定期的な院内の巡視】

定期的に院内を巡視し，感染対策が適切に行われているか？行える環境か？を確認しに行きます．まずいところがあれば指摘し，写真等を添付して報告書を作成します．ICT は一般に嫌われ役です．

【感染対策についての教育（研修会の開催）】

感染対策チームと医療安全管理チームは病院長の助さん・角さん的な存

在（若い人は知りませんかね）です．というのも，「医療法」という法律で「全ての医療機関の管理者は①医療安全の確保，②院内感染対策，③医療品安全確保，④医療機器安全確保について，『指針の作成とその実施』」が義務づけられているのです．さらに，「職員に対する医療安全，院内感染対策のための研修を（それぞれ）年に2回程度定期的に開催するほか，必要に応じて開催すること」と書かれています．ICTは年に2回以上は感染対策の研修を開催し，職員はそれを2回以上受講する義務があります．

【院内感染，アウトブレイク時の対応】

患者の不利益となる，あるいはその可能性がある院内感染，とくにアウトブレイクが発生した場合は大変です．その原因検索，改善策，今後の対応を各部署へ指示します．

【他の医療施設や老健施設に対する感染対策の指導】

新型コロナの流行から急に増えた仕事です．多くは行政からの依頼で，感染制御の専門家がいない病院や施設に赴き，実際の感染対策の問題点を確認，指導し，報告書を作成します．

抗菌薬適正使用支援チーム
(AST：Antimicrobial stewardship team)

近年は各病院にASTが組織されています．院内の適切な抗菌薬使用（広域抗菌薬の過剰使用や無意味な使用）の見張り番（使用状況の把握）であり，かつ抗菌薬についてのコンサルトをうける役割と重要視されています．とくに，感染症科がない病院においては抗菌薬のソムリエ的な存在です．目的は，感染症診療のアドバイザーとなり，薬剤耐性（antimicrobial resistance：AMR）の菌を減らし，それらによる感染症を減らすことです．

POINT 98

◆ ICT の仕事（主に医療法で定められている）
・院内発生菌のサーベイランス：適正な微生物検査の推進，監視培養
・定期的な院内の巡視
・感染対策についての教育（年に2回以上の研修会の開催）「医療法」
・院内感染，アウトブレイク時の対応
・他の医療施設や老健施設に対する感染対策の指導
◆ AST：薬剤耐性（antimicrobial resistance：AMR）の対策

Stage 99 届け出義務（感染症法）と登校制限（学校保健安全法）

試験前にもう一度見ておこう！

感染症法による分類

全数把握 直ちに報告	1 類	エボラ出血熱，マールブルグ病，ラッサ熱，南米出血熱，クリミア・コンゴ出血熱，痘そう（天然痘），ペスト
	2 類	結核，SARS（Covid-1），MERS，ジフテリア，急性灰白髄炎（ポリオ），鳥インフルエンザ（H5N1，H7N9）
	3 類	腸管出血性大腸菌，細菌性赤痢，コレラ，腸チフス，パラチフス
	4 類	オウム病，レジオネラ症，つつが虫病，マラリア，デング熱，チクングニア熱，ジカ熱，黄熱，日本脳炎，ウエストナイル熱，サル痘，重症熱性血小板減少症候群（SFTS ウイルス），ダニ媒介脳炎，A・E型ウイルス肝炎，日本紅斑熱，狂犬病，エキノコックス症，回帰熱，Q 熱，炭疽，ハンタウイルス，ブルセラ，発しんチフス，ボツリヌス症，野兎病，ライム病，レプトスピラ症，鳥インフルエンザ（H5N1，H7N9 以外）
定点把握 一部全数	5 類	新型コロナ（SARS Covid-2），季節性インフルエンザ，ウイルス性肝炎（A, E 型以外），マイコプラズマ肺炎，クラミジア肺炎（オウム病除く）， 【性感染症】AIDS，性器クラミジア，淋菌，性器ヘルペス，梅毒 【性感染症＆食中毒】アメーバ赤痢，ジアルジア（ランブル鞭毛虫） 【小児】 A 群溶連菌咽頭炎，麻疹，風疹，水痘，ムンプス，突発性発疹，手足口病，伝染性紅斑，ヘルパンギーナ，RS ウイルス，百日咳 【耐性菌】 MRSA，VRE，CRE，MDRP，多剤耐性アシネトバクター（MDRA） 【脳炎・髄膜炎】クロイツフェルト・ヤコブ病，髄膜炎 【その他】破傷風，流行性角結膜炎，咽頭結膜熱，クリプトスポリジウム，侵襲性○○，劇症型○○
新型インフルエンザ等感染症		新型インフルエンザ（全数把握）

　感染症には，診断したらすべての医療機関で必ず行政（保健所）に届けなければならないもの（全数報告対象）と，決められた施設だけが報告する定点報告対象のものがあります．これは「感染症法」で定められています．

全数報告（Notifiable disease surveillance）

　感染症法の「1～4類」（3類が疑われた食中毒を含む）と「新型インフルエンザ等感染症」は全数報告で，「直ちに届け出」しなければなりません．新型コロナは2023年5月に5類へと変更になりましたね．

定点報告（Sentinel surveillance）

　「5類」感染症は，決められた施設だけから定期的に報告され，その流行の度合いが把握されています．ただ例外的に，5類でも，**麻疹，風疹，侵襲性髄膜炎菌感染**は「**全数把握，直ちに届け出**」が必要です．

POINT 99-1：「感染症法」

- ・1～4類（食中毒を含む），新型インフルエンザは「直ちに届け出」
- ・5類だが，麻疹，風疹，侵襲性髄膜炎菌感染は全数把握，直ちに届け出

登校制限は「学校保健安全法」

　流行性感染症による学校への登校制限については，以下のように決められています．これは患者さんに聞かれるので覚えておきましょう．

POINT 99-2：「学校保健安全法」による登校制限

インフルエンザ	幼稚園　：発症後5日経過し，かつ解熱後3日間 小学校～：発症後5日経過し，かつ解熱後2日間
麻疹	解熱後3日を経過するまで
風疹	発疹が消失するまで
水痘	すべての発疹が痂皮化するまで
流行性耳下腺炎	耳下腺，顎下腺または舌下腺の腫脹が発現した後，5日を経過し，かつ，全身状態が良好になるまで
百日咳	咳が消える，または5日間の抗菌薬治療終了まで
咽頭結膜熱	症状消退後2日経過まで
結核	伝染の恐れがないと，医師が認めるまで

題

問 1 空気感染するものを 3 ついえ.

問 2 標準予防策（スタンダードプリコーション）において，感染性の体液として扱わないものをいえ.

問 3 空気感染に必要な物品と対策は何か.

問 4 感染症法で直ちに報告が必要な感染症は 1 類から何類までか.

問 5 食中毒は何類に分類されていることが多いか.

問 6 5 類だが，直ちに届け出が必要な感染症を 3 つ答えよ.

問 7 小学生以上のインフルエンザ感染者に対して，学校保健安全法による登校制限はどのように決められているか.

問 8 麻疹および水痘の登校制限はそれぞれいつまでか.

解 答

問 1：麻疹，水痘，（肺）結核
問 2：汗
問 3：N95 マスク，陰圧室管理
問 4：1 ～ 4 類
問 5：主に 3 類
問 6：麻疹，風疹，侵襲性髄膜炎菌感染

問 7：発症後 5 日経過し，かつ解熱後 2 日間（まで登校制限）
問 8　麻疹：解熱後 3 日を経過するまで
　　　水痘：すべての発疹が痂皮化するまで

付録1. アンチバイオグラム（弘前大学医学部附属病院 感染制御センター作成）

赤字：推奨、当院での感受性、目安（一般的な予想）：◎≧90%、○≧80%、×無効　青字：要注意！

● Gram 陽性球菌

菌	PCG	AMPC	ABPC	ABPC/SBT	PIPC/TAZ	CEZ	CTM	CTX, CTRX	MEPM	CLDM	LVFX	MINO	ST	FOM	VCM	TEIC
黄色ブドウ球菌	33%	○		82%	82%	83%	○	82%	83%	67%	82%	96%	100%	96%	100%	100%
黄色ブドウ球菌：MSSAのみ	40%	○	○	100%	○	100%	○	100%	100%	71%	91%	98%	100%	97%	100%	100%
CNS※	26%			47%	47%	47%	47%	47%	47%	73%	54%	97%	88%	49%	100%	100%
Enterococcus faecalis	100%	◎	100%	100%	◎	×	×	×	×	×	96%	34%	ST		100%	100%
Enterococcus faecium	22%	○				×	×	×	×	×	16%	37%	ST		VCM 100%	100%

● 呼吸器・腸管関連菌

菌	PCG	AMPC	AMPC/CVA	SBTPC ABPC/SBT	PIPC/TAZ	CEX, CCL	CPDX-PR	CTX, CTRX	MEPM	AZM	CLDM	LVFX	ST	FOM	MINO	VCM
Streptococcus pneumoniae	98%	◎	98%	◎	○	○	○	97%	79%	32%	63%	90%	97%	○	89%	100%
Streptococcus pyogenes(A群)	100%	◎	◎	○	○	○	○	100%	100%	90%	100%	90%	100%	○	88%	100%
Streptococcus agalactiae(B群)	100%	◎	◎	◎	○	○	○	100%	100%	78%	84%	66%	73%	○		100%
Moraxella catarrhalis			◎	35%	○	○	○	○	100%		0%	100%	100%	○	53%	
インフルエンザ桿菌			27%	23%	○	○	○	97%	100%			100%	100%	100%	79%	

● Gram 陰性桿菌（腸内細菌）

菌	ABPC	ABPC/SBT	PIPC/TAZ	CEZ	CTM	CMZ	CTX, CTRX	CAZ	CFPM	CPZ/SBT	MEPM	FMOX	GM	AMK	TOB	LVFX	CPFX	ST	MINO
大腸菌	73%	82%	96%	75%	84%	99%	85%	98%	93%	88%	99%	100%	96%	100%	100%	82%	91%	100%	94%
Klebsiella species	87%	100%	99%	73%	96%	99%	97%	99%	90%	93%	100%	100%	97%	100%	100%	91%	90%	90%	93%
Citrobacter species	42%	49%	49%	36%	98%	49%	87%	97%	77%	49%	100%		100%	100%	100%	76%	100%	84%	98%
Proteus mirabilis	87%	100%	100%	100%	100%	100%	93%	100%	94%	56%	100%		81%	100%	100%	100%	90%	100%	16%
ESBL産生菌(E.coli, Kleb.等)			○			○					○			○				○	○
AmpC産生菌(E.coli, Kleb.等)			○						○		○			○				○	○

● 環境菌

菌	PIPC/TAZ	CAZ	CFPM	MEPM	CPFX	LVFX	TOB	GM	AMK	MINO	ST
Pseudomonas aeruginosa	88%	93%	93%	90%	85%	80%	99%	100%	99%	94%	83%
Serratia species	100%	100%	100%	100%	97%	58%	99%	99%	98%	93%	94%
Acinetobacter	100%	94%	94%	100%	98%	70%	95%	95%	98%	98%	16%
Stenotrophomonas maltophilia	×	47%	×	×	92%	90%				95%	95%

● 嫌気性菌

菌	AMPC/CVA	ABPC/SBT	PIPC/TAZ	CMZ	MEPM	CLDM	MNZ
グラム陽性球菌	94%	98%	94%	99%	100%	82%	97%
グラム陽性桿菌	98%	99%	90%	90%	100%	80%	69%
Bacteroides species	67%	77%	58%	99%	99%	70%	98%
Bacteroides以外のG陰性桿菌	90%	98%	70%	99%	100%	92%	94%

● 真菌

菌	FLCZ	ICZ	VCZ	MCFG	CPFG	L-Amph
Candida albicans	99%	92%	100%	100%	42%	◎
Candida glabrata	32%	4%	98%	100%	27%	◎
Aspergillus fumigatus	×		○			◎
Cryptococcus	◎					

※【血培コンタミ6大菌】
Micrococcus 属 → ほぼコンタミ
Propionibacterium 属 → ほぼコンタミ
Bacillus 属 → まれに血流感染
Clostridium perfringens → まれに外傷からガス壊疽菌感染
Corynebacterium → まれにジフテリア菌の咽頭感染
CNS → ときに血流感染、感染性心内膜炎

付録 2. 腎機能別抗菌薬投与量一覧（日本腎臓病薬物療法学会推奨量から抜粋・改編）

分類	薬剤	適正な標準投与量 ★記載量は1回量 以下より少ない量は効果が弱まるばかりか 耐性菌発生のリスクを上げます	CCr > 50：無記載は標準量	
			CCr = 10-50	CCr < 10 or HD/CAPD（透析日は透析後投与）
ペニシリン系	ペニシリン：PCG	心内膜炎，髄膜炎：400万U×6/日 肺炎球菌肺炎：400万U×4/日	75%量×6/日	50%量×4/日
	アモキシシリン：AMPC クラブラン酸：CVA	AMPC 500 mg×3/日　または AMPC 250 mg + AMPC/CVA 250 mg×3/日を併用	500 mg×3/日 250 mg×3/日	500 mg×1/日 250 mg×1/日
	アンピシリン：ABPC	カプセル：500 mg×4-6/日 or ABPC 250 mg + SBTPC 375 mg×3/日 併用推奨		250 mg×2/日
	アンピシリン・スルバクタム：ABPC/SBT	1.5-3 g×4 or 3 g×3/日	1.5-3.0 g×2/日	1.5-3.0 g×1/日
	ピペラシリン／タゾバクタム：PIPC/TAZ	4.5 g×3/日	3.375 g×3/日	2.25 g×3/日
セフェム系	セファレキシン：CEX	500 mg×3-4/日	250 mg×4/日	CCr < 10 or HD：250 mg×2/日
	ケフラール：CCL	500mg×3/日	250-500 mg×3/日	CAPD：250 mg×3/日
	セファゾリン：CEZ	1-2 g×3/日（感染性心内膜炎：2 g×3/日）	1 g×2/日	1 g×1/日
	セフメタゾール：CMZ	1 g×3 or 2 g×2/日 （腹腔・骨盤内感染：2 g×2/日）	1 g×2/日	1 g×1/日
	フルマリン：FMOX	1 g×3/日 or 2 g×2/日	0.5 g×2/日	0.5 g×1/日
	セフォチアム：CTM	1 g×3/日 or 2 g×2/日	1 g×2/日	0.5 g×1/日
	セフポドキシム：CPDX-PR	成人：200 mg×2/日（小児：4.5 mg/kg×3/日）	100-200 mg×2/日	100 mg×1/日
	セフォタキシム：CTX	1-2 g×3/日	1 g×2/日	0.5 g×1/日
	セフトリアキソン：CTRX	2 g×1-2/日（重症 or 髄膜炎：2 g×2/日）	投与量・間隔の調整不要	
	セフタジジム：CAZ	1-2 g×3/日	1 g×1/日	CCr < 10 or HD：1 g×1/日 CAPD：0.5 g×1/日
	セフォペラゾン・スルバクタム：CPZ/SBT	2 g×2/日	投与量・間隔の調整不要	
	セフェピーム：CFPM	1 g×3/日（髄膜炎，発熱性好中球減少症，緑膿菌感染では2 g×2-3/日）	1 g×2/日	CCr < 10 or HD：1 g×1/日 CAPD：1-2 g×1/48h
	メロペネム：MEPM	1 g×3/日（髄膜炎では2 g×2-3/日）	1 g×2/日	0.5 g×1/日
キノロン	レボフロキサシン：LVFX	内服，点滴ともに500 mg×1/日 （60分かけて投与）	Ccr 20-50：初日500 mg 1回，2日目—250 mg×1/日 Ccr < 20：初日500 mg 1回，3日目—250 mg×1/48 h	
	シプロフロキサシン：CPFX	400 mg×2/日	400 mg×1/日	200 mg×1/日
	アジスロマイシン：AZM	（点滴）500 mg×1/日※	※骨盤内感染：点滴後250 mg を1日1回内服 投与量・間隔の調整不要（ただしデータなし）	
	ミノマイシン：MINO	初回200 mg，その後100 mg×2/日	投与量・間隔の調整不要	
アミノ配糖体	GM（ゲンタマイシン） TOB（トブラマイシン） ★TDM必要	標準体重で　7〜5 mg/kg 24h 毎に開始，2ドーズ目以降TDMで調整	CCr 80-40：5-3 mg/kg　×1/日 CCr 40-10：5-3 mg/kg　×1/2日 CCr < 10：専門家と相談	
	AMK（アミカシン） ★TDM必要	標準体重で　20〜15 mg/kg 24h 毎に開始，2ドーズ目以降TDMで調整	CCr 80-40：15-7.5 mg/kg×1/日 CCr 10-50：10-4 mg/kg×1/2日 CCr < 10：専門家と相談	
	メトロニダゾール：MNZ	500 mg×3/日（重症時は×4/日）	500 mg×3/日	500 mg×3/日
	ST合剤 （1アンプルに Trimethoprim は80 mg含む）	（経口）2錠（2g）×2/日 ニューモシスチス肺炎の予防：1錠×1/日	1-2錠×2/日	1-2錠×1/日
		（点滴）G陰性桿菌等による全身性感染症 ⇒ Trimethoprim として5 mg/kg×2/日	Trimethoprim として5 mg/kg×2/日	Trimethoprim として5 mg/kg×1/日
		（点滴）ニューモシスチス肺炎の治療 ⇒ Trimethoprim として5 mg/kg×3-4/日	Trimethoprim として5 mg/kg×2/日	Trimethoprim として5 mg/kg×1/日
抗MRSA薬	バンコマイシン：VCM ★TDM必要	★TDMが必須であり薬剤師に確認を. ★目標血中濃度：Trough 10-20 μg/mL	eGFR>120：初回30 mg/kg×1→20 mg/kg×2 eGFR 120-80：初回25 mg/kg×1→15 mg/kg×2 eGFR 80-50：初回15 mg/kg×1→12.5 mg/kg×2	
	テイコプラニン：TEIC ★TDM必要	★以下目安．詳細は複雑なので薬剤師に確認を. 初日・2日目 10 mg/kg×2/日， 3日目は 10 mg/kg×1/日 4日以降　6.7 mg/kg×1/日　にてTDM ★目標血中濃度：Trough 10-30 μg/mL	詳細投与量は薬剤部に要相談	
	リネゾリド：LZD	600 mg×2/日　★血小板減少が発現した場合，投与間隔を延長するか中止	投与量・間隔の調整不要	
	ダプトマイシン：DAP	4-6 mg/kg×1/日　30分かけて投与	CCr < 30：4-6 mg/kg×1/48h 透析者は透析後投与	
抗真菌薬	フルコナゾール：FLCZ	初日800 mg 1回， 2日目より400 mg×1/日	1回　200 mg×1/日	1回　200 mg×1/日
	ボリコナゾール：VCZ ★TDM必要	注射薬　Loading 6 mg/kg×2/日 その後　3-4 mg/kg×2/日 注射薬のみ CCr 30以下は使用注意 （経口はOK）	経口薬　40 kg以上→初日：1回300 mg×2/日 2日目-：1回150-200 mg×2/日 40 kg以下→初日：1回150 mg×2/日 2日目-：1回100 mg×2/日	
	ミカファンギン：MCFG	Candida：150 mg×1/日 Aspergillus：300 mg×1/日	投与量・間隔の調整不要	
	(L-) アムホテリシンB：(L-) AMB	2.5-5.0 mg/kg×1/日　★薬剤熱注意	急激な腎機能悪化時には投与量の減量や一時中止が必要な場合あり	

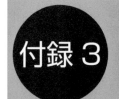

国家試験問題集 200問に チャレンジ！

医・歯・薬，臨床検査技師等を目指す学生の皆さん，国家試験で出題された感染症の問題を抜粋しました．わからない単語があっても気にせず，本書で見たことのある単語に注目して考えれば大丈夫です！

医：医師国家試験問題　　歯：歯科医師国家試験問題
薬：薬剤師国家試験問題　　技：臨床検査技師国家試験問題

001） 医 116 回 E14，（類題）医 112 回 B17
ある疾患に対する感度 84％，特異度 96％の検査の陽性尤度比はどれか．
　a. 8　　b. 16　　c. 21　　d. 32　　e. 40

002） 歯 115 回 D90
ある成人集団に対して歯周病のスクリーニング検査を実施した結果，感度は 0.90 で特異度は 0.80 であった．この検査の陽性尤度比を求めよ．小数点以下第 2 位を四捨五入すること．

003） 医 110 回 C1
検査前確率について正しいのはどれか．
　a. 感度と特異度から算出する．
　b. 病歴聴取の情報量により変化する．
　c. 検査後確率（事後確率）の影響を受ける．
　d. 主訴が同一なら診療所と病院で変化しない．
　e. 疾患を有する人の中で検査が陽性となる確率のことである．

004） 医 110 回 F10
ある疾患に罹患している検査前確率が 0.1％と推測される患者に，感度 90％，特異度 80％の検査を行った．検査が陽性だった場合の検査後確率で正しいのはどれか．
　a. 0.45％　　b. 0.9％　　c. 4.5％　　d. 9.0％　　e. 20.0％

005） 薬 101 回 192
ある疾患 X は，有病率が 0.2％である．X に対する疾患マーカー M は，X の患者において 99％の確率で陽性を示す．また，X の非患者では 98％の確率で陰性を示す．ある患者が疾患マーカー M で陽性を示したとき，その患者が X に罹患している確率として，最も近い値はどれか．
　a. 9％　　b. 25％　　c. 73％　　d. 97％　　e. 98％

006) 医 116 回 E47
ある患者の A 群 β 溶連菌迅速抗原検査は陰性であった．検査の陽性尤度比 30，
陰性尤度比 0.2 とすると，この患者の A 群 β 溶連菌性咽頭炎の事前確率を 35 %
とした場合，事後確率はどれか．
   a. 10 %   b. 25 %   c. 40 %   d. 50 %   e. 75 %

007) 技 68 回午後 69
エンベロープを持つのはどれか．
   1. ノロウイルス   2. ロタウイルス   3. アデノウイルス
   4. ポリオウイルス   5. インフルエンザウイルス

008) 医 112 回 C1，（類題）技 63 回午前 69
アルコールによる手指衛生の効果が高いのはどれか．
   a. 破傷風菌   b. ノロウイルス   c. ロタウイルス
   d. ボツリヌス菌   e. インフルエンザウイルス

009) 医 116 回 C13，（類題）歯 113 回 C38
ノロウイルスの不活化に有効なのはどれか．
   a. 逆性石鹸   b. 40℃の温水   c. 40 % アルコール
   d. 1 分間の赤外線照射   e. 1,000 ppm 0.1 % 次亜塩素酸ナトリウム

010) 歯 115 回 A1
ウイルス感染症の初回感染で最初に誘導されるのはどれか．
   a. IgA   b. IgD   c. IgE   d. IgG   e. IgM

011) 薬 104 回 117
図 1 は一般的なグラム染色の手順①〜④とそれによる A 菌及び B 菌の染色結果
を示している．また，**図 2** は別の 2 種類の菌のグラム染色の結果である．

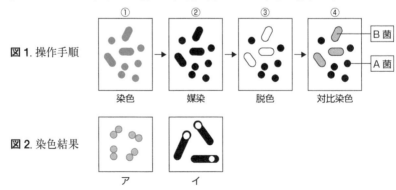

グラム染色及びその結果に関する記述のうち，正しいのはどれか．2 つ選べ．
   1. グラム染色に用いる試薬は，①がルゴール液，②がクリスタルバイオレッ
    ト溶液，③がエタノール，④がサフラニン溶液である．
   2. ④では，A 菌は濃いピンク色に，B 菌は青紫色に染色される．

3. A菌はグラム陽性菌であり，B菌はグラム陰性菌である．
4. 黄色ブドウ球菌のグラム染色の結果は，**図2**のアのようになる．
5. 芽胞を形成している菌は，**図2**のイのように内部の一部が染色されにくいことがある．

012) 技68回午前74
喀痰のGram染色標本を示す．顕微鏡による観察で，図中の細胞Aを48個/100倍1視野，細胞Bを5個/100倍1視野認めた．該当するGeckler分類はどれか．

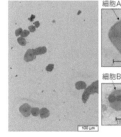

1. Geckler1群　　　2. Geckler2群
3. Geckler3群　　　4. Geckler4群
5. Geckler5群

013) 技68回午後71
喀痰のGram染色で染まりにくいのはどれか．
1. *Haemophilus influenzae*　　2. *Klebsiella pneumoniae*
3. *Legionella pneumophila*　　4. *Moraxella catarrhalis*
5. *Streptococcus pneumoniae*

014) 医112回B47
診断のために血液培養の検体を採取することにした．採取にあたり適切なのはどれか．
a. 2セット採取する．　　　　　b. 抗菌薬投与後に採取する．
c. 採取後は検体容器を冷蔵する．　　d. 手指消毒後，素手で採取する．
e. 動脈からの採取が優先される．

015) 医115回E11
成人患者に対する血液培養検体の採取方法について正しいのはどれか．
a. 抗菌薬投与後に検体を採取する．
b. 2セットとも1か所から採血する．
c. 採血部位の皮膚消毒後，消毒薬が乾く前に採血を行う．
d. 採取後の血液は好気ボトル，嫌気ボトルの順に入れる．
e. ボトルに検体を注入後，ボトル内の培地と血液を転倒混和する．

016) 医114回E12
抗菌薬の使用で正しいのはどれか．
a. 解熱後はすぐに抗菌薬を中止する．
b. 発熱のある患者には抗菌薬を投与する．
c. 細菌検査の検体を採取後に抗菌薬を投与する．
d. 感受性検査の結果によらず広域抗菌薬を継続する．
e. 解熱薬を併用することで抗菌薬の効果判定が容易になる．

017) 医 115 回 B23
市中肺炎に対する抗菌薬適正使用の原則について，適切なのはどれか．
  a. 体温により抗菌薬を選択する．
  b. 白血球数により抗菌薬を選択する．
  c. 喀痰培養の最終結果が出てから開始する．
  d. 喀痰の Gram 染色を確認してから開始する．
  e. 治療効果の判定は CRP の正常化を指標とする．

018) 医 116 回 C64
入院時に採取された血液培養で，好気性ボトルと嫌気性ボトルがいずれも陽性になった．血液培養ボトルの内容液のグラム染色所見を別に示す．最も可能性が高いのはどれか．

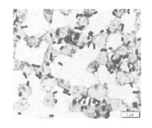

  a. *Candida albicans*   b. *Enterococcus faecalis*
  c. *Escherichia coli*   d. *Neisseria gonorrhoeae*
  e. *Pseudomonas aeruginosa*

019) 医 115 回 D65
41 歳の女性．3 日前からの発熱と黄色膿性痰を主訴に来院した．市販薬を内服していたが，改善しないため受診．7 年前から気管支喘息に対して吸入ステロイド薬を定期的に使用している．体温 37.4℃．脈拍 104/分，整．血圧 118/62 mmHg．呼吸数 18/分．

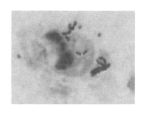

SpO_2 95 % room air．左下胸部に coarse crackles を聴取する．血液所見：赤血球 456 万，Hb 13.0 g/dL，Ht 39 %，白血球 19,800，血小板 34 万．CRP 15 mg/dL．胸部 X 線写真で浸潤影を認める．喀痰 Gram 染色標本を右に示す．原因微生物として考えられるのはどれか．
  a. *Haemophilus influenzae*   b. *Moraxella catarrhalis*
  c. *Mycoplasma pneumoniae*   d. *Staphylococcus aureus*
  e. *Streptococcus pneumoniae*

020) 技 68 回午前 6
化膿性髄膜炎を疑う髄液所見として誤っているのはどれか．
  1. 混濁   2. LD の上昇   3. 蛋白濃度の上昇
  4. 多形核球比率の上昇   5. 髄液糖/血糖比の上昇

021) 技 66 回午前 9
結核性髄膜炎の髄液所見として正しいのはどれか．
  1. 糖の増加   2. 蛋白の減少   3. 単核球の増加
  4. クロールの増加   5. アデノシンデアミナーゼ ADA 活性の低下

022) 薬 105 回 67
クラミジアに関する記述のうち，正しいのはどれか．
  1. 淋病の起因菌である．   2. 細胞内寄生菌である．

3. 細胞壁にペプチドグリカンを有する. 　　　　　4. 宿主はダニである.
5. 感染症には β–ラクタム系抗菌薬が有効である.

023) 薬 107 回 15
リケッチアを病原体とする感染症はどれか.
　1. 梅毒　　　　　　　　　　　　　2. 熱帯熱マラリア
　3. オンコセルカ症（河川盲目症）　　4. ツツガムシ病　　　5. 日本脳炎

024) 歯 115 回 B55
Ziehl-Neelsen 染色で検出されるのはどれか.
　a. *Escherichia coli*　　　　　　　b. *Klebsiella pneumoniae*
　c. *Streptococcus pyogenes*　　　　d. *Pseudomonas aeruginosa*
　e. *Mycobacterium tuberculosis*

025) 医 110 回 A2
非結核性肺抗酸菌症では頻度が低く, 肺結核症で頻度が高い所見はどれか.
　a. 血痰　　　　　　　b. CRP 上昇
　c. 空洞性肺結節　　　d. 喀痰塗抹 Ziehl-Neelsen 染色陽性
　e. 全血インターフェロン γ 遊離測定法（IGRA）陽性

026) 医 112 回 C60
15 歳の男子. 塾の教師が肺結核と診断され, 接触者検診の指示を受けて受診. 2 週間前から微熱と咳嗽, 痰が絡む咳嗽が持続している. BCG 接種歴あり. 意識は清明. 体温 37.6℃. 脈拍 72/分, 整. 血圧 124/62 mmHg. 呼吸数 16/分. SpO₂ 98%（room air）. 咽頭に発赤を認めない. 心音と呼吸音とに異常を認めない. 検査所見：赤血球 472 万, Hb 13.5 g/dL, Ht 39%, 白血球 7,400（①分葉核好中球 56%, 好酸球 1%, リンパ球 43%）, 血小板 24 万. 総蛋白 7.6 g/dL, 総ビリルビン 0.6 mg/dL, AST 26 U/L, ALT 13 U/L, LD 228 U/L, γ-GTP 12 U/L, 尿素窒素 11 mg/dL, クレアチニン 0.3 mg/dL, CRP 0.8 mg/dL. ②結核菌特異的全血インターフェロン γ 遊離測定法（IGRA）は陽性. ③喀痰塗抹 Ziehl-Neelsen 染色で Gaffky3 号. ④喀痰結核菌 PCR 検査は陽性. 胸部 X 線写真で異常を認めない. ⑤胸部 CT で右下肺野に小葉中心性の粒状影を認める.
　この患者を結核感染症と確定診断するために最も有用な検査所見は下線のどれか.
　a. ①　　b. ②　　c. ③　　d. ④　　e. ⑤

027) 医 112 回 C62（前問の続き）
この患者に対する標準治療として使用しないのはどれか.
　a. イソニアジド　　　b. ピラジナミド　　　c. エタンブトール
　d. リファンピシン　　e. レボフロキサシン

028) 医 112 回 A55
35 歳の男性. アジ, イカなどの刺身を食べた後に出現した上腹部痛を主訴に来院. 生来健康である. 意識は清明. 体温 36.1℃. 脈拍 64/分, 整. 血圧 118/78

mmHg. 眼瞼結膜と眼球結膜とに異常を認めない. 心音と呼吸音とに異常を認めない. 腹部は平坦で, 心窩部に圧痛を認めるが, 反跳痛, 筋性防御は認めない. 便通に異常はない. 緊急上部消化管内視鏡像を右に示す. この疾患について正しいのはどれか.

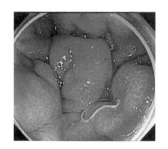

   a. 夏季に多い.
   b. 腸での発症が多い.
   c. 魚類摂取後 24 時間以降に発症する.
   d. プロトンポンプ阻害薬が有効である.
   e. 病態には即時型アレルギー反応が関与する.

029) 薬 100 回 15
細菌の内毒素（エンドトキシン）に関する記述のうち, 誤っているのはどれか.
   1. グラム陰性菌外膜の成分である.
   2. 主成分はタンパク質である.
   3. 外毒素に比べ, 加熱処理に対して安定である.
   4. 細菌の種類により, 構造的な多様性がある.
   5. 宿主の免疫反応をかく乱し, ショック症状をおこす

030) 技 68 回午前 70
β-ラクタム系抗菌薬でないのはどれか.
   1. メロペネム   2. セファゾリン   3. ピペラシリン
   4. セフォタキシム   5. レボフロキサシン

031) 医 114 回 D6
感染症と抗菌薬の組合せで誤っているのはどれか.
   a. オウム病————ミノサイクリン
   b. 放線菌症————アンピシリン
   c. ノカルジア症———ST 合剤
   d. 緑膿菌感染症———セファゾリン
   e. レジオネラ症———レボフロキサシン

032) 医 115 回 D8
レジオネラ肺炎について誤っているのはどれか.
   a. 集団感染がみられる.   b. 中枢神経系症状を呈する.
   c. 低ナトリウム血症を生じる.   d. β ラクタム系抗菌薬が有効である.
   e. 迅速診断に尿中抗原検出キットが有用である.

033) 医 115 回 D2
点滴投与を行う際, 血中濃度のモニタリングが必要な薬剤はどれか.
   a. クリンダマイシン   b. セファゾリン   c. バンコマイシン
   d. ペニシリン G   e. レボフロキサシン

034）薬 107 回 274

バンコマイシン投与後の副作用確認のために薬剤師が行うモニタリングとして，適切なのはどれか．2つ選べ．
　1. 投与直後はショックが発現することがあるので，発疹や呼吸困難の有無を確認する．
　2. 高血圧が発現しやすいので，朝晩の血圧を確認する．
　3. 第8脳神経障害の副作用が発現することがあるので，視力を確認する．
　4. 低アルブミン血症の発現頻度が高いので，面談時に全身のむくみを確認する．
　5. 腎障害が発現することがあるので，血清クレアチニン値や尿量を確認する．

035）薬 105 回 265

リネゾリドを患者に使用する上での留意点として適切なのはどれか．2つ選べ．
　1. 投与終了1〜2時間後の血中濃度を測定する必要がある．
　2. 効果不十分な場合は，点滴静注時間を15分に短くすることで効果を高めることができる．
　3. 中等度腎障害のため，減量して投与する．
　4. 骨髄抑制を起こすことがあるので，定期的に血液検査を行う．
　5. 経口投与が可能な状態になったら，経口剤への切り替えを提案する．

036）薬 107 回 42

アルミニウム，マグネシウム等の金属を含有する経口剤と同時に経口投与すると，吸収が低下する薬剤はどれか．
　1. オメプラゾール錠　　　　　2. レボフロキサシン錠
　3. フェノバルビタール散　　　4. リボフラビン酪酸エステル錠
　5. ワルファリンカリウム錠

037）医 113 回 A65

82歳の男性．咳嗽と微熱を主訴に来院した．4か月前に咳嗽と微熱が出現したため，3か月前に自宅近くの診療所を受診．キノロン系抗菌薬を1週間処方され解熱．2週間前に同症状が再燃したため再受診し，同じキノロン系抗菌薬の内服で改善した．3日前から再度，咳嗽と微熱，さらに喀痰が出現したが近くの診療所が休診であったため受診した．喀痰検査で結核菌が検出された．
　対応として適切なのはどれか．2つ選べ．
　a. 直ちに保健所に届出を行う．
　b. 患者にN95マスクを装着させる．
　c. 広域セフェム系抗菌薬に変更する．
　d. キノロン系抗菌薬を点滴で再開する．
　e. 最近4か月の間に接触した人について聴取する．

038）医 116 回 D69

71歳の男性．発熱，食欲不振を主訴に来院した．1週間前に貯めていた雨水で庭に水をまいた．数日前から食欲不振を認め，2日前から38.8℃の発熱，全身倦怠感，関節痛も出現したため受診した．意識は清明．体温39.1℃．脈拍76/分，整．血

圧 104/66 mmHg．呼吸数 24/分．SpO$_2$ 94 %（room air）．右下胸部に coarse crackles を聴取する．赤血球 373 万，Hb 11.9 g/dL，Ht 35%，白血球 18,600（好中球 93%，好酸球 0%，好塩基球 2%，単球 4%，リンパ球 2%），血小板 16 万．AST 28 U/L，ALT 16 U/L，LD 177 U/L，CK 323 U/L，尿素窒素 18.9 mg/dL，クレアチニン 0.97 mg/dL，血糖 169 mg/dL，Na 127 mEq/L，K 4.2 mEq/L，Cl 93 mEq/L．CRP 24 mg/dL．胸部 X 線写真で右下肺野に浸潤影を認める．喀痰グラム染色で多核好中球を多数認めるが，明らかな原因菌は確認できなかった．
　適切な抗菌薬はどれか．2 つ選べ．
　　a. セフェム系　　　　b. カルバペネム系　　　　c. マクロライド系
　　d. ニューキノロン系　　e. アミノグリコシド系

039） 医 116 回 A53
76 歳の男性．喀痰の増悪を主訴に来院した．8 年前に胃癌に対して胃全摘術を受けた．その後体重減少をきたし，5 年前から喀痰が出現した．1 週間前から喀痰量が増加し喀出困難となったため受診した．身長 157 cm，体重 41 kg．体温 37.5℃．脈拍 72/分，整．血圧 134/84 mmHg．呼吸数 18/分．SpO$_2$ 96 %（room air）．両側の胸部に coarse crackles を聴取する．皮膚のツルゴールは低下している．赤血球 424 万，Hb 13.6 g/dL，Ht 28%，白血球 11,400（好中球 81%，単球 5%，リンパ球 14%，血小板 35 万．総蛋白 7.9 g/dL，血清アルブミン 2.7 g/dL．尿素窒素 37 mg/dL，クレアチニン 0.8 mg/dL．CRP 13 mg/dL．喀痰 Gram 染色標本を右に示す．

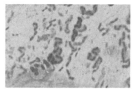

　補液を開始し，この微生物の検査結果を待つ間に投与を開始すべき抗菌薬はどれか．
　　a. セファゾリン　　　　b. ピペラシリン　　　　c. バンコマイシン
　　d. クリンダマイシン　　e. ベンジルペニシリン

040） 薬 104 回 66（改編）
菌交代現象による偽膜性大腸炎の代表的な起因菌はどれか．
　　1. *Streptococcus pneumoniae*　　　2. *Clostridioides difficile*
　　3. *Mycobacterium tuberculosis*　　4. *Salmonella typhi*
　　5. *Vibrio cholerae*

041） 医 115 回 E47
75 歳の男性．発熱，腹痛および下痢のため救急車で搬入された．10 日前から蜂窩織炎のために入院して抗菌薬の点滴を行い，改善したため抗菌薬を内服投与に切り替えて 4 日前に退院した．2 日前から発熱，腹痛および 1 日 5 回以上の水様下痢が出現した．経口摂取と体動が困難となったため救急車を要請した．退院後に食中毒の原因となり得る食物の摂取歴はない．周囲に同じ症状の人はいない．意識は清明．体温 38.6℃．心拍数 120/分，整．血圧 136/70 mmHg．呼吸数 20/分．SpO$_2$ 96 %（room air）．皮膚のツルゴールは低下．眼瞼結膜と眼球結膜とに異常は認めない．口腔内は乾燥．心音と呼吸音とに異常を認めない．腹部は平坦，軟で肝・脾を触知しない．下腹部に圧痛があるが反跳痛はない．腸雑音は亢進している．赤血球 490 万，Hb 14.3 g/dL，Ht 42%，白血球 18,200（好中球 84%，好

酸球 1%，単球 3%，リンパ球 12%），血小板 20 万．総蛋白 6.2 g/dL，総ビリル
ビン 0.4 mg/dL，AST 30 U/L，ALT 38 U/L，尿素窒素 40 mg/dL，クレアチニ
ン 1.8 mg/dL，尿酸 9.6 mg/dL，血糖 158 mg/dL．CRP 4.3 mg/dL.
　診察にあたり誤っている感染予防策はどれか．
　a. 個室での診察
　b. 直腸診実施時のゴーグルの着用
　c. 入室時のディスポーザブルガウンの着用
　d. 便検体採取時のサージカルマスクの着用
　e. 診察後の次亜塩素酸ナトリウムによる手指衛生

042） 医 115 回 E48（前問の続き）
便を用いた検査のうち，診断に最も有用なのはどれか．
　a. 脂肪染色　　　b. 潜血　　　c. 虫卵　　　d. 毒素検出　　　e. 培養

043） 薬 105 回 224
62 歳男性．肺炎感染症の治療のため，スルバクタム・アンピシリンの点滴投与
が開始された．肺炎は改善されたが，投与 5 日目から，腹痛，頻回の水様性の下
痢，発熱，白血球数及び CRP 値の上昇が認められた．直腸内視鏡検査を行った
ところ，多発する黄白色の偽膜，浮腫やびらんが認められ，偽膜性大腸炎と診断
された．このため，スルバクタム・アンピシリンの点滴投与を中止し，抗菌薬の
変更についてカンファレンスが開かれた．
　この患者で新たに発症した腸疾患とその原因菌に関する説明のうち，誤ってい
るのはどれか．
　1. 原因菌は，腸内において常在細菌叢を形成している．
　2. 原因菌は，経口感染する．
　3. 原因菌は，空気中で生存できない芽胞非形成菌である．
　4. 発症には，肺炎感染症の治療薬の投与による菌交代現象が関与する．
　5. 症状は，原因菌が産生する外毒素により起こる．

044） 薬 105 回 225（前問の続き）
薬剤師が提案する抗菌剤として適切なのはどれか．2 つ選べ．
　1. セフジニルカプセル
　2. クラブラン酸カリウム・アモキシシリン水和物配合錠
　3. メトロニダゾール錠
　4. バンコマイシン塩酸塩散
　5. レボフロキサシン水和物錠

045） 歯 113 回 B36
Papanicolaou 染色の細胞像を別に示す．矢印で示すも
のは Grocott 染色に陽性を呈する．考えられるのはどれ
か．
　a. *Candida albicans*　　　b. *Treponema pallidum*
　c. *Staphylococcus aureus*　　d. *Mycoplasma pneumoniae*
　e. *Mycobacterium tuberculosis*

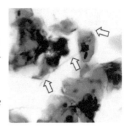

046) 医 107 回 A28

65 歳の女性．全身倦怠感と微熱とを主訴に来院．1 週
前から全身倦怠感を自覚していた．3 日前から 37℃ 台
の微熱が続いている．5 年前から関節リウマチで抗リ
ウマチ薬と副腎皮質ステロイドとを服用中で．意識は
清明．体温 37.4℃．脈拍 92/分，整．血圧 120/70 mmHg．
呼吸数 14/分．SpO₂ 97%（room air）．心音と呼吸音
とに異常を認めない．赤血球 446 万，Hb 13.0 g/dL，
Ht 39%，白血球 7,300，血小板 16 万．CRP 2.6 mg/dL．
胸部 X 線写真で右側下肺野に多発結節影を認める．
胸部単純 CT と気管支肺胞洗浄〈BAL〉液の墨汁染色
標本を別に示す．この疾患について正しいのはどれか．

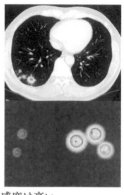

a. 内因性感染である． b. 血清抗原検査の感度は高い．
c. 血清 β-D-グルカン値は上昇する d. 発症予防に ST 合剤の内服が有効である．
e. 原因微生物は *Aspergillus fumigatus* である．

047) 医 101 回 A13

58 歳の男性．発熱を主訴に来院．3 か月前から
37℃ 台の微熱，全身倦怠感および食思不振を自覚し，
体重が 5 kg 減少した．1 週前から乾性咳嗽と息切
れとが出現し，増悪してきた．3 日前から 38℃ を超
す弛張性の発熱が連日続いている．多数のパート
ナーとの性的接触があった．意識は清明．体温
38.7℃．脈拍 84/分，整．血圧 130/80 mmHg．心雑

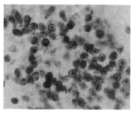

音は認めない．両側背部に吸気時の軽度の coarse crackles を聴取する．腹部は
平坦で，肝・脾を触知しない．赤血球 331 万，Hb 9.9 g/dl，Ht 29%，白血球
5300（桿状核好中球 5%，分葉核好中球 40%，好酸球 14%，好塩基球 0%，単球
13%，リンパ球 28%），血小板 14 万，CD4 陽性細胞数 213/μl（基準 800 ～
1200）．LDH 380 U/L（基準 176 ～ 353）．CRP 9.8 mg/dl．胸部 X 線写真で左肺
に淡い浸潤影を認める．気管支鏡下肺胞洗浄液細胞診所見（Grocott 染色標本）
を右に示す．

　肺病変に対する治療として適切なのはどれか．
a. ST 合剤内服　　b. セフェム系薬内服　　c. エリスロマイシン内服
d. ガンシクロビル点滴静注　　e. ニューキノロン系薬内服

048) 医 116 回 D32

30 歳の男性．咳嗽と労作時の呼吸困難を主訴に来院
した．14 日前から咳嗽が出現し徐々に増強してきた．
労作時の呼吸困難を伴うため受診．7 年前から東南ア
ジアへの頻回の海外渡航歴がある．体温 36.5℃．脈拍
80/分，整．血圧 118/78 mmHg．呼吸数 24/分．SpO₂
91%（room air）．両側中下肺野に fine crackles を聴
取する．赤血球 414 万，Hb 12.7 g/dL，Ht 25%，白
血球 13,700（好中球 92%，単球 3%，リンパ球 5%），

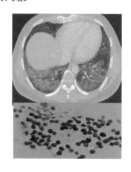

血小板 37 万．CRP 0.4 mg/dL，β-D-グルカン 185 pg/mL（基準 10 以下）．胸部
CT と気管支肺胞洗浄液 Grocott 染色を右に示す．適切な治療はどれか．
　　a. ST 合剤の経口投与　　　　b. メロペネム点滴静注
　　c. ボリコナゾール点滴静注　　d. レボフロキサシン点滴静注
　　e. アモキシシリン・クラブラン酸の経口投与

049）医 114 回 D67

79 歳の男性．発熱，咳嗽および呼吸困難を主訴に来院．3 日前からの食思不振，
発熱，咳嗽および喀痰が出現したため受診した．昨夜は呼吸困難も加わり眠るこ
とができなかったという．意識は清明．体温 38.5℃．脈拍 108/分，整．血圧
96/54 mmHg．呼吸数 32/分．SpO₂ 91 %（room air）．左下側胸部に coarse
crackles を聴取し，胸部 X 線写真で左下肺野に浸潤影を認める．酸素投与と生
理食塩液の静脈内投与を開始した．治療方針決定のためまず行う検査はどれか．
2 つ選べ．
　　a. 血液培養　　b. 喀痰 Gram 染色　　　c. 喀痰 Grocott 染色
　　d. 血中アスペルギルス抗原　　　e. 血中サイトメガロウイルス抗原

050）歯 114 回 D54

日和見感染を起こすのはどれか．2 つ選べ．
　　a. *Vibrio cholerae*　　　　　b. *Candida albicans*　　　　　c. *Bacillus anthracis*
　　d. *Treponema pallidum*　　　e. *Pseudomonas aeruginosa*

051）医 114 回 E26

42 歳の女性．発熱および悪寒戦慄が出現し，ぐったりしていたため家人に連れ
られて来院した．咽頭痛，咳，痰および鼻汁はない．悪心，嘔吐，腹痛および下
痢はなく，頻尿や排尿時痛もない．周囲に同様の症状の人はいない．小児期から
アトピー性皮膚炎があり，数日前から皮膚の状態が悪化し全身に瘙痒感があり搔
破しているという．意識レベルは JCS I-2．体温 39.2℃．脈拍 112/分，整．血
圧 86/58 mmHg．呼吸数 28/分．心音と呼吸音とに異常を認めない．口腔内と咽
頭とに異常を認めない．両側背部の叩打痛はない．顔面，体幹部，両側上肢およ
び両側膝の背面部で紅斑，色素沈着，鱗屑および落屑を認める．また，同部に多
数の搔破痕および一部痂皮を認める．
　最も適切な検査はどれか．
　　a. 尿培養　　　　　b. 血液培養　　　　　　　c. 喀痰 Gram 染色
　　d. 麻疹抗体価測定　　e. インフルエンザ迅速検査

052）医 113 回 E12

感染症が疑われている患者のバイタルサインを示す．意識レベル GCS 15．体温
39.2℃．脈拍 112/分，整．血圧 92/50 mmHg．呼吸数 26/分．
　quick SOFA〈Sequential Organ Failure Assessment〉スコアはどれか．
　　a. 0 点　　b. 1 点　　c. 2 点　　d. 3 点　　e. 4 点

053）医 115 回 C60

65 歳の男性．食道癌手術後で入院中．7 日前に右内頸静脈に中心静脈カテーテル

を留置した．6時のバイタルサインには異常を認めず朝食時も問題なかったが，9時に医師が訪ねると意識障害が認められた．意識レベルは JCS Ⅱ−10，GCS E3V4M6．体温 38.5℃．脈拍 114/分，整．血圧 88/50 mmHg．呼吸数 24/分．SpO_2 96%（room air）．中心静脈カテーテル刺入部に異常を認めない．心音と呼吸音とに異常を認めない．手術創に異常を認めない．腹部は平坦，軟で，肝・脾を触知しない．椎体の圧痛と叩打痛は認めず，肋骨脊柱角の叩打痛は認めない．四肢は軽度の浮腫を認める．赤血球 345 万，Hb 10.2 g/dL，Ht 31%，白血球 17,300，血小板 16 万．アルブミン 2.5 g/dL，総ビリルビン 1.0 mg/dL，AST 71 U/L，ALT 58 U/L，LD 402 U/L（基準 120〜245），ALP 330 U/L（基準 115〜359），γ-GTP 48 U/L（基準 8〜50），CK 143 U/L（基準 30〜140），尿素窒素 25 mg/dL，クレアチニン 0.9 mg/dL，血糖 122 mg/dL，Na 134 mEq/L，K 4.1 mEq/L，Cl 97 mEq/L，CRP 24 mg/dL．動脈血ガス分析（room air）：pH 7.45，$PaCO_2$ 34 Torr，PaO_2 102 Torr，HCO_3^- 24.2 mEq/L．
この時点での quick SOFA スコアはどれか．

   a. 0 点   b. 1 点   c. 2 点   d. 3 点   e. 4 点

054） 医 115 回 C61（前問の続き）
意識障害の原因として最も疑うべきものはどれか．
   a. *Clostridioides difficile* 腸炎   b. カテーテル関連血流感染症
   c. 化膿性脊椎炎   d. 急性腎盂腎炎
   e. 誤嚥性肺炎

055） 医 115 回 C62（前問の続き）
2セットの血液培養を採取したところ，2セットとも培養陽性となった．培養ボトル内容液の Gram 染色標本を右に示す．この微生物の同定および薬剤感受性試験の結果を待つ間に投与を開始しておくべき抗菌薬はどれか．

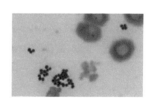

   a. クラリスロマイシン   b. バンコマイシン
   c. ペニシリン   d. メロペネム
   e. レボフロキサシン

056） 技 66 回午前 71
血液培養から分離された場合，汚染菌の可能性が高いのはどれか．2つ選べ．
   1. *Bacillus subtilis*   2. *Escherichia coli*
   3. *Staphylococcus aureus*   4. *Propionibacterium acnes*
   5. *Pseudomonas aeruginosa*

057） 薬 106 回 176
抗菌薬の投与計画に関する記述のうち，正しいのはどれか．2つ選べ．
   1. 薬物動態(PK)パラメーターとして，最小発育阻止濃度（MIC）が用いられる．
   2. 薬力学的（PD）パラメーターとして，time above MIC が用いられる．
   3. PK-PD パラメーターとして，血中濃度時間曲線下面積（AUC）を MIC で除した AUC/MIC が用いられる．

4. 濃度依存性作用型薬物の PK-PD パラメーターとして，最高血中濃度（Cmax）を MIC で除した Cmax/MIC が用いられる．
5. 時間依存性作用型薬物は，1 回あたりの投与量を増やし，投与間隔を延ばすことが望ましい．

058） 技 64 回午前 72（改編）
基質拡張型 β-ラクタマーゼ ESBL 産生菌の薬剤感受性検査で感性を示す抗菌薬はどれか．
 1. メロペネム　　　 2. セファゾリン　　 3. アズトレオナム
 4. セフォタキシム　 5. ベンジルペニシリン（ペニシリン G）

059） 医 116 回 B4
抗菌薬の適正使用について誤っているのはどれか．
 a. 培養検査提出後に開始する．
 b. 薬物動態に合わせて投与量を調整する．
 c. 開始時の CRP 値で投与期間を決定する．
 d. 抗菌薬の臓器への移行性を考慮して選択する．
 e. 感受性検査の結果に応じて適切な抗菌薬に変更する．

060） 技 65 回午前 77
Staphylococcus aureus のメチシリン耐性の判定に用いるのはどれか．
 1. ペニシリン G　　 2. オキサシリン　　 3. セファゾリン
 4. バンコマイシン　 5. テイコプラニン

061） 薬 107 回 40
細菌のリボソーム 30S サブユニットに結合して，タンパク質合成を阻害する抗菌薬はどれか．
 1. クリンダマイシン　 2. ストレプトマイシン　　 3. リネゾリド
 4. エリスロマイシン　 5. クロラムフェニコール

062） 技 65 回午後 68
作用機序が細胞壁合成阻害によるのはどれか．2 つ選べ．
 1. アンピシリン　　　 2. ゲンタマイシン　　 3. ミノサイクリン
 4. シプロフロキサシン　 5. バンコマイシン

063） 技 66 回午後 73
作用機序が核酸合成阻害によるのはどれか．
 1. イミペネム　　　 2. エリスロマイシン　　 3. ゲンタマイシン
 4. バンコマイシン　 5. レボフロキサシン

064） 薬 107 回 166
抗ウイルス薬に関する記述のうち，正しいのはどれか．2 つ選べ．
 1. アメナメビルは，帯状疱疹ウイルスのヘリカーゼ・プライマーゼ複合体の DNA 依存性 ATPase 活性を阻害して，mRNA の合成を阻害する．

2. ガンシクロビルは，サイトメガロウイルスのチミジンキナーゼにより一リン酸化された後，宿主細胞キナーゼで三リン酸化体まで変換されて，ウイルスの RNA ポリメラーゼを阻害する．

3. オセルタミビルは，インフルエンザウイルスが宿主細胞から遊離する際に働くノイラミニダーゼを阻害して，インフルエンザウイルスの増殖を抑制する．

4. ホスカルネットは，サイトメガロウイルスの RNA ポリメラーゼのピロリン酸結合部位に結合して，RNA の合成を阻害する．

5. アシクロビルは，三リン酸化体に変換されて，帯状疱疹ウイルスに感染した宿主細胞内でデオキシグアノシン三リン酸（dGTP）と競合して，ウイルスの DNA ポリメラーゼを阻害する．

065） 医 111 回 I66

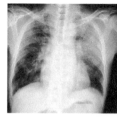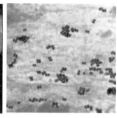

68 歳の男性．発熱，咳嗽および膿性痰を主訴に来院した．5 日前から発熱，3 日前から咳嗽および膿性痰が出現したため受診した．意識は清明．体温 39.2℃．脈拍 124/分，整．血圧 88/60 mmHg．呼吸数 24/分．SpO$_2$ 93%（room air）．両側の胸部に coarse crackles を聴取する．白血球 18,800（桿状核好中球 4%，分葉核好中球 84%，単球 2%，リンパ球 10%）．CRP 19 mg/dL．胸部エックス線写真及び喀痰の Gram 染色標本を上に示す．同日，敗血症を疑い血液培養を行った．現時点の対応として正しいのはどれか．

　a. 抗菌薬を投与せず薬剤感受性の結果を待つ．
　b. アムホテリシン B の点滴静注を開始する．
　c. ゲンタマイシンの点滴静注を開始する．
　d. スルバクタム・アンピシリン合剤の点滴静注を開始する．
　e. レボフロキサシンの点滴静注を開始する．

066） 医 110 回 D22

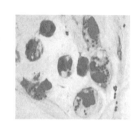

76 歳の男性．発熱を主訴に来院した．10 年前から慢性閉塞性肺疾患のため抗コリン薬と β2 刺激薬とを吸入している．喫煙は 20 本/日を 46 年間．3 日前から発熱，咳嗽および膿性痰が出現したため受診した．意識は清明．体温 38.5℃．脈拍 108/分，整．血圧 102/62 mmHg．呼吸数 24/分．両側の胸部に軽度の wheezes を聴取する．白血球 8,200（桿状核好中球 4%，分葉核好中球 84%，単球 2%，リンパ球 10%）．CRP 7.3 mg/dL．喀痰の Gram 染色標本を別に示す．原因菌はどれか．

　a. 腸球菌　　　　　　b. 肺炎球菌　　　　　　c. 化膿連鎖球菌
　d. 黄色ブドウ球菌　　e. *Moraxella catarrhalis*

067）医 112 回 D70

23歳男性．咽頭痛と全身の皮疹を主訴に来院した．
3週間前に咽頭痛と微熱が出現し，その後咽頭痛の
増悪とともに全身に皮疹が出現してきた．体温
37.2℃．全身にびまん性の紅斑を認める．眼瞼結膜
に貧血を認めない．白苔を伴う桃の発赤と腫大とを
認める．頸部リンパ節を触知する．赤血球 441 万，
Hb 13.7 g/dL，Ht 42%，白血球 12,800（桿状核好
中球 12%，分葉核好中球 30%，好酸球 1%，好塩

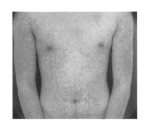

基球 1%，単球 8%，リンパ球 40%，異型リンパ球 8%），血小板 28 万．総蛋白
7.9 g/dL，AST 78 U/L，ALT 84 U/L，LD 365 U/L，ALP 240 U/L，γ-GTP
27 U/L．咽頭ぬぐい液の A 群 β 溶連菌迅速検査は陰性．体幹部の写真を示す．
　この疾患について正しいのはどれか．2つ選べ．
　a. 空気感染する．　　　　　　　b. アシクロビルが著効する．
　c. アンピシリンは禁忌である．　　d. 皮疹は二峰性の経過を取る．
　e. 発症直後の抗 EBNA 抗体価は陰性である．

068）医 114 回 D11

溶連菌感染症との鑑別で伝染性単核球症を最も強く示唆するのはどれか．
　a. 頭痛　　b. 発熱　　c. 咽頭発赤　　d. 乾性咳嗽　　e. 後頸部リンパ節腫脹

069）薬 102 回 183

中耳炎に関する記述のうち，正しいのはどれか．2つ選べ．
　1. 中耳炎は鼻炎，咽頭炎に続いて発症することが多い．
　2. 急性中耳炎は成人に好発し，耳痛と耳漏が主症状である．
　3. 急性中耳炎では，軽症でも初期から抗菌薬を投与する．
　4. 慢性中耳炎の主な起因菌は肺炎球菌，インフルエンザ菌，モラクセラ・カ
　　タラーリスである．
　5. 慢性中耳炎の主症状は，耳漏と難聴である．

070）薬 104 回 184

副鼻腔炎の病態及び治療に関する記述のうち，正しいのはどれか．2つ選べ．
　1. 急性副鼻腔炎は，上気道炎に続いて起こることが多い．
　2. 急性副鼻腔炎の起因菌は，黄色ブドウ球菌が最も多い．
　3. 慢性副鼻腔炎は，急性副鼻腔炎の症状が遷延して3週間以上続く状態をいう．
　4. 慢性副鼻腔炎の症状として，嗅覚障害，頬部痛及び頭痛がある．
　5. 慢性副鼻腔炎の治療として，ニューキノロン系抗菌薬の少量長期投与が有
　　効である．

071）医 116 回 D58

22歳の女性．発熱と咽頭痛を主訴に来院した．1週間前から咽頭痛があり，鎮痛
薬を内服しても治らず，水分を充分に摂取できないため受診した．両側の口蓋
扁桃に白苔の付着を認め，両側の後頸部に圧痛を伴う複数のリンパ節腫大を認め
る．体温 37.8℃．白血球 11,000（桿状好中球 18%，分葉好中球 22%，好酸球 1%，

好塩基球1％，単球3％，リンパ球49％，異型リンパ球6％）．AST 105 U/L，ALT 125 U/L．CRP 10 mg/dL.
この患者への対応として適切なのはどれか.
a. 補液 b. 蓋扁桃摘出術 c. ペニシリンの投与
d. 抗ウイルス薬の投与 e. 抗アレルギー薬の投与

072) 技 65 回午前 55
乾酪壊死を伴う肉芽腫を形成するのはどれか.
1. 結核症 2. 放線菌症 3. Hansen 病
4. カンジダ症 5. トキソプラズマ症

073) 医 102 回 I73
75 歳の女性．咳嗽と呼吸困難とが増悪した
ため入院した．2 年前に特発性間質性肺炎の
診断を受けた．1 年前の急性増悪以降，現在
までアザチオプリン 50 mg/日とプレドニゾ
ロン 15 mg/日を内服中である．1 か月前か
ら微熱，咳嗽および呼吸困難を自覚し，次第
に増悪を認めた．12 歳時に左胸膜炎．意識
は清明．体温 37.6℃．脈拍112/分，整．血
圧 132/64 mmHg．心音に異常を認めない．胸部背
面に coarse crackles を聴取する．赤血球 314 万，
Hb 9.8 g/dL，Ht 29％，白血球 7400，血小板 33 万．
血糖 159 mg/dL，総蛋白 4.7 g/dL，尿素窒素
10.4 mg/dL，クレアチニン 0.5 mg/dL，AST 12 U/L，
ALT 9 U/L，LDH 217 U/L，ALP 182 U/L．CRP
12.8 mg/dL，KL-6 1020 U/mL（基準 500 未満）．胸
部単純CT，喀痰 Ziehl-Neelsen 染色標本を右に示す．
対応として適切なのはどれか．2 つ選べ．

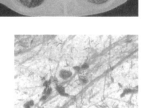
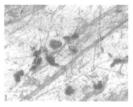

a. 患者隔離 b. 嫌気性菌培養 c. プレドニゾロン増量
d. PCR 法による菌の同定 e. ペニシリン系抗菌薬投与

074) 技 68 回午前 73
新生児髄膜炎が疑われた患児の髄液の Gram 染色標
本示す．最も考えられる菌種はどれか.

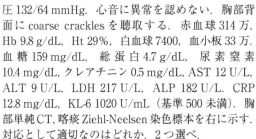

1. *Escherichia coli*
2. *Listeria monocytogenes*
3. *Neisseria gonorrhoeae*
4. *Pseudomonas aeruginosa*
5. *Streptococcus agalactiae*

075) 医 116 回 A73
18 歳の男性．発熱と意識障害を主訴に救急車で搬入された．前日から 38.5℃ の
発熱と頭痛を認めた．本日，意味不明の言動がみられるようになったため友人が

救急要請を行った．意識レベル JCS II-20．体温 38.4℃．心拍数 100/分，整．血圧 102/70 mmHg．呼吸数 24/分．SpO$_2$ 99％（マスク 5 L/分 酸素投与下）．項部硬直を認める．四肢に紫斑を認める．脳脊髄液検査：外観混濁，初圧 220 mmH$_2$O（基準 70～170），細胞数 861/mm^3（多核球 790，単球 71），蛋白 100 mg/dL，糖 16 mg/dL（同時血糖 128 mg/dL）．脳脊髄液のグラム染色ではグラム陰性双球菌と白血球による貪食像を認めた．正しいのはどれか．3 つ選べ．

  a. 治療の第一選択薬はペニシリンである．
  b. 脳脊髄液検体は培養開始まで冷蔵保存する．
  c. この原因微生物に対する不活化ワクチンがある．
  d. 診断後 7 日以内に保健所への届出が必要である．
  e. 患者に接触した医療従事者には抗菌薬の予防投与を行う．

076） 医 114 回 E33
23 歳の女性．発熱と頭痛を主訴に来院した．昨日から 38℃の発熱，頭痛および頻回の嘔吐があり受診した．鼻汁，咽頭痛，咳嗽および排尿時痛はいずれも認めない．意識は清明．体温 39.6℃．脈拍 104/分，整．血圧 108/50 mmHg．呼吸数 22/分．SpO$_2$ 99％（room air）．頸部リンパ節腫脹を認めない．心音と呼吸音とに異常を認めない．腹部は平坦，軟で，肝・脾を触知しない．背部に叩打痛を認めない．項部硬直と Kernig 徴候を認めないが jolt accentuation を認める．尿所見：蛋白（−），糖（−），ケトン体（−），潜血（−），白血球（−）．血液所見：赤血球 440 万，Hb 13.0 g/dL，Ht 44％，白血球 3,600（桿状核好中球 9％，分葉核好中球 55％，好酸球 3％，好塩基球 2％，単球 4％，リンパ球 27％），血小板 14 万．血液生化学所見：尿素窒素 26 mg/dL，クレアチニン 1.1 mg/dL，CRP 0.3 mg/dL．血液培養の検体を採取し，抗菌薬治療を開始した．

  次に行うべきなのはどれか．
  a. 尿培養   b. 便培養   c. 咽頭培養   d. 喀痰培養   e. 腰椎穿刺

077） 医 114 回 A26
38 歳の初妊婦．発熱，悪寒と腹部緊満を主訴に来院した．妊娠 30 週．妊娠経過は順調で胎児の発育も問題ないと言われていた．既往歴に特記すべきことはない．意識は清明．身長 161 cm，体重 60 kg．体温 38.8℃．脈拍 96/分，整．血圧 120/74 mmHg．呼吸数 20/分．尿所見：沈渣に赤血球 0～1/HPF，白血球 10～19/HPF．血液所見：赤血球 388 万，Hb 12.0 g/dL，Ht 35％，白血球 13,100（桿状核好中球 17％，分葉核好中球 61％，好酸球 2％，好塩基球 0％，単球 10％，リンパ球 10％），血小板 25 万．総ビリルビン 1.0 mg/dL，AST 32U/L，ALT 24 U/L，尿素窒素 12 mg/dL，クレアチニン 0.5 mg/dL，血糖 98 mg/dL．尿培養と血液培養の検体を採取した後にセフトリアキソンの経静脈投与を開始した．翌日，血液培養が 2 セットとも陽性になったと連絡を受けた．連絡を受けた時点で体温 38.5℃，腹部緊満は持続していた．血液培養ボトル内容の塗抹 Gram 染色写真を下に示す．適切な抗菌薬治療の方針はどれか．

  a. アンピシリンに変更する．
  b. 感受性試験結果が出るまでセフトリアキソンを継続する．
  c. セフトリアキソンを中止して経過を観察する．

d. メロペネムに変更する.
e. レボフロキサシンに変更する.

078) 医 116 回 B27
83歳の女性. 4日前からの右腰部痛と悪寒戦慄を伴う発熱を主訴に来院した. 来院時, 意識は清明. 見当識障害はない. 体温38.6℃. 脈拍102/分, 整. 血圧138/88 mmHg. 呼吸数24/分. SpO₂ 97%(room air). 頭頸部に異常を認めない. 心臓の聴診で心尖部を最強点とする Levine 3/6 の収縮期雑音を聴取する. 呼吸音に異常を認めない. 腹部は平坦, 軟で, 肝・脾を触知しない. 四肢・末梢に発疹を認めない. 入院時に行った血液培養2セット（4本）からクラスター状に集簇するグラム陽性球菌が検出された. 次に行うべき検査はどれか.
  a. 胸部単純CT   b. 頸動脈エコー   c. 経胸壁心エコー
  d. 上部消化管内視鏡   e. 腹部単純エックス線

079) 医 114 回 A69
70歳の男性. 発熱を主訴に来院した. 2週前から38℃の発熱が出現し, 解熱薬とセフェム系の抗菌薬を処方された. 一時的に症状の改善がみられたが, 投薬終了後に再び発熱したため紹介された. 3年前に僧帽弁逆流症を指摘されたが手術適応はないと診断されていた. 意識は清明. 体温37.6℃. 脈拍72/分, 整. 血圧124/80 mmHg. 呼吸数18/分. SpO₂ 94%（room air）. 心音は心尖部に III/VI の全収縮期雑音を聴取する. 呼吸音に異常を認めない. 血液所見：赤血球452万, Hb 12.4 g/dL, Ht 36%, 白血球12,400（桿状核好中球55%, 分葉核好中球22%, 好酸球2%, 好塩基球1%, 単球5%, リンパ球15%), 血小板35万. AST 38 U/L, ALT 36 U/L, 尿素窒素20 mg/dL, クレアチニン1.0 mg/dL, 尿酸7.1 mg/dL, Na 137 mEq/L, K 4.6 mEq/L, Cl 100 mEq/L. CRP 20 mg/dL.
  現時点における対応で正しいのはどれか. 2つ選べ.
  a. 血液培養   b. 心筋生検   c. 遺伝子検査
  d. 心エコー検査   e. ウイルス抗体価の確認

080) 薬 106 回 296
50歳男性. 5年前に病院の循環器内科で僧帽弁閉鎖不全症を指摘され, 外来で経過観察中であった. 2ヶ月前に歯肉炎のため歯科で処置を行った後, 持続性の発熱, 全身倦怠感, 腰痛及び四肢に点状出血を認めたため, 精査目的で入院となった. 聴診により心尖部で収縮期雑音が聴取された. また, 血液培養によって, *Streptococcus salivarius*（緑色レンサ球菌の一種）が同定され, 薬剤感受性試験を行ったところ, 左下のような結果が得られた. (※ Sensitive は Susceptible の間違い)
  この患者に投与する適切な抗菌薬と投与期間の組合せを右表の番号から選べ.

抗菌薬	MIC(ppm)	判定		抗菌薬（注射）	投与期間
ベンジルペニシリン	≦ 0.06	Sensitive	1	ベンジルペニシリン	4週間
メロペネム	≦ 0.06	Sensitive	2	メロペネム	4週間
セフトリアキソン	≦ 0.06	Sensitive	3	セフトリアキソン	2週間
レボフロキサシン	＞ 4	Resistant	4	レボフロキサシン	2週間
バンコマイシン	≦ 0.25	Sensitive	5	バンコマイシン	1週間

1.   2.   3.   4.   5.

081）薬 106 回 297（前問の続き）
この患者の入院時の検査結果として，妥当なのはどれか．2つ選べ．
  1. 心エコー検査で，疣贅（疣腫）が認められる．
  2. 血液検査で，赤血球沈降速度（赤沈，ESR）が遅延している．
  3. 血液検査で，γ-グロブリン濃度が低下している．
  4. 血液検査で，CRP 値が上昇している．
  5. 冠動脈造影検査で，血管閉塞が認められる．

082）医 116 回 F68
左鎖骨下静脈に中心静脈ポートを造設し外来で抗癌化学療法を行っていた患者．
3 日前から悪寒を伴う発熱を認め，改善しないため来院した．入院翌日に 2 セットの血液培養検体の両方から，グラム陽性のクラスター様に集簇する球菌が検出された．最も可能性が高い原因微生物はどれか．
  a. *Clostridioides perfringens*   b. *Enterococcus faecalis*
  c. *Haemophilus influenzae*   d. *Staphylococcus aureus*
  e. *Streptococcus mitis*

083）医 116 回 F69（前問からの続き）
入院 3 日目も発熱は持続し，臥位での呼吸困難を訴えるようになった．足趾には疼痛を伴う発疹が出現した．次に行うべき検査はどれか．2つ選べ．
  a. 頭部 CT   b. 血液培養   c. 尿一般検査   d. 呼吸機能検査
  e. 心エコー検査

084）医 116 回 F70（前々問，前問からの続き）
中心静脈ポートの再造設に際して誤っているのはどれか．
  a. 血液培養の陰性化を確認後に行う．
  b. 抜去した部位を避けて造設する．
  c. 明らかな静脈閉塞がない部位を選択する．
  d. 新しい中心静脈ポートを抗菌薬に浸してから留置する．
  e. 造設後にエックス線写真で位置を確認する．

085）医 114 回 A24
18 歳の男性．発熱，嘔吐および下痢を主訴に来院した．1 週間前に自宅で熱湯により，前腕に水疱を伴う熱傷を負った．自宅近くの診療所で軟膏を処方され様子をみていたが，本日になり発熱，嘔吐および褐色でやや粘度のある下痢が出現したため，家族に付き添われて受診した．意識レベルは JCS I -2．体温 39.0℃．脈拍数 112/分，整．血圧 80/40 mmHg．呼吸数 24/分．SpO_2 99％（room air）．心音・呼吸音，腹部に異常なし．全身に紅斑を認める．熱傷部はびらんとなっている．赤血球 420 万，Hb 13.2 g/dL，Ht 42％，網赤血球 1.2％，白血球 9,300（桿状核好中球 30％，分葉核好中球 45％，好酸球 1％，好塩基球 1％，単球 6％，リンパ球 17％），血小板 25 万．総蛋白 7.5 g/dL，総ビリルビン 0.8 mg/dL，AST 28 U/L，ALT 18 U/L，LD 178 U/L，ALP 120 U/L，γ-GTP 9 U/L，CK 46 U/L，尿素窒素 40 mg/dL，クレアチニン 1.2 mg/dL，CRP 4.4 mg/dL．
  原因微生物として最も考えられるのはどれか．

a. 大腸菌　　b. 緑膿菌　　c. カンジダ　　d. 肺炎球菌　　e. 黄色ブドウ球菌

086) 医 114 回 F72

70 歳の女性．発熱および左殿部痛のため救急車
で搬入された．1 か月前から左殿部に圧痛を伴う
発赤が出現した．しばしば腟から排膿することが
あった．10 日前から発熱が出現したという．左
殿部の痛みにより歩行も困難になったため救急車
を要請した．意識レベルは JCS I -2. 身長 145 cm，
体重 46.6 kg．体温 39.0℃．心拍数 92/8，整．血
圧 108/76 mmHg．呼吸数 24/分．SpO$_2$ 98%，マ
スク 5 L/分酸素投与下．心音と呼吸音とに異常
を認めない．腹部は平坦，軟で，肝・脾を触知し
ない．左殿部（写真）には強い圧痛を認める．内
診で腟後壁に瘻孔と排膿が観察され，膿は悪臭で
ある．赤血球 403 万，Hb 12.2 g/dL，Ht 35%，

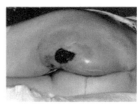
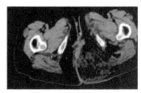

白血球 1,800，血小板 3 万，PT-INR 1.3 基準 0.9 ～ 1.1，血清 FDP 26 μg/mL 基準
10 以下．総蛋白 4.6 g/dL，アルブミン 1.7 g/dL，総ビリルビン 2.4 mg/dL，
AST 48 U/L，ALT 47 U/L，LD 216 U/L，γ-GT 40 U/L，アミラーゼ 17 U/L，
CK 72 U/L，尿素窒素 32 mg/dL，クレアチニン 2.1 mg/dL，血糖 215 mg/dL，
HbA1c 9.0%（基準 4.6 ～ 6.2），CRP 19 mg/dL．殿部 CT の水平断像を右に示す．
　病原微生物として可能性が高いのはどれか．2 つ選べ．
　a. *Candida albicans*　　　　　　　　b. *Chlamydia trachomatis*
　c. *Clostridioides difficile*　　　　　　d. *Escherichia coli*
　e. *Peptostreptococcus anaerobius*

087) 医 114 回 F73（前問続き）
緊急に行うべき治療はどれか．2 つ選べ．
　a. 高圧酸素療法　　b. 抗菌薬投与　　c. 抗凝固療法　　d. 腟瘻孔閉鎖
　e. デブリドマン

088) 医 114 回 F74（前問続き）
この患者において重症度判定に有用でないのはどれか．
　a. ALT　　　　　b. 白血球数　　c. 血小板数　　d. 総ビリルビン
　e. クレアチニン

089) 医 108 回 F28

44 歳の男性．右下腿の腫脹を主訴に来院．3 か月
前に右踵部に，ささくれたような傷に気付いた．
創は次第に大きくなり，1 か月前に近医を受診し，
外用薬を塗布していた．その後 2 週に一度，創部
処置のため通院していたが，7 日前から創部の臭
気が強くなり軽度の発熱を認めた．2 日前から右
下腿が腫脹し疼痛を伴い，全身倦怠感が強くなっ

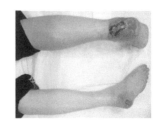

たため受診した．既往歴：24歳から高血糖を指摘され，30歳から投薬を受けていた．40歳から通院しなくなっていた．意識清明．体温38.5℃．呼吸数22/分．脈拍72/分，整．心雑音は聴取しない．右鼠径部に圧

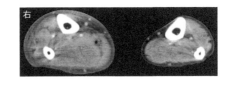

痛を伴う径1cmのリンパ節を複数個触れる．右下腿に紅斑と腫脹があり，熱感を伴う．両側足底の感覚鈍麻を認める．両下腿の写真を示す．尿所見：蛋白1+，糖2+，ケトン体（−）．血液所見：赤血球428万，Hb 10.9 g/dL，Ht 35％，白血球12,200（桿状核好中球18％，分葉核好中球64％，単球4％，リンパ球12％），血小板29万．CK 175 IU/L（基準30〜140），尿素窒素7 mg/dL，クレアチニン0.5 mg/dL，血糖323 mg/dL，HbA1c 8.8（基準4.6〜6.2）．CRP 13 mg/dL．下腿造影CTを上に示す．

　診断として最も考えられるのはどれか．
　　a. Buerger病　　　　　b. リンパ浮腫　　　　　c. 壊死性筋膜炎
　　d. 深部静脈血栓症　　　e. 静脈うっ滞性潰瘍

090） 108回F29（前問の続き）
対応として最も適切なのはどれか．
　　a. 創の縫合　　　b. デブリドマン　　　c. ワセリン塗布
　　d. 免疫グロブリン製剤静注　　　　　e. 長時間作用型インスリン皮下注

091） 113回A31
78歳の男性．特別養護老人ホームの入所前検査で梅毒血清反応に異常がみられたため受診した．梅毒を罹患し治療を受けたことがある．RPR 1倍未満（基準1倍未満），TPHA 640倍（基準80倍未満）．明らかな皮疹を認めない．対応として適切なのはどれか．
　　a.「治療の必要はありません」
　　b.「抗核抗体検査を行います」
　　c.「ペニシリン内服で加療を行います」
　　d.「7日以内に保健所への届出が必要です」
　　e.「3か月後に血清抗体価の再検査を行います」

092） 115回D59
28歳の女性．外陰潰瘍を主訴に来院した．10日前に潰瘍に気付いたが痛みがないので様子をみていた．体温36.5℃．脈拍72/分，整．血圧124/76 mmHg．呼吸数20/分．左小陰唇外側に径10 mmの硬結を認め，中心に潰瘍を認める．自発痛と圧痛はない．両側鼠径部のリンパ節に径1cmの腫大を触知するが痛みはない．可能性が高いのはどれか．
　　a. 梅毒　　　　　　　　b. 淋菌感染症　　　　　　c. 性器ヘルペス
　　d. クラミジア感染症　　e. 尖圭コンジローマ

093） 113回E48
23歳の男性．陰茎の潰瘍を主訴に来院．1週間前に陰茎に潰瘍が出現し，次第に

拡大するため受診した．潰瘍部に疼痛はない．頻
尿や排尿時痛もない．既往歴：14 歳時に肺炎球
菌性肺炎．アンピシリン/スルバクタム投与後に
血圧低下と全身の皮疹を認めた．生活歴：喫煙は
20 本/日を 3 年間．飲酒は機会飲酒．不特定多数
の相手と性交渉がある．意識は清明．体温
36.3℃．脈拍 80/分，整．血圧 128/68 mmHg．呼
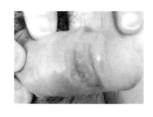
吸数 12/分．心音と呼吸音とに異常を認めない．腹部は平坦，軟で，肝・脾を触
知しない．神経診察に異常を認めない．下腿に浮腫を認めない．陰茎に潰瘍を認
める．赤沈 32 mm/1 時間．血液所見：赤血球 418 万，Hb 13.3 g/dL，Ht 42%，
白血球 9,900（桿状核好中球 14%，分葉核好中球 66%，好酸球 2%，好塩基球 3%，
単球 9%，リンパ球 6%），血小板 20 万．総蛋白 7.6 g/dL，アルブミン 4.2 g/dL，
尿素窒素 20 mg/dL，クレアチニン 1.0 mg/dL，Na 137 mEq/L，K 4.2 mEq/L，
Cl 105 mEq/L．CRP 3.2 mg/dL，抗 HIV 抗体スクリーニング検査陰性，尿中ク
ラミジア抗原陰性，RPR 32 倍（基準 1 倍未満），TPHA 80 倍未満（基準 80 倍
未満）．潰瘍部の写真を右に示す．適切な抗菌薬はどれか．

   a. セフェム系   b. キノロン系   c. ペニシリン系
   d. カルバペネム系   e. テトラサイクリン系

094) 医 113 回 49（前問続き）
1 か月後にトレポネーマ抗体値の上昇を認めた．今後の治療効果判定に最も有用
な検査はどれか．

   a. CRP   b. RPR   c. TPHA   d. 赤沈   e. 白血球数

095) 医 115 回 B40
20 歳の女性．四肢の発疹を主訴に来院
した．2 週前に手掌に発疹が出現し，そ
の後下肢に発疹が広がったため受診し
た．発熱や盗汗，腹痛や体重減少はない．
既往歴として 2 年前のクラミジアによる
骨盤腹膜炎がある．意識は清明．バイタ
ルサインに異常を認めない．心音と呼吸
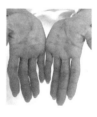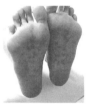
音とに異常を認めない．腹部は平坦，軟で，肝・脾を触知しない．両側頸部，腋
窩および鼠径部にリンパ節腫脹を認める．手掌と足底の発疹の写真を示す．血清
RPR は陽性である．病原体はどれか．

   a. *Haemophilus ducreyi*   b. *Staphylococcus aureus*
   c. *Streptococcus agalactiae*   d. *Treponema pallidum*
   e. *Vibrio cholerae*

096) 技 65 回午後 81（改編）
新生児の梅毒血清反応において先天梅毒を示唆する所見はどれか．

   1. TPLA 法が陽性である．
   2. RPR カードテストが陽性である．
   3. 抗カルジオリピン抗体が陽性である．

4. FTA-ABS 法で IgM 抗体が陽性である.
5. 生後数ヶ月の間に無治療でも抗体価の低下がみられる.

097) 医 115 回 E27
40 歳の女性. 外陰部の掻痒感を主訴に来院した. 1 か月前から掻痒を伴う帯下が
続いている. 痛みはない. 身長 158 cm, 体重 64 kg. 体温 36.5℃. 脈拍 72/分, 整.
血圧 124/76 mmHg. 呼吸数 18/分. 内診で子宮と両側付属器に異常を認めない.
帯下は黄色泡沫状. 外陰に発赤を認めない. 可能性が高いのはどれか.

  a. 萎縮性腟炎   b. 細菌性腟炎   c. カンジダ腟炎
  d. トリコモナス腟炎   e. クラミジア子宮頸管炎

098) 技 64 回午前 55
子宮頸部擦過細胞診の Papanicolaou 染色標本を示す. 矢印で
示すのはどれか.

  1. カンジダ   2. クラミジア   3. トリコモナス
  4. クリプトコッカス   5. サイトメガロウイルス

099) 薬 107 回 123
性感染症に関する記述のうち, 誤っているのはどれか.
  1. コンドーム着用や不特定多数との性交渉を避けることで, 感染リスクを低
    減することができる.
  2. 梅毒は, 感染症法で五類感染症に分類され, 全数把握が必要である.
  3. 本邦では後天性免疫不全症候群の患者数は, 異性間よりも同性間の性的接
    触によるものが多い.
  4. 尖圭コンジローマは, ヒト単純ヘルペスウイルスを原因とする.
  5. 性器クラミジア感染症は, 母子感染により発症することがある.

100) 薬 106 回 121
我が国における性感染症に関する記述のうち, 正しいのはどれか. 2つ選べ.
  1. 尖圭コンジローマは, ヒトパピローマウイルスによって引き起こされる.
  2. 定点把握報告の対象である性感染症のうち, 腟カンジダ症が最も報告数が
    多い.
  3. 淋菌感染症は, 公衆衛生の向上により減少し, 2013 年以降は感染の報告が
    ない.
  4. B 型肝炎は, 母子感染に加え, 性的接触によっても起こる.
  5. 感染症法では, 梅毒への対応として特定職種への就業が制限されている.

101) 技 67 回午後 68
血液媒介感染を起こすのはどれか. 2つ選べ.
  1. RS ウイルス   2. アデノウイルス   3. B 型肝炎ウイルス
  4. インフルエンザウイルス   5. ヒト免疫不全ウイルス HIV

102) 技 61 回午前 77, （類題）歯 109 回 C4
HIV とその感染症について正しいのはどれか.

1. DNA ウイルスである.
2. CD4 陽性 T 細胞に感染しその数を減少させる.
3. HIV1 ～ HIV6 に分類される.
4. 感染後無症候期が続きウインドウ期に移行する.
5. 後天性免疫不全症候群（AIDS）を発症すると血中ウイルス量は減少する.

103) 歯 114 回 B42
後天性免疫不全症候群に伴いやすいのはどれか. すべて選べ.
   a. 毛様白板症   b. Kaposi 肉腫   c. 尋常性天疱瘡
   d. 口腔カンジダ症   e. 壊死性潰瘍性歯肉炎

104) 医 116 回 D68
23 歳の男性. 咽頭痛, 嘔吐および下痢を主訴に来院した. 半年前から不特定多数の異性との性交渉を繰り返していた. 2 週間前から間欠的に 39℃ 台の発熱があり, 1 週間前から咽頭痛が出現した. 2 日前から嘔吐と下痢も加わり持続するため受診した. 身体所見では明らかな異常を認めなかったが, 血液検査において HIV 抗原・抗体同時スクリーニング検査が陽性であった.
   HIV 感染の確定に必要な検査はどれか. 2 つ選べ.
   a. 咽頭培養   b. 血液培養
   c. 血中 HIV RNA 定量検査   d. CD4 陽性 T リンパ球数測定
   e. Western blot 法による抗 HIV 抗体測定

105) 医 114 回 F66
42 歳の男性. 息切れを主訴に来院. 現病歴：先週から労作時に息切れがしていた. 食欲も低下し仕事も休んでいたが, 息切れが次第に悪化したため来院した. この 1 年間で帯状疱疹を 3 回発症し, いずれも抗ウイルス薬で治療した. 意識清明. 体温 37.8℃. 脈拍 100/分, 整. 血圧 124/60 mmHg. 呼吸数 32/分. SpO_2 92%（room air）. 舌に腫瘤状病変（写真）を認める. 心音に異常を認めない. 両側上胸部で吸気終末に fine crackles を聴取する. 腹部は平坦, 軟で, 肝・脾を触知しない. 赤血球 390 万, Hb 10.0 g/dL, Ht 32%, 白血球 8,200, CD4 陽性細胞数 35/dL（基準 800 ～ 1,200）, 血小板 12 万. 総蛋白 7.2 g/dL, 総ビリルビン 1.0 mg/dL, 直接ビリルビン 0.6 mg/dL, AST 22 U/L, ALT 16 U/L, LD 380 U/L（基準 120 ～

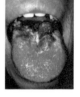

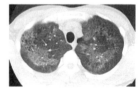

245）, CK 30 U/L. CRP 7.3 mg/dL. 抗 HIV 抗体スクリーニング検査陽性, Western blot 法による HIV-1 抗体確認検査陽性. 喀痰抗酸菌染色は 3 回陰性. クリプトコックス血清抗原陰性. 胸部 CT を示す. 肺病変の確定診断のために気管支肺胞洗浄を行った.
   得られた検体の病理診断をする際に, 最も有用な染色法はどれか.
   a. Gram 染色   b. Grocott 染色   c. H-E 染色
   d. Papanicolaou 染色   e. 墨汁染色

106) 医 114 回 F68（前問の続き）
舌の隆起性病変の原因として最も考えられる疾患はどれか.
   a. 白板症   b. 乳頭腫   c. Kaposi 肉腫
   d. ヘルペス性舌炎   e. Plummer-Vinson 症候群

107) 薬 105 回 191
HIV 感染症に関する記述のうち，正しいのはどれか. 2 つ選べ.
   1. HIV は唾液を介して感染する.
   2. 日本では HIV 感染者と AIDS 発症者の数はほぼ等しい.
   3. 感染初期には発熱などのインフルエンザ様症状が出現し，通常数年持続する.
   4. 感染後，一般に数年〜十数年は無症候期が続く.
   5. AIDS 期には悪性腫瘍や脳症などが発症する.

108) 薬 106 回 298　（★著者注：この図は非常に勉強になる良い図です）
成人男性の HIV 感染症患者が，発熱や乾性咳嗽の症状を訴え外来受診した. 身体所見として，頭痛，嘔吐などの中枢神経症状はなかった. 胸部 X 線検査で，両側びまん性のすりガラス陰影が認められた. この患者の CD4 陽性リンパ球数は，120/μL であった.
　上図は，感染時からの経過時間と CD4 陽性リンパ球数との関係に，CD4 陽性リンパ球数の減少に伴って発症する日和見感染症を示したものである.
　この患者の病原体として考えられるのはどれか.
   1. カンジダ   2. クリプトコッカス   3. サイトメガロウイルス
   4. トキソプラズマ   5. ニューモシスチス

109) 薬 106 回 299（前問の続き）
この患者に用いる薬剤として，適切なのはどれか.
   1. アシクロビル錠   2. アムホテリシン B シロップ
   3. スピラマイシン錠   4. スルファメトキサゾール・トリメトプリム配合錠
   5. フルコナゾールカプセル

110) 技 68 回午前 12
B 型急性肝炎における HBs 抗原，HBs 抗体，HBe 抗原，HBe 抗体，HBc 抗体の推移を右に示す.
　HBc 抗体はどれか.
   a. A   b. B   c. C   d. D   e. E

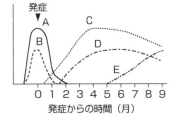

111) 薬 97 回 182
ウイルス性肝炎（A, B, C 型）に関する記述のうち，正しいのはどれか．2 つ選べ．
1. C 型肝炎の感染経路は，非経口感染である．
2. B 型肝炎ウイルスは，RNA ウイルスである．
3. A 型，B 型，C 型のいずれも，ウイルスが肝細胞を直接破壊して発症する．
4. B 型肝炎ウイルスの抗体は，HBc → HBe → HBs の順で陽性化する．
5. C 型急性肝炎の慢性化率は他の肝炎に比べて低い．

112) 技 61 回午後 81，（類題）技 60 回午前 82
B 型急性肝炎の発症の指標はどれか．
1. HBe 抗原陽性　　2. HBe 抗体陽性　　　3. HBs 抗原陽性
4. HBs 抗体陽性　　5. IgM-HBc 抗体陽性

113) 薬 104 回 125
母子感染とその予防に関する記述のうち，正しいのはどれか．2 つ選べ．
1. 水平感染とは，母親から胎児又は新生児に病原体が直接伝播する感染様式である．
2. ヒト免疫不全ウイルス（HIV）は，母子感染することはない．
3. HBs 抗原陽性の母親から生まれてくる児には，出生後，抗 HBs 人免疫グロブリンと B 型肝炎ワクチンを投与する必要がある．
4. 梅毒に対し，人工栄養哺育等により母乳を介した感染を防ぐ対策がなされている．
5. 妊娠初期に妊婦が風しんに罹患すると，先天性風しん症候群を起こすことがある．

114) 医 109 回 C17
25 歳の臨床研修医．患者の採血後，誤って自分の指に針を刺した．この研修医に対して洗浄の後に行う対応として適切なのはどれか．
a. 経過観察
b. HBs 抗原，HBs 抗体，HCV 抗体および抗 HIV 抗体の血液検査
c. 抗 HIV 薬の投与
d. HB ワクチンの接種
e. HBs 抗体含有免疫グロブリン製剤の投与

115) 医 116 回 A55
24 歳の医療職．採血中に患者に使用した注射針を誤って指に刺した．患者と医療職の検査結果を示す．
　　　患者　：HBs 抗原（＋），HBs 抗体（－），HCV 抗体（－）
　　　医療職：HBs 抗原（－），HBs 抗体（－），HCV 抗体（－）
医療職への対応として適切なのはどれか．
a. 無投薬　　b. HB ワクチンの単独投与　　c. 核酸アナログ製剤の投与
d. 抗 HBs ヒト免疫グロブリンのみ投与
e. HB ワクチン及び抗 HBs ヒト免疫グロブリンの投与

116) 薬 105 回 244

患者の血液が付着した針を廃棄しようとした際, 誤って指に針を刺してしまった. そこで, 針刺し事故対応マニュアルに従い対処することになった. 診療録で当該患者の情報を確認したところ, 血中 HBs 抗原と HBe 抗原がともに陽性であった. 受傷した医療従事者は 10 年前に B 型肝炎ワクチンの接種歴があるが, 血中抗 HBs 抗体価を調べたところ, 陰性であった.

感染制御部から薬剤部に対し, 必要な薬剤確保の依頼があった.

この受傷者に投与する薬剤の組合せとして正しいのはどれか. 表の番号から 1 つ選べ.

	ポリエチレングリコール処理 人免疫グロブリン	ポリエチレングリコール処理 抗HBs 人免疫グロブリン	組換え沈降 B型肝炎ワクチン
1	○	×	×
2	×	○	×
3	×	×	○
4	○	○	×
5	○	×	○
6	×	○	○

○：投与する，×：投与せず

117) 医 109 回 A45

30 歳の女性. 下痢と血便とを主訴に来院. 1 か月前に東南アジアを旅行した. 5 日前から繰り返す下痢と粘血便が認められたため受診した. 体温 37.0℃. 血圧 118/62 mmHg. 腹部は平坦で, 左下腹部に圧痛を認める. 糞便検査とともに行った下部消化管内視鏡検査で結腸に発赤とびらんとを認めた. 結腸粘膜生検の H-E 染色標本と PAS 染色標本を示す.

第一選択として適切なのはどれか.

a. エリスロマイシン　　　b. フルコナゾール
c. プレドニゾロン　　　　d. ミノサイクリン
e. メトロニダゾール

118) 医 104 回 I66

28 歳の女性. 下痢と粘血便を主訴に来院した. 2 か月前に海外旅行から帰国後, 発熱と下痢とがあった. 2 週間前から粘血便が出現した. 体温 37.5℃. 血圧 118/62 mmHg. 腹部は平坦, 軟で, 左下腹部に圧痛を認める. 筋性防御を認めない. 下部消化管内視鏡写真と糞便の顕微鏡写真を別に示す. この疾患に合併するのはどれか.

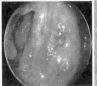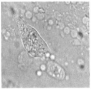

a. 髄膜炎　　　　　　b. 肝膿瘍　　　　　　c. 進行麻痺
d. 壊死性筋膜炎　　　e. 溶血性尿毒症症候群

119) 技 67 回午前 4，（類題）技 64 回午前 6
糞便の特徴と疾患の組合せで正しいのはどれか．2つ選べ．
1. 黒色便 ── 下部消化管出血　　　2. 灰白色便 ── 閉塞性黄疸
3. 白色下痢便 ── アメーバ赤痢　　4. 米のとぎ汁様便 ── コレラ
5. イチゴゼリー状粘血便 ── 細菌性赤痢

120) 医 115 回 F38
10 歳の男児．腹痛と下痢を主訴に母親に連れられて来院した．母親に確認した
ところ，4 日前に郊外の宿泊施設で行事に参加した多数の児童と保護者に腹痛，
嘔吐，下痢等の消化器症状があることが分かった．この原因となったと考えられ
る汚染源と病原体の組合せで誤っているのはどれか．
a. 海水 ── レジオネラ　　　　b. 食材 ── ノロウイルス
c. 井戸水 ── エルシニア　　　d. 水道水 ── クリプトスポリジウム
e. プールの水 ── 病原性大腸菌

121) 医 114 回 C12
食中毒について正しいのはどれか．
a. 食中毒患者を診断したとき保健所長に届け出る．
b. サルモネラ菌による食中毒で発熱を起こすことはない．
c. 黄色ブドウ球菌食中毒の予防には食品の食前加熱が有効である．
d. カンピロバクターによる食中毒の潜伏期間は 2 ～ 3 週間である．
e. 我が国での食中毒による患者数では腸炎ビブリオによるものが最も多い．

122) 医 114 回 D74
5 歳の男児．発熱と血便を主訴に祖父に連れられて来院した．2 日前から発熱と
頻回の下痢が出現し，本日，便に血が混じっていたため受診した．3 日前に家族
とのバーベキューで，牛肉，豚肉，鶏肉を食べたという．意識は清明．身長 110 cm，
体重 18 kg．体温 39.2℃．脈拍 132/分，整．血圧 100/66 mmHg．呼吸数 24/分．
SpO₂ 98%（room air）．心音と呼吸音とに異常を認めない．腹部は平坦，軟で，
肝・脾を触知しない．腹部全体に軽度の自発痛と圧痛とを認める．
　想定される原因微生物はどれか．3 つ選べ．
a. *Escherichia coli*　　　　b. *Helicobacter pylori*
c. *Campylobacter jejuni*　　d. *Pseudomonas aeruginosa*
e. *Salmonella spp.*（サルモネラ属菌）

123) 技 67 回午後 77
Guillain-Barré（ギラン・バレー）症候群と関連しているのはどれか．
1. *Campylobacter jejuni*　　2. *Haemophilus influenzae*
3. *Helicobacter pylori*　　　4. *Staphylococcus aureus*
5. *Treponema pallidum*

124) 技 67 回午前 71
芽胞を有するのはどれか．
1. *Acinetobacter baumannii*　　2. *Clostridioides difficile*

3. *Escherichia coli*   4. *Haemophilus influenzae*
5. *Klebsiella pneumoniae*

125) 医 113 回 C9
ボツリヌス食中毒の予防のための食品の扱いとして適切なのはどれか.
　a. 真空保存を行う.　　　　　　　b. 紫外線照射を行う.
　c. 120℃で 4 分間加熱する.　　　d. 20℃以下の温度で保存する.
　e. pH 8 以上となるようにする.

126) 医 117 回 A6
溶血性尿毒症症候群で見られるのはどれか. 2 つ選べ.
　a. LD 高値　　　　　b. 破砕赤血球　　　　　c. 血清補体価低値
　d. 網赤血球数低値　　e. 抗 ADMTS-13 抗体陽性

127) 医 113 回 A74
6 歳の女児. 腹痛と血便を主訴に来院した. 昨日から腹痛を訴え, 本日血便がみられたため, 母親に連れられて受診. 2 日前に近所の店で焼肉を食べたという. 意識は清明. 体重 20 kg. 体温 37.5℃. 脈拍 90/分, 整. 血圧 110/60 mmHg. 呼吸数 20/分. 眼瞼結膜と眼球結膜とに異常を認めない. 心音と呼吸音とに異常を認めない. 腹部は平坦で臍周囲に軽度圧痛を認める. 肝・脾を触知しない. 腸雑音は亢進している. 尿所見：蛋白 (-), 糖 (-), ケトン体 2 +, 潜血 (-). 血液所見：赤血球 420 万, Hb 13.2 g/dL, Ht 42%, 白血球 12,300 (桿状核好中球 30%, 分葉核好中球 55%, 好酸球 1%, 好塩基球 1%, 単球 6%, リンパ球 7%), 血小板 21 万, PT-INR 1.2 (基準 0.9 ～ 1.1), APTT 32 秒 (基準対照 32.2). 総蛋白 7.5 g/dL, アルブミン 3.9 g/dL, 総ビリルビン 0.9 mg/dL, AST 28 U/L, ALT 16 U/L, LD 300 U/L (基準 175 ～ 320), CK 60 U/L (基準 46 ～ 230), 尿素窒素 20 mg/dL, クレアチニン 0.6 mg/dL, 血糖 98 mg/dL, Na 131 mEq/L, K 4.4 mEq/L, Cl 97 mEq/L. CRP 4.5 mg/dL. 便中ベロトキシン陽性であった.
　この患者で溶血性尿毒症症候群の発症に注意するために有用な検査項目はどれか. 3 つ選べ.
　a. CK　　b. CRP　　c. 赤血球数　　d. 血小板数　　e. クレアチニン

128) 技 67 回午前 73
消毒用エタノールに抵抗性を示すのはどれか. 2 つ選べ.
　1. ノロウイルス　　　　　　2. *Candida albicans*
　3. *Clostridioides difficile*　　4. *Pseudomonas aeruginosa*
　5. *Staphylococcus aureus*

129) 医 100 回 D13
5 歳の男児. 発熱を主訴に来院した.
3 日前から 38.5℃の発熱, 咳, 鼻汁,
結膜充血および眼脂が出現した. 初診
時に口腔粘膜発疹がみられた. 受診後
いったん解熱傾向がみられたが, 翌日

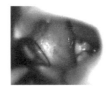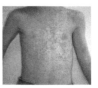

から高熱が再び出現し，さらに全身に皮疹が出現した．口腔粘膜と体幹の写真を示す．

最も考えられるのはどれか．
a. 麻疹　　b. 風疹　　c. 水痘　　d. ヘルペス　　e. 突発性発疹

130） 技 66 回 73 午前
手足口病の原因となるのはどれか．
1. RS ウイルス　　　　2. アデノウイルス　　　3. コクサッキーウイルス
4. コロナウイルス　　　5. パルボウイルス

131） 歯 111 回 B64
コクサッキーウイルスの感染によるのはどれか．2 つ選べ．
a. 猩紅熱　　　　　　b. 乳頭腫　　　　　　　c. 手足口病
d. 伝染性単核症　　　e. ヘルパンギーナ

132） 医 112 回 A69
4 歳の女児．手掌の発疹を主訴に父親に連れられて来院した．全身状態は良好である．保育園で同様の発疹を呈する児がいるという．来院時の手の写真を示す．診断確定のため観察する必要がある部位はどれか．2 つ選べ．
a. 咽頭　　　b. 足底　　c. 外陰部　　d. 前額部
e. 前胸部

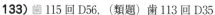

133） 歯 115 回 D56，（類題）歯 113 回 D35
口腔粘膜に病変を生じやすいウイルス性疾患はどれか．3 つ選べ．
a. ポリオ　　　b. B 型肝炎　　　　　c. 単純疱疹
d. 手足口病　　e. ヘルパンギーナ

134） 医 113 回 B19
麻疹について誤っているのはどれか．
a. 潜伏期間は 10 〜 14 日である．　　b. 発熱は二峰性の経過を取る．
c. 口腔粘膜に白色斑がみられる．　　d. 皮疹は癒合する．
e. 解熱とともに皮疹は消失する．

135） 歯 108 回 C121
ワクチン投与により予防できるのはどれか．すべて選べ．
a. AIDS　　b. 風疹　　c. 麻疹　　d. ポリオ　　e. デング熱

136） 医 115 回 F11，（類題）技 64 回午後 94
予防接種法で任意の予防接種に含まれるのはどれか．2 つ選べ．
a. MR ワクチン　　　　　　b. 水痘ワクチン　　　　c. 日本脳炎ワクチン
d. おたふくかぜワクチン　　e. ヒトパピローマウイルス（HPV）ワクチン

137) 歯 114 回 C38
我が国でワクチン接種が行われているのはどれか．3つ選べ．
　　a. 水痘　　　　　　　　b. 風疹　　　　　　　　c. 手足口病
　　d. ヘルパンギーナ　　　e. 流行性耳下腺炎

138) 薬 106 回 66
帯状疱疹の治療薬はどれか．
　　1. ガンシクロビル　　　　　　2. ザナミビル水和物
　　3. バラシクロビル塩酸塩　　　4. ラルテグラビルカリウム　　　5. リトナビル

139) 医 112 回 C9
妊娠中にワクチンが接種可能なのはどれか．
　　a. 風疹　　b. 麻疹　　c. 水痘　　d. 流行性耳下腺炎　　e. インフルエンザ

140) 歯 115 回 D20，（類題）歯 111 回 A5
経胎盤感染し，胎児の心臓，耳，眼に不可逆的な異常を生じるのはどれか．
　　a. ノロウイルス　　　　　　b. 風疹ウイルス　　　　　　c. 単純疱疹ウイルス
　　d. ムンプスウイルス　　　e. インフルエンザウイルス

141) 薬 106 回 123
母子感染に関する記述のうち，誤っているのはどれか．
　　1. 風疹ウイルスは，主に経胎盤感染で胎児に感染し，先天性風疹症候群を引
　　　　き起こすことがある．
　　2. 妊娠の初期に妊婦がトキソプラズマ原虫に感染した場合，経胎盤感染によっ
　　　　て胎児に重篤な症状が引き起こされることがある．
　　3. 先天梅毒は梅毒トレポネーマが産道感染を介して新生児に伝播する感染症
　　　　である．
　　4. 成人 T 細胞白血病の原因ウイルスであるヒト T 細胞白血病ウイルス-1
　　　　（HTLV-1）に妊婦が感染している場合，出生後は人工乳を授乳する．
　　5. ヒト免疫不全ウイルスの母子感染には，経胎盤感染，産道感染及び母乳感
　　　　染がある．

142) 医 116 回 F54
6 歳の男児．就学前の健康診断で一側の高度感音難聴があると指摘され，母親に
連れられて来院した．新生児仮死の既往はなく，発達の異常を指摘されたことも
ない．新生児期の聴覚スクリーニング検査では両側とも異常はないといわれた．
2 歳時に耳下腺炎の既往がある．難聴の原因として最も考えられるのはどれか．
　　a. 慢性中耳炎　　　　　　b. 流行性耳下腺炎　　　　　c. 先天性風疹症候群
　　d. 低酸素性虚血性脳症　　e .Treacher Collins 症候群

143) 薬 106 回 189
21 歳男子大学生．親戚の 4 歳児の面倒をみた 2 週間後に頭痛と発熱を認め，市
販のかぜ薬を服用した．翌日市販薬で一時的に解熱したが，再び発熱し，両側の
頬から耳の後ろにかけて腫れ，腫脹部分に痛みを感じたため受診し，流行性耳下

腺炎と診断された.

この患者の病態及び薬物治療に関する記述のうち, 正しいのはどれか. 2つ選べ.
1. 解熱すればすぐに通学しても差し支えない.
2. 精巣炎を合併するリスクがある.
3. 治療にはアシクロビルが有効である.
4. 疼痛・発熱に対しアセトアミノフェンが用いられる.
5. 治療にはワクチンが有効である.

144) 歯 109 回 A118
突発性発疹の病原体はどれか.
  a. EB ウイルス   b. 水痘・帯状疱疹ウイルス
  c. ヒトサイトメガロウイルス   d. 単純ヘルペスウイルス1型
  e. ヒトヘルペスウイルス6型

145) 薬 100 回 63
ヒトヘルペスウイルスおよびその感染症に関する記述のうち, 誤っているのはどれか.
1. 感染症状が消失していれば, ウイルスも体内から消失している.
2. 水痘と帯状疱疹の原因ウイルスは同じ型である.
3. DNA ウイルスである.
4. 突発性発疹を引き起こす.
5. 口唇に水疱や潰瘍を引き起こす.

146) 医 114 回 D9
ヘルパンギーナにおいて小水疱が好発する部位はどれか.
  a. 咽頭   b. 手掌   c. 足底   d. 体幹   e. 外陰部

147) 技 68 回午前 77
腸管感染を起こすのはどれか. 2つ選べ.
1. ウエストナイルウイルス   2. エンテロウイルス   3. デングウイルス
4. ノロウイルス   5. EB ウイルス

148) 技 66 回午後 77, (類題) 技 65 回午後 74
ウイルスと疾患の組合せで正しいのはどれか. 2つ選べ.
1. EB ウイルス —— 伝染性単核球症
2. ロタウイルス —— 乳幼児急性胃腸炎
3. アデノウイルス —— 伝染性紅斑
4. コクサッキーウイルス —— 先天性巨細胞封入体症
5. サイトメガロウイルス —— 咽頭結膜熱

149) 歯 113 回 B74
開口障害を生じやすいのはどれか.
  a. *Candida albicans*   b. *Clostridioides tetani*
  c. *Treponema pallidum*   d. *Porphyromonas gingivalis*

e. *Mycobacterium tuberculosis*

150） 医 116 回 F55
76 歳の男性．呼吸困難のため救急車で搬入された．8 日前から発熱，乾性咳嗽が出現し，本日夕方から安静時でも呼吸が苦しいと訴えていた．意識がもうろうとしている．妻は 2 週間前に咽頭痛，微熱を認めたが現在は改善している．喫煙歴は 20 〜 63 歳まで 20 本/日．意識は JCSIII-100．体温 37.7℃．心拍数 80/分，整．血圧 104/64 mmHg．呼吸数 24/分．SpO_2 93 ％（リザーバー付マスク 10 L/分 酸素投与下）．心音に異常を認めない．両側背部の下胸部に coarse crackles を聴取する．赤血球 470 万，Hb 14.2 g/dL，白血球 4,800，血小板 1.0 万，PT-INR 2.4（基準 0.9 〜 1.1）．LD 629 U/L（基準 120 〜 245），尿素窒素 23 mg/dL，クレアチニン 0.9 mg/dL，血糖 128 mg/dL．CRP 10 mg/dL．胸部 CT を示す．唾液の SARS-CoV-2 の PCR 検査陽性．

現時点で適切なのはどれか．2 つ選べ．

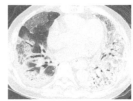

a. 人工呼吸管理
b. 抗線維化薬投与
c. 気管支鏡下肺生検施行
d. 副腎皮質ステロイド投与
e. シクロフォスファミド経口投与

151） 医 113 回 F26
定期接種として 65 歳時に接種が推奨されているワクチンはどれか．

a. 麻疹ワクチン　　　　b. 肺炎球菌ワクチン　　　　c. 髄膜炎菌ワクチン
d. B 型肝炎ワクチン　　e. インフルエンザ桿菌ワクチン

152） 技 66 回 72 午前
Helicobacter pylori について誤っているのはどれか．

1. 大腸癌と関連がある．　　　　　2. らせん状の形態を示す．
3. 微好気培養が必要である．　　　4. 強いウレアーゼ活性を有する．
5. 糞便中抗原検査が診断に有用である．

153） 医 113 回 D68
60 歳女性．1 か月前から 37℃ 台の熱があり，1 週間前に頸部のしこりに気付いた．2 日前から背部，前胸部に紅斑が出現し，38℃ 台の熱，倦怠感が増強，食事もできなくなったため家族に連れられて来院した．家族歴は，母親が血液疾患のため 60 歳で死亡．末梢血塗抹 May-Giemsa 染色標本を示す．

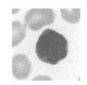

この患者が有していると考えられる疾患の原因ウイルスについて正しいのはどれか．2 つ選べ．

a. 抗ウイルス薬が有効である．
b. 母乳感染によることが多い．
c. 献血で発見されることがある．
d. 妊娠中に感染すると児に聴力低下を高率に起こす．
e. 妊娠中に感染が判明したら，出産後にガンマグロブリン注射を行う．

154) 医 116 回 A14
病原体と悪性腫瘍の組合せで正しいのはどれか. 2つ選べ.
　　a. ヒトパピローマウイルス—————子宮体癌
　　b. 成人 T 細胞白血病ウイルス——肺癌
　　c. C 型肝炎ウイルス————————肝細胞癌
　　d. *Helicobacter pylori*—————胃癌
　　e. EB ウイルス————————膵癌

155) 医 100 回 F58
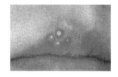
23 歳の女性. 上口唇の小水疱と痛みを主訴に来院した.
2 日前から上口唇部がぴりぴりしていた. 今朝起きると
小さい水疱が出ていた. 3 年前から年に1, 2回, 上口
唇に同様の水疱ができて, 7 〜 10 日くらいで軽快する
エピソードを繰り返していた. 上口唇の写真を示す. こ
の病変を起こす病原体の初感染によって生じるのはどれ
か. 2つ選べ.
　　a. 水痘　　　　　　　b. 突発性発疹　　　　　c. 伝染性単核症
　　d. ヘルペス性歯肉口内炎　　e. Kaposi 水痘様発疹症

156) 技 67 回午前 12
ヒトパピローマウイルスによって引き起こされるのはどれか.
　　1. 乳癌　　2. 卵巣癌　　3. 子宮筋腫　　4. 子宮頸癌　　5. 子宮体癌

157) 技 52 回午後 51
34 歳男性. インドに 2 週間滞在し帰国後, 発
熱したため来院. 末梢血検査で, 赤血球数 273
万/μL, ヘモグロビン 9.7 g/dL, ヘマトクリット
29％, 白血球数 18,200/μL, 血小板数 1.8 万/μL,
末梢血ライト・ギムザ染色標本を示す. 考えら
れるのはどれか.
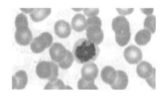
　　1. 血栓性血小板減少性紫斑病　　　2. 溶血性尿毒症症候群　　　3. マラリア
　　4. フィラリア症　　　　　　　　5. アメーバ症

158) 技 67 回午前 6
成人男性がアフリカから帰国後に発熱した. 末梢
血厚層塗抹の Giemsa 染色標本を別に示す. この
感染症について正しいのはどれか.
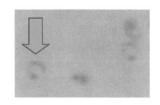
　　1. 自然治癒する.
　　2. 治療薬はない.
　　3. ツェツェバエが媒介する.
　　4. 感染初期に肝臓で増殖する.
　　5. 細胞内寄生細菌感染症である.

159) 技 58 回午後 9

マラリア患者の血液塗抹 Giemsa 染色標本を示す．考えられるのはどれか．

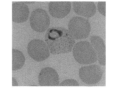

  1. 卵形マラリア原虫の分裂体
  2. 三日熱マラリア原虫の栄養体
  3. 三日熱マラリア原虫の分裂体
  4. 四日熱マラリア原虫の栄養体
  5. 熱帯熱マラリア原虫の分裂体

160) 技 61 回午後 8

22 歳の男性．発熱と意識障害とを主訴に救急外来を受診した．5 日前から頭痛，発熱および全身倦怠感があった．1 週前まで約 3 か月のアフリカへの渡航歴がある．末梢血の Giemsa 染色薄層塗抹標本を別に示す．

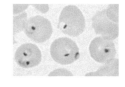

この患者の血液検査所見で考えられるのはどれか．
2 つ選べ．

  1. 血小板数増加   2. ヘモグロビン低下   3. クレアチニン上昇
  4. ハプトグロビン上昇   5. コリンエステラーゼ上昇

161) 技 62 回午前 7

19 歳の女性．5 日前から 1 日おきの周期的な発熱を認め渡航者外来を受診した．末梢血の Giemsa 染色薄層塗抹標本を示す．

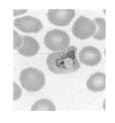

この患者が罹患した感染症はどれか．

  1. 熱帯熱マラリア   2. 三日熱マラリア
  3. 四日熱マラリア   4. 卵形マラリア
  5. サルマラリア

162) 技 68 回午後 7

致死率が最も高いのはどれか．

  1. サルマラリア   2. 卵形マラリア   3. 熱帯熱マラリア
  4. 三日熱マラリア   5. 四日熱マラリア

163) 技 64 回午前 8

2015 年における世界のおよそのマラリアの患者数と死亡者数の組合せで正しいのはどれか．

  1. 2 億 1,200 万人 —— 43 万人   2. 2 億 1,200 万人 —— 4 万 3,000 人
  3. 2,120 万人 —— 43 万人   4. 2,120 万人 —— 4 万 3,000 人
  5. 212 万人 —— 4 万 3,000 人

164) 技 64 回午後 76

蚊が媒介するウイルス感染症はどれか．2 つ選べ．

  1. A 型肝炎   2. デング熱   3. 日本脳炎   4. ラッサ熱   5. 伝染性紅斑

165） 技64午後7
寄生虫と終宿主の組合せで正しいのはどれか.
1. 肝吸虫 —— フナ
2. アニサキス —— イカ
3. エキノコックス —— ネズミ
4. トキソプラズマ —— ネコ
5. 熱帯熱マラリア原虫 —— ヒト

166） 医108回A40
78歳の男性. 2日後の胃癌の手術のため入院中である.
主治医が両手の皮疹に気付いた. 本人に聞くと, 1か
月前から痒みが強く, 市販の止痒薬を外用していたが
軽快しなかったという. 他の部位に皮疹はない. 左手
の写真と鱗屑のKOH直接鏡検標本を示す. 皮疹の治
療のほかに, 対応として適切なのはどれか.

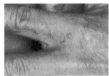
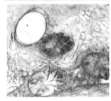

a. 手術を延期する.
b. 病室を閉鎖する.
c. 衣類を熱湯消毒する.
d. 病室に殺虫剤を散布する.
e. 接触した職員の皮疹の有無を確認する.

167） 薬102回232
85歳男性. 在宅にて要介護度5の寝たきり状態であったが, 高熱のため入院した.
入院時に患者に触れた看護師等の職員数名が数日後かゆみを伴う皮膚症状を訴え
た. その後, 患者が重度の角化型疥癬と診断されたため, 院内感染対策委員会に
て対応策が検討された. その対応策に関する記述のうち, 正しいのはどれか. 2
つ選べ.
1. 肌と肌の直接接触でのみ感染し, はがれた角質層の飛散や付着により感染
が広まることはない.
2. 患者のリネンを洗濯する際, 加熱処理や乾燥を行えば感染を防ぐことがで
きる.
3. 高齢者では一旦治癒しても, 数ヶ月後に再燃することがある.
4. 患者と接触がない職員に対し, 予防の目的でイベルメクチンの投与を行う.

168） 薬102回233（前問の続き）
院内感染を予防するために, 陰圧個室に患者を収容するなど空気感染対策をとる
必要がある感染症はどれか. 2つ選べ.
1. 水痘
2. 結核
3. クロストリジオイデス・ディフィシル感染症
4. マイコプラズマ感染症
5. ノロウイルス感染症

169） 技66回午後6
ダニ類が媒介する感染症はどれか.
1. デング熱
2. マラリア
3. 日本紅斑熱
4. レプトスピラ症
5. 皮膚リーシュマニア症

170) 技 63 回午前 7
皮膚に付着していた虫体（体長 2.5 mm）の写真を示す．この
虫が引き起こすのはどれか．

　1. 疥癬　　　　　　2. ペスト　　　　3. 発疹チフス
　4. ツツガムシ病　　5. 重症熱性血小板減少症候群

171) 🦷 115 回 A79
感染症について正しいのはどれか．3 つ選べ．
　a. 痘瘡は地球上から撲滅された．
　b. MRSA は院内感染の原因菌となる．
　c. マラリアはダニによって媒介される．
　d. AIDS 患者では結核のリスクが上がる．
　e. クラミジア感染症は原虫により発症する．

172) 医 115 回 E15
世界的大流行を引き起こし，中世ヨーロッパで黒死病と言われた感染症はどれか．
　a. 結核　　b. コレラ　　c. 天然痘　　d. ペスト　　e. 発疹チフス

173) 🦷 115 回 B14
結核菌を発見したのはどれか．
　a. R. Koch　　　　b. E. Jenner　　　c. L. Pasteur　　　d. 北里柴三郎
　e. A. Fleming

174) 🦷 114 回 C15
標準予防策（standard precautions）に基づく，接触による院内感染の予防で適
切なのはどれか．
　a. 手洗いの実施　　　b. N95 マスクの着用　　　　　c. 抗菌薬の予防投与
　d. 個室での入院治療　　e. 汁が付着した機器の清拭

175) 技 65 回午後 77
インフルエンザウイルスの主な感染経路はどれか．2 つ選べ．
　1. 接触感染　　2. 飛沫感染　　3. 空気感染　　4. 血液感染　　5. 経口感染

176) 🦷 114 回 D24
空気感染するのはどれか．2 つ選べ．
　a. 結核菌　　　　　　b. 麻疹ウイルス　　　　　c. 黄色ブドウ球菌
　d. 日本脳炎ウイルス　　e. Epstain-Barr ウイルス

177) 医 113 回 B4
病原体と感染予防策の組合せで適切でないのはどれか．
　a. HIV ─────────標準予防策（standard precautions）
　b. ヒゼンダニ ───────飛沫予防策（droplet precautions）
　c. 麻疹ウイルス ──────空気予防策（airborne precautions）
　d. *Clostridioides difficile* ───接触予防策（contact precautions）

e. インフルエンザウイルス――飛沫予防策（droplet precautions）

178) 技 67 回午前 8
空気感染予防策を必要とするのはどれか．2つ選べ．
　1. 結核　　2. 水痘　　3. 風疹　　4. 百日咳　　5. 流行性耳下腺炎

179) 医 114 回 E25
麻疹ウイルスと同様の感染経路別予防策を要するのはどれか．
　a. A 群レンサ球菌　　　　　　b. ムンプスウイルス
　c. 水痘帯状疱疹ウイルス　　d. 多剤耐性緑膿菌 <MDRP>
　e. メチシリン耐性黄色ブドウ球菌 <MRSA>

180) 技 68 回午前 71
感染経路が空気感染である病原体はどれか．2つ選べ．
　1. *Measles virus*　　　　　　2. *Mycobacterium tuberculosis*
　3. *Mycoplasma pneumoniae*　　4. *Neisseria meningitidis*
　5. *Rubella virus*

181) 医 114 回 C56
32 歳の男性．発熱，鼻汁および咳嗽を主訴に来院した．夏休みの家族旅行で 1
週間東南アジアに滞在し，週前に帰国した．来院時の現症では結膜充血，口腔内
に白色斑と全身に癒合性のある紅斑を認めた．誤っているのはどれか．
　a. 保健所へ届け出る．　　　　　b. ウイルス遺伝子検査を行う．
　c. 陰圧個室管理体制で診療する．　d. 患者の受診前の行動を確認する．
　e. 感染予防にサージカルマスク着用が有用である．

182) 薬 107 回 86
風しんの流行の原因となる主要な感染経路はどれか．1つ選べ．
　1.　食品媒介感染　　2.　昆虫媒介感染　　3.　飛沫感染
　4.　空気感染　　　　5.　垂直感染

183) 技 68 回午後 2
標準予防策において感染性を考慮しない体液・分泌物はどれか．
　1. 汗　　2. 尿　　3. 髄液　　4. 精液　　5. 唾液

184) 医 112 回 B1
標準予防策（standard precautions）について正しいのはどれか．
　a. 患者を隔離する．　　　　　　b. 医療者の手指衛生を徹底する．
　c. 感染症と診断してから開始する．　d. 感染症の治療が済んだら終了する．
　e. 特定の感染症への対策として実施する．

185) 薬 106 回 345
医療従事者の院内感染対策に関する記述のうち，適切なのはどれか．2つ選べ．
　1. 標準予防策は，院内感染予防の基本的な方策として入院患者に適用される．

2. 手袋を適切にはずした後は必ずしも手指消毒は必要ない.
3. 季節性インフルエンザ患者に接する場合, N95マスクを着用する必要がある.
4. 結核患者の病室に入る場合, サージカルマスクを着用する.
5. 病院職員が季節性インフルエンザに罹患した場合, 数日間は就業を制限する.

186) 医 112 回 61
臨床経過と検査所見から肺結核と診断した. 保健所に肺結核の届出を行う際に,
届出が必要な診断後の期間はどれか.
    a. 直ちに   b. 7 日以内   c. 14 日以内   d. 21 日以内   e. 28 日以内

187) 歯 115 回 B3
病院における院内感染対策のための委員会の開催を規定しているのはどれか.
    a. 医療法   b. 健康増進法
    c. 廃棄物の処理及び清掃に関する法律
    d. 感染症の予防及び感染症の患者に対する医療に関する法律
    e. 医薬品, 医療機器等の品質, 有効性及び安全性の確保等に関する法律

188) 医 116 回 C3
医療施設における感染制御チームが行わないのはどれか.
    a. 職員の感染防止   b. 定期的な院内の巡回
    c. 輸入感染症患者の検疫   d. 適正な微生物検査の推進
    e. 院内感染発生に関するサーベイランス

189) 薬 105 回 327
近年, 薬剤耐性 (antimicrobial resistance : AMR) の対策は, 医療現場におけ
る重要な課題の一つになっている. AMR対策として適切なのはどれか. 2つ選べ.
    1. 医療機関内における広域スペクトラムの抗菌薬の使用状況を調査する.
    2. 職員や患者に対し, インフルエンザワクチン接種を推奨する.
    3. スタンダード・プリコーションを徹底する.
    4. 入院患者に対し, 手すりを伝って廊下を移動するよう推奨する.

190) 医 116 回 C7
パンデミックについて適切なのはどれか.
    a. 人への新しい種類の感染が確認された状態
    b. 通常の予測以上に感染が拡大している状態
    c. 特定の区域や集団内で予測以上に感染が拡大している状態
    d. 特定の区域などで普段から継続的に感染が発生している状態
    e. 特定の区域を超えて世界中で感染が拡大して持続している状態

191) 技 64 回午後 92
学校保健安全法で解熱後日経過するまで出席停止となるのはどれか.
    1. 水痘   2. 風しん   3. 麻しん   4. 百日咳   5. 流行性耳下腺炎

192) 医 115 回 C3
学校保健安全法における風疹の出席停止期間の基準について正しいのはどれか.
  a. 発疹が消失するまで   b. 解熱した後 3 日を経過するまで
  c. 発症した後 5 日を経過するまで   d. すべての発疹が痂皮化するまで
  e. 病状により学校医その他の医師が感染のおそれがないと認めるまで

193) 医 116 回 F36
7 歳の男児. 昨日からの発疹を主訴に母親に連れられて来院
した. 生来健康である. 全身状態は良好である. 体温 37.3℃.
頭皮を含めた全身に発疹が認められた.
  登校について正しいのはどれか.
  a. 全身状態が良好なら登校可能
  b. 発症後 5 日間は出席停止
  c. 発疹が消失するまで出席停止
  d. 解熱後 3 日を経過するまで出席停止
  e. 全ての発疹が痂皮化するまで出席停止

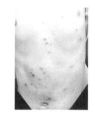

194) 医 115 回 C13
Choose the disease that is under sentinel surveillance in Japan, and does not
require reports from all medical institutions.
  a. Measles   b. Mumps   c. Pertussis   d. Rubella   e. Syphilis

195) 医 115 回 C15
感染症について正しいのはどれか.
  a. 結核は検疫感染症である.
  b. コレラの治療医療費は全額公費負担となる.
  c. 髄膜炎菌感染症は定期予防接種の対象である.
  d. マラリアは感染症法に基づく入院勧告の対象となる.
  e. 新型インフルエンザは, 診断後直ちに都道府県知事に届け出る.

196) 歯 113 回 A40, (類題) 歯 111 回 C41
インフルエンザや麻疹等による学校の出席停止期間を規定しているのはどれか.
  a. 医療法   b. 学校教育法   c. 予防接種法   d. 学校保健安全法
  e. 感染症の予防及び感染症の患者に対する医療に関する法律

197) 医 114 回 C12
食中毒について正しいのはどれか.
  a. 食中毒患者を診断したとき保健所長に届け出る.
  b. サルモネラ菌による食中毒で発熱を起こすことはない.
  c. 黄色ブドウ球菌食中毒の予防には食品の食前加熱が有効である.
  d. カンピロバクターによる食中毒の潜伏期間は 2 ～ 3 週間である.
  e. 我が国での食中毒による患者数では腸炎ビブリオによるものが最も多い.

198) 歯 113 回 B30
感染症の予防及び感染症の患者に対する医療に関する法律〈感染症法〉における
一類感染症はどれか．2つ選べ．
　　a. コレラ　　　b. 痘そう　　　c. ペスト　　　d. マラリア　　　e. 急性灰白髄炎

199) 技 67 回午後 94
感染症の予防及び感染症の患者に対する医療に関する法律感染症法で二類感染症
に定められているのはどれか．2つ選べ．
　　1. 結核　　　2. コレラ　　　3. 痘そう　　　4. ペスト　　　5. ジフテリア

200) 技 63 回午後 73
感染症の予防及び感染症の患者に対する医療に関する法律（感染症法）で三類感
染症はどれか．
　　1. 結核　　　　　　　　　　2. ペスト　　　　　　　　　　3. ジフテリア
　　4. 重症急性呼吸器症候群　　5. 腸管出血性大腸菌感染症

【解答→参照 Stage】

※は 2 頁後に補足説明があります．

001) c → S04	025) e → S19, S62	049) a, b → S53, S61
002) 4.5 → S04	026) d → S19, S62	050) b, e → S20, S61, S63
003) b → S05	027) e → S29, S62	051) b → S17, S68
004) a → S05	028) e → S21	052) c → S38
005) a → S05	029) 2 → S23	053) d → S38
006) a → S05	030) 5 → S29, S24	054) b → S41
007) 5 → S06	031) d → S18, S34	055) b → S66
008) e → S06	032) d → S18, S34	056) 1, 4 → S41
009) e → S06	033) c → S26	057) 3, 4 → S46
010) e → S08	034) 1, 5 → S26	058) 1 → S24, S55
011) 3, 5 → S14, S86	035) 4, 5 → S27	059) c→S52, S46, S45, S51
012) 1 → S15	036) 2 → S29	060) 2 → S54
013) 3 → S18	037) a, e → S29, S62, S99	061) 2 → S56
014) a → S17	038) c, d※→ S18, 34	062) 1, 5 → S56
015) e → S17	039) b※→ S34, コラム 3	063) 5 → S56
016) c → S17, S09, S52	040) 2 → S31, S32	064) 3, 5※→S59, S71, S88
017) d → S61, S52	041) e※→ S31, S32	065) d※→ S34, S61
018) c※→ S14	042) d → S32	066) e※→ S14, S61
019) e → S14, S61	043) 3※→ S31, S32	067) c, e※→ S59
020) 5 → S16	044) 3, 4 → S31, S32	068) e → S59
021) 3※→ S16	045) a → S35	069) 1, 5※→ S60
022) 2 → S18, S70	046) b → S35, S12, S20	070) 1, 4 → S60
023) 4 → S18	047) a → S35, S74	071) a※→ S59
024) e → S19, S62	048) a → S35, S74	072) 1 → S62

073）a, d → S19
074）1※→ S14
075）a,c,e※→S16,S85,S64
076）e → S64
077）a※→ S64
078）c → S65
079）a, d → S65
080）1 → S65
081）1, 4※→ S65
082）d → S66
083）b, e※→ S66
084）d※→ S66
085）e※→ S68
086）d, e → S68
087）b, e → S68
088）a → S68
089）c → S68
090）b → S68
091）a※→ S72
092）a → S72
093）e※→ S72
094）b → S72
095）d → S72
096）4 → S72
097）d → S73
098）3 → S73
099）4 → S70 ～ S76
100）1, 4 → S71, S75
101）3, 5 → S74, S75
102）2 → S74
103）a, b, d, e → S74
104）c, e → S74
105）b※→ S74
106）c → S74
107）4, 5 → S74
108）5 → S74
109）4※→ S33
110）c → S75
111）1, 4 → S75, S92
112）4 → S75
113）3, 5※→ S75, S82
114）b → S75
115）e → S75

116）6 → S75
117）e※→ S76
118）b※→ S76
119）2, 4 → S76 ～ S79
120）a※→ S77, S78
121）a → S99, S77 ～ S80
122）a, c, e → S77, S78
123）1 → S77
124）2 → S78
125）c → S78
126）a, b → S78
127）c, d, e → S78
128）1, 3 → S77, S78
129）a → S81 ～ S84, S88
130）3 → S87
131）c, e → S87
132）a, b → S87
133）c, d, e → S87, S88
134）e → S81
135）b, c, d → S85
136）d, e → S85
137）a, b, e → S85
138）3 → S88
139）e → S85, S90
140）b → S82
141）3※→ S82, S93, S72
142）b → S84
143）2, 4 → S84
144）e → S88
145）1 → S88
146）a → S87
147）2, 4 → S87, S77
148）1, 2 → S87, S88
149）b → S86
150）a, d → S89
151）b → S90
152）1 → S91
153）b, c → S92
154）c, d → S91, S92
155）d, e → S88
156）4 → S91
157）3 → S93
158）5 → S93

159）2 → S93
160）2, 3 → S93
161）2 → S93
162）3 → S93
163）1 → S93
164）2, 3 → S94
165）4※→ S94
166）e → S95
167）2, 3 → S95
168）1, 2 → S97
169）3 → S95, S18
170）5 → S95
171）a, b, d→S96, S93, S74
172）d → S96
173）a → S79
174）a → S97
175）1, 2 → S97
176）a, b → S97
177）b → S95, S97
178）1, 2 → S97
179）c → S97
180）1, 2 → S97
181）e※→ S81
182）3 → S97
183）1 → S97
184）b → S97
185）1, 5 → S97
186）a → S99
187）a → S98
188）c → S98
189）1,3 → S98
190）e → S96
191）3 → S99
192）a → S99
193）e → S83, S99
194）b → S99
195）e → S99
196）d → S99
197）a → S99, S77-78
198）b, c → S99
199）1, 5 → S99
200）5 → S99

018) *Pseudomonas aeruginosa*：緑膿菌は原則好気性菌で嫌気ボトルには生えにくい．

020) 単核球は，リンパ球（T 細胞，B 細胞，NK 細胞），単球（マクロファージ）を指す．

038) 症例は，古い水の吸入によるレジオネラ肺炎．

039) 起炎菌は緑膿菌．それが分からなくても GNR に効くものを選択したい．

041) 症例は *C. difficile* による偽膜性大腸炎．次亜塩素酸消毒はノロウイルスの対応．

043) *C. difficile* は嫌気性であるが，芽胞を形成する．

055) G 染色はブドウ球菌．MRCNS や MRSA が予想されるので VCM．

064) CMV がヘルペス科（DNA ウイルス）（S88）ということを知っていればよい．

065) G 染色は G 陽性双球菌で，莢膜をもつ．市中肺炎ということもあり肺炎球菌と予想．

065) 肺炎で G 陰性球菌ならモラキセラを予想．その他の選択肢はすべて GPC．

067) 青年の咽頭痛，微熱（かぜ症状），皮疹＋頸部リンパ節腫脹→伝染性単核球症を疑う．

069) 急性中耳炎では 4 は正解．慢性では GNR または黄色ブドウ球菌が多い．

071) 伝染性単核球症は対症療法だが，本例では脱水の可能性があるのみ．

074) *Listeria* は G 陽性桿菌，*N. gonorrhoeae*（淋菌）は G 陰性球菌．

075) 髄膜炎で G 陰性双球菌から髄膜炎菌を疑う．厳重な感染対策が必要．

077) 妊婦の菌血症（敗血症）．G 陽性桿菌→リステリアを疑う→アンピシリン必須！

081) 感染性心内膜炎で，赤沈が亢進しても遅延することは稀．

083) カテーテル感染（血流感染）から感染性心内膜炎や，その逆もある．

084) 人工物を抗菌薬に浸してから入れることはない．

085) 本例では全身熱傷ではないので，皮膚常在菌のブドウ球菌を考慮．

091) 高齢者の昔の梅毒の既往をみているだけ．

093) アレルギーがある場合は MINO を選択する．TPHA がギリギリ陰性なのは，感染
初期で抗体が上昇していない（ウインドウ期の）可能性を考える．

105) AIDS の発症例．免疫不全症例の肺炎の原因は，結核，真菌，ニューモシスチス，
CMV 等が考えられるが，陰影はスリガラス影のため結核やクリプトコッカスは否
定的．その他の真菌性肺炎なら Grocott 染色がよい．

109) スルファメトキサゾール・トリメトプリム＝ST 合剤

113) 血液媒介で感染するものは原則，垂直感染する可能性が高い．HBs 抗原陽性の母
親から生まれた児に対しては，針刺し事故と同じ対応を行う．また，母乳からの
感染もある．

117) 赤痢アメーバの典型例．S76 の写真とともに目に焼き付けましょう．

118) 糞便の顕微鏡写真で見つけるのは難しい．大腸組織の PAS 染色が一般的．

120) レジオネラは古い水や温泉．海水にはいない．他の選択肢での集団感染に注意．

141) 出生後，人工乳にする必要があるのは，母親が active な梅毒の場合と HTLV-1．

165) 寄生する動物の組み合わせはすべて正しい．寄生生物のなかには，宿主を変えな
がら成長して行くものがいる．その場合，幼生を宿した中継ぎの宿主を「中間宿
主」，虫体が寄生する最後の宿主を「終宿主」と呼ぶ．

181) 近年多い，外国帰りの成人の麻疹．

・各写真の下に詳細な出典を明記しているものは，このリストには記載していません．
・各写真の下に出典のないものは，著者によるもの，あるいは各種国家試験に掲載されていた写真です．

Stage 18　ツツガムシの差し痕．馬原医院　https://www.pref.hiroshima.lg.jp/soshiki/25/hidsc-kansen-wadai-images-tutuga-fig3.html

Stage 35　⑤アスペルギルス．武藤化学株式会社
https://www.mutokagaku.com/products_search/bacteriology_shinkin/item_1861
⑥サイトメガロウイルス．岡慎一監修・照屋勝治編．国立研究開発法人国立国際医療研究センター．診断と治療ハンドブック．
https://www.acc.ncgm.go.jp/medics/treatment/handbook/part2/no30.html

Stage 41　カテーテル．医学界新聞 第 3372 号（2020/5/25）．谷崎隆太郎／医学書院　https://www.igaku-shoin.co.jp/paper/archive/y2020/PA03372_05

Stage 65　結膜の出血／爪下出血．醫學事始　http://igakukotohajime.com/2021/08/14/%E6%84%9F%E6%9F%93%E6%80%A7%E5%BF%83%E5%86%85%E8%86%9C%E7%82%8E-ie-infective-endocarditis/

Stage 68　②丹毒．飯田孝志
https://ameblo.jp/takashi-iida/entry-12713520834.html

Stage 71　尖圭コンジローマ．図解皮膚科学テキスト．口絵 2-147．中外医学社／本田まりこ．2003

Stage 72　①梅毒トレポネーマ．国立感染症研究所　https://www.niid.go.jp/niid/ja/diseases/ha/syphilis/392-encyclopedia/465-syphilis-info.html
②初期硬結・③潰瘍．尾上泰彦（プライベートケアクリニック東京）．ドクター尾上のブログ　http://www.dr-onoe.com/post_422.html

Stage 77　カンピロバクター．さいたま市健康科学研究センター
https://www.city.saitama.jp/sciencenavi/tanoshimu/004/p075257.html

Stage 79　ランブル鞭毛虫．国立感染症研究所　https://www.niid.go.jp/niid/ja/kansennohanashi/410-giardia.html#:~:text=Giardia%20lamblia%20%E3%81%AE%E6%84%9F%E6%9F%93%E3%81%AB%E3%82%88%E3%81%A3%E3%81%A6,%E3%81%8C%E7%9F%A5%E3%82%89%E3%82%8C%E3%81%A6%E3%81%84%E3%82%8B%E3%80%82

Stage 81　①麻疹（コプリック斑）．図解皮膚科学テキスト．口絵 2-109．中外医学社／勝岡憲生．2003
③麻疹．堀　俊彦　http://horikodomo-clinic.jp/information/367/

Stage 82　風疹．図解皮膚科学テキスト．口絵 2-157．中外医学社／本田まりこ．2003

Stage 87　手足口病．国立感染症研究所
https://www.niid.go.jp/niid/ja/kansennohanashi/441-hfmd.html

Stage 88　突発性発疹．引間昭夫監修．子どものホームケアの基礎
http://www.kodomo-homecare.com/page_39.html

著者紹介

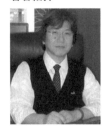

さいとう　のりひろ
齋藤　紀先

弘前大学医学部附属病院・感染制御センター：センター長／
診療教授
弘前大学大学院医学研究科・臨床検査医学講座：准教授
秋田大学医学部卒業・医学博士.
日本臨床検査医学会専門医・管理医，日本感染症学会指導医，
日本呼吸器学会指導医，日本アレルギー学会専門医，日本
心療内科学会専門医.
常にわかりやすい授業や講演を心掛けています.

NDC 491　　287 p　　　21cm

やす　じ　かん
休み時間シリーズ
やす　じ　かん　　かんせんしょうがく
休み時間の感染症学

2023 年　10 月 18 日　第 1 刷発行

著　者　　**齋藤　紀先**

発行者　　**髙橋　明男**

発行所　　**株式会社　講談社**　　　　　　　KODANSHA
　　　　　〒 112-8001　東京都文京区音羽 2-12-21
　　　　　　　販　売　(03)5395-4415
　　　　　　　業　務　(03)5395-3615

編　集　　**株式会社　講談社サイエンティフィク**
　　　　　代表　**堀越俊一**
　　　　　〒 162-0825　東京都新宿区神楽坂 2-14　ノービィビル
　　　　　　　編　集　(03)3235-3701

本文データ制作　**株式会社双文社印刷**

印刷・製本　**株式会社ＫＰＳプロダクツ**